胸部肿瘤

MDT实战病例精选

主　编◎曾　剑　盛李明　邵　岚

副主编◎陆方晓　朱　梁　骆涛波

ZHEJIANG UNIVERSITY PRESS
浙江大学出版社

图书在版编目（CIP）数据

胸部肿瘤MDT实战病例精选 / 曾剑, 盛李明, 邵岚主
编. -- 杭州 : 浙江大学出版社, 2023.7
ISBN 978-7-308-23863-2

Ⅰ.①胸… Ⅱ.①曾… ②盛… ③邵… Ⅲ.①胸腔疾
病—肿瘤—诊疗 Ⅳ.①R734

中国国家版本馆CIP数据核字(2023)第097145号

胸部肿瘤 MDT 实战病例精选

曾　剑　盛李明　邵　岚　主编

责任编辑	金　蕾
责任校对	张凌静
封面设计	续设计—黄晓意
出版发行	浙江大学出版社
	（杭州市天目山路148号　邮政编码310007）
	（网址：http://www.zjupress.com）
排　　版	杭州朝曦图文设计有限公司
印　　刷	浙江省邮电印刷股份有限公司
开　　本	787mm×1092mm　1/16
印　　张	16.25
字　　数	337千
版印次	2023年7月第1版　2023年7月第1次印刷
书　　号	ISBN 978-7-308-23863-2
定　　价	129.00元

《胸部肿瘤MDT实战病例精选》
编委会

主　编：曾　剑　盛李明　邵　岚

副主编：陆方晓　朱　梁　骆涛波

编　委：(按姓氏笔画排序)

朱鲁程　庄　蕾　刘　瑜

江海涛　阮　磊　孙晶晶

余海峰　张丹红　俞飞江

施　亮　莫文魁　徐嫚嫚

黄显聪　谭亚兰

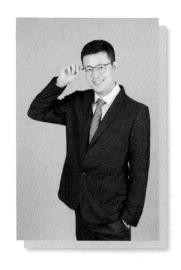

曾 剑

- 主任医师,教授,硕士生导师
- 浙江省肿瘤医院肺外科副主任(主持工作)
- 浙江省肿瘤医院住培外科基地教学主任
- 浙江省551人才、浙江省卫生健康委员会卫生创新人才
- 中国医药教育协会胸外科专业委员会委员
- 中国转化医学联盟胸部肿瘤外科专业委员会委员兼秘书
- 浙江省医师协会胸外科医师分会副主委
- 浙江省医学会胸外科学分会青年委员会副主委
- 浙江省抗癌协会肺癌专业委员会青年委员会副主委
- 浙江省医师协会肿瘤MDT专业委员会青年委员会副主委
- 浙江省医学会肿瘤外科学分会委员
- 浙江省医学会分子医学分会委员
- 浙江省预防医学会第一届肺癌预防与控制专业委员会委员
- 浙江省医师协会胸外科医师分会微创专业委员会委员
- 浙江省转化医学学会青年委员
- 浙江省肿瘤微创外科联盟胸外科联盟秘书
- 浙江省医师协会胸外科医师分会基层胸外科规范诊疗学组委员兼秘书
- 《微创肺段手术学》编委
- 《肿瘤学杂志》中青年编委
- *Journal of Thoracic Disease*杂志编委
- 《胸部肿瘤外科进修医师实用教程》副主编
- 德国 Evangelisches Krankenhaus 胸科医院访问学者

盛李明

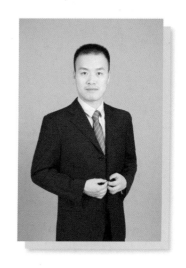

- 浙江省肿瘤医院副主任医师
- 德国洪堡大学医学博士
- 德国洪堡大学访问学者
- 中国医药教育协会肿瘤放射治疗专业委员会委员
- 浙江省数理医学学会员
- 浙江省医师协会放疗分会秘书
- 长江学术带乳腺癌联盟会员

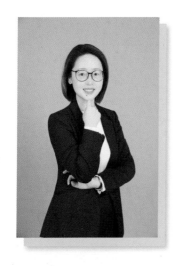

邵　岚

- 副主任医师,硕士生导师
- 浙江省肿瘤医院教学部副主任
- 中国健康促进基金会肺癌专业委员会委员
- 浙江省数理医学学会医学影像数智教育专家委员会常务委员
- 浙江省医师协会医师教育分会委员
- 浙江省健康促进与教育协会肿瘤防治健康促进专业委员会委员
- 浙江省抗癌协会康复与姑息专业委员会委员
- 浙江省抗癌协会安宁疗护和人文医学专业委员会委员
- 浙江省抗癌协会癌痛专业委员会青年委员
- 浙江省医学会肿瘤化疗与生物治疗专业委员会青年委员

序

作为全球范围内发病率较高的恶性肿瘤，肺癌、食管癌等胸部恶性肿瘤受到了医学界的广泛关注。近年来，胸部恶性肿瘤的诊疗技术取得了非常大的进步。然而，技术的进步让临床医生手上可应用的"武器"越来越多的同时，也对医生提出了更高的要求——如何在合适的时机采用合适的治疗手段，成为每个医生面对患者时需要关心的问题。为了更精准地评估病情、制定个体化的治疗方案，胸部肿瘤多学科综合诊疗（multidisciplinary treatment，MDT）模式应运而生。

MDT在肿瘤诊疗中的任务，首先是提供恰当、及时的疾病诊断，从而为患者制定个体化的治疗方案。胸部肿瘤MDT基于胸部恶性肿瘤的临床特点，在制定最优化诊疗方案的同时，还能够为患者提供情绪和心理上的支持，并减少重复性服务，提高服务的协调性，提高患者对既定治疗方案的依从性。在MDT团队内部、学科之间进行相互交流，可以增加团队成员的学习和受教育的机会，更易获得最佳实践和循证护理的建议；同时，成员们共同承担决策制定和治疗实施的责任，并为治疗决策的制定寻求专业支持。

近几年来，我国的胸部肿瘤MDT模式获得了持续的发展和推广，MDT团队在各级医院不断得到组建，胸部肿瘤的个体化、精准化治疗理念也逐渐深入人心。浙江省肿瘤医院胸部肿瘤MDT团队是浙江省内最早成立的胸部肿瘤MDT团队之一。该团队从多年的MDT实践经验中总结出了一套行之有效的流程，牵头开展了包括胸部肿瘤名医MDT网络云诊间、胸部肿瘤病例MDT菁英赛等系列活动；在中国癌症基金会主办的肺癌MDT经典案例示范项目中，该团队的肿瘤MDT流程被中国癌症基金会认可为肿瘤MDT的标准流程，并被建议向全国推广。

本书由浙江省肿瘤医院胸部肿瘤MDT团队精选的真实病例汇总而成。希望本书能推广MDT这一诊疗模式的应用，推进外科、放疗、内科等各学科的融合互补，使胸部恶性肿瘤的诊疗更规范化，为患者带来更高的生存率。

程向东

浙江省肿瘤医院

书记

2023年1月

前　言

恶性肿瘤对人类的生命造成了巨大的威胁。肿瘤诊疗技术的发展日新月异，除了传统的外科手术、放疗和内科化疗，近年来还出现了靶向治疗、免疫治疗等多种治疗方式。但是，恶性肿瘤作为一种复杂的全身性疾病，其治疗现状仍不令人满意。

首先，恶性肿瘤患者的个体差异极大。即使是同一病例类型、同一分期的患者，在诊疗过程中也无法简单地套用同样的模式。其次，传统的医疗体系中，恶性肿瘤的诊疗全过程被简单地划分为几个彼此之间相对独立、各自为战的方面；不同领域的肿瘤医生往往只熟悉自己的专业领域，对其他领域不甚了解或对其他领域存在着很大的专业偏见。规范的肿瘤诊疗应该建立在个体化、系统化的基础之上，而这一目标难以通过单个医生的努力而实现，需要由各个学科医生组成团队，同心协力，为患者提供最适合的诊疗方案。

多学科综合诊疗（multi-disciplinary team，MDT），又名多学科协作组，是以疾病为导向，通过建立不同的科室间、不同的医生间的协作机制，综合考虑具体患者的特殊疾病状况，制定出最佳的综合治疗方案的医疗模式。MDT针对恶性肿瘤这一全身性、系统性疾病，顺应当前肿瘤多学科综合治疗的发展趋势，整合最优秀的人才及系统、最前沿的诊疗知识，提出最具针对性的个体化治疗方案，避免传统肿瘤治疗的"一刀切"现象，最终达到提高肿瘤治疗效果的目的，是肿瘤个体化综合治疗的组织保障。

目前，MDT模式已成为全球肿瘤治疗模式和发展趋势。多个癌症诊治指南规定，所有确诊的肿瘤患者在治疗前必须经过MDT会诊。国家卫生健康委员会也强调并持续推进"单病种、多学科"的诊疗模式，加强癌症等单病种的质量管理与控制。肿瘤的发生机制复杂，异质性明显，更应打破单一科室的技术局限性。精准诊疗时代的来临，技术发展迅速，临床治疗手段增多，采用MDT模式有利于促进临床跨学科的交流和融合。一个成熟的MDT团队能够极大地提高医疗中心的肺癌诊疗水平，改善患者的疾病状态和生存状态。

在国内，MDT开展已逐渐由单一的院内会诊模式过渡到建立围绕单病种的MDT诊疗小组。国家卫生健康委员会也推出了多学科诊疗专家共识，以推进建立规范化MDT的开展。总体而言，全国及省级肿瘤医院开展肺癌多学科的情况较好，但其中不少医院仍没有完善的MDT协调员及人才梯队；地级、市级医疗机构欠缺规模型MDT以及标准化诊疗流程，开展MDT的频率较低，更不必说县级等更基层的医院。因此，在全国范围内进一步推广规范化的MDT模式及流程，是大型肿瘤诊疗中心肩负的责任。

此外，作为目前医保改革的焦点，DRG（疾病诊断相关分组）是基于国际疾病分类和手术操作分类，结合临床实际进行分组，应用计算机大数据分析，对医疗保险基金管理、绩效管理提供真实依据。各国各地区采用疾病分类的体系不尽相同，本书中出现的国际疾病分类采用ICD–10，电子库参考医保DRG电子库，它们分类的大类基本相同，费用和权重是动态的，仅供参考。作为医院主管部门的工具，DRG也会影响医疗行为，因此有必要学习，以便更好地为患者服务。

浙江省肿瘤医院是一家集肿瘤预防、医疗、科研、教学、康复于一体，承担着国家肿瘤防治重任的专科医院，在全国的肿瘤防治工作中发挥着龙头作用。作为胸部肿瘤诊疗重点实验室所在单位，胸部肿瘤一直是医院的优势学科。我院自2014年起就组建了胸部肿瘤MDT团队，并建立了规范、完善的胸部肿瘤MDT讨论模式。胸部肿瘤MDT由各科各医疗组轮流主持，每周定时召集分别来自胸部肿瘤外科、放疗科、化疗科、影像科和病理科的医生，对疑难病例进行讨论；在讨论过程中，还鼓励各科室专家将各自领域的最新研究成果进行分享。经过多年实践，我院的胸部肿瘤MDT体系已趋于成熟。

为了向院外推广规范、成熟的胸部肿瘤MDT模式，指导各院尤其是基层医院胸部肿瘤MDT工作的开展，本中心启动了本书的编写工作。该书收集了近年来经我院胸部肿瘤MDT团队讨论的24个真实病例，以肺癌为主，还涵盖了食管癌、纵隔肿瘤等胸部常见的恶性肿瘤，内容尽量接近真实，力争能使业界同行/基层医生通过此书，掌握胸部恶性肿瘤MDT的要旨，在工作中能够推广应用。希望本书的面世，能够有效地带动胸部恶性肿瘤领域MDT活动的开展，实现全行业诊疗水平的提升。

编 者
2023 年 1 月

目　录

第四部分　食管癌及纵隔肿瘤

第一部分

肺癌伴双原发或寡转移

病例1 寡转移肺癌患者的手术治疗

病例1
二维码彩图

1. 初诊情况

1.1 病例汇报

患者,男,67岁,于2020-02-28因"发现右肺占位6个月,确诊肺癌肾上腺转移1个多月"来院。患者在2019年8月无明显诱因下出现咳嗽,当地医院CT发现右肺占位,于2020-01-07当地医院行胸部CT示:右上肺占位(较前增大),考虑癌的可能性大;两肺小结节同前相仿,两肺肺大泡,显示有纵隔淋巴结;右侧肾上腺区占位。2020-01-21脑MRI示:右侧额叶脑表面迂曲异常信号影,发育性静脉畸形;右侧基底节区有少许脑软化灶形成;两侧额叶皮层下有散在腔隙灶。2020-01-20 PET/CT示:右肺上叶占位,符合肺癌;右侧肾上腺转移瘤;两侧肺门、纵隔多发淋巴结,考虑炎性增生;两肺胸膜下多发结节,考虑炎性结节;两肺气肿伴肺大泡形成。2020-02-05行肺肿物穿刺活检,病理示:(右肺肿物穿刺)恶性肿瘤,考虑非小细胞癌。免疫组化符合低分化腺癌。基因检测示*KRAS*突变。PD-L1(TPS90%+)。

初步诊断:右肺腺癌,周围型,肾上腺转移,cT3N0M1b,ⅣA期(AJCC第八版,2017),*KRAS*突变,PD-L1(TPS90%+)。图1.1为患者的胸腹部平扫及增强CT:右肺下叶有周围型肺癌及右侧肾上腺转移。

2. MDT讨论及治疗经过

2.1 第一次MDT讨论与治疗情况

2.1.1 讨论情况

影像科:右肺上叶后段见一约5.5cm×4.4cm的软组织肿块影,内密度略欠均,平扫CT值约为20HU;增强后呈轻度强化,CT值约为28HU,边缘可见不规则壁状强化;病灶边缘欠光整,可见分叶,局部伴胸膜牵拉,边界大致清晰;双肺门及纵隔未见明显肿大

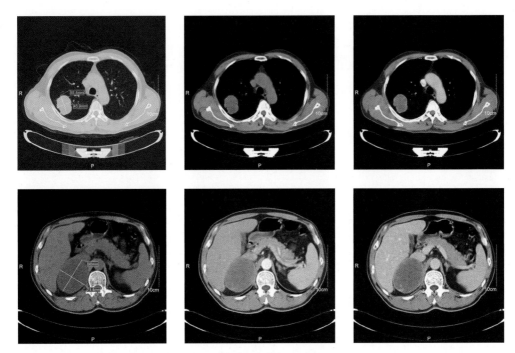

图1.1　患者的胸腹部平扫及增强CT

的淋巴结影。右侧肾上腺见一约9.0cm×7.1cm的软组织肿块,分叶状,CT平扫及增强密度与肺内病灶相仿,与相邻下腔静脉右侧壁分界不清,下腔静脉局部受压移位改变。根据右肺及右侧肾上腺病灶相似的CT表现,考虑同源性肿瘤性病变,首先考虑右肺周围型肺癌(疑有累及胸膜)伴右侧肾上腺转移(侵犯相邻右肝及下腔静脉)。影像分期:T3N0M1b。

病理科:该患者的右肺肿物穿刺标本形态符合腺癌,TTF-1+,NapsinA+,P40-,可符合肺腺癌。

外科:患者有右上肺腺癌,伴右侧肾上腺转移,目前分期为Ⅳ期,为寡转移状态。根据NCCN指南,寡转移的NSCLC患者,在全身治疗有效的情况下,对转移病灶进行局部治疗能够增加疾病的控制率,使患者获益。肾上腺是NSCLC患者远处转移的好发部位,发生率可达10%。经外科治疗的肾上腺寡转移患者的生存期可达12~66个月,5年生存率达到10.2%~34.0%。还有研究发现,同时对肾上腺病灶和肺部原发病灶进行手术切除后,5年生存率达到34%,而仅接受保守治疗的患者的5年生存率为0%。因此,对于该患者,在全身治疗有效的基础上,对肺部和肾上腺病灶进行手术切除能使患者获益。考虑到若无法完整切除转移病灶会大大影响切除肺部原发病灶后对患者预后的改善作用,而且在肺功能良好的情况下实施转移病灶手术更安全。因此,建议优先手术处理肾上腺原发病灶,然后分期进行肺部原发病灶手术。

内科：这是一例晚期非小细胞肺癌寡转移的患者，分子分型是*KRAS*突变，PD−L1高表达。寡转移与广泛转移不同的是，寡转移为具有较少的转移病灶和局限的转移器官。从转移数量上来看，一般是3~5个。肺癌寡转移也就意味着是有可能治愈的晚期癌症，在治疗上要更为积极。德克萨斯大学安德森癌症中心的艾琳·科尔西尼教授对近200名接受局部巩固治疗的寡转移NSCLC患者分析发现，对原发肿瘤和转移部位进行积极的巩固治疗可以改善Ⅳ期NSCLC患者的生存情况（overall survival,OS）。对于肺外转移病灶个数≤3个的患者，加用局部巩固治疗能够使中位生存期延长6个月，局部治疗手段包括放疗或手术治疗。因此，在全身治疗有效的情况下，局部的积极治疗是值得推荐的。考虑这例患者属于PD−L1高表达、免疫优势人群，针对一线治疗可以考虑免疫联合治疗。KEYNOTE 189研究中帕博利珠单抗联合培美曲塞和卡铂在晚期非鳞非小细胞肺癌治疗的研究中，相比化疗组，PFS和OS都几乎延长了1倍，无论PD−L1表达的情况如何，均有获益，但TPS≥50%获益更为明显。该患者为*KRAS*突变。研究显示*KRAS*在肺腺癌中的突变率在15%~30%，*KRAS*突变与更高的肿瘤突变负荷和PD−L1表达增加有关，多项Ⅲ期研究的回顾性探索分析中也发现*KRAS*突变患者能够从免疫治疗中获益。因此，对于这例患者，首先推荐免疫联合化疗的治疗方案。

放疗科：该患者为晚期PD−L1高表达的NSCLC类型，分期为cT3N0M1b，有右肺及肾上腺2个病灶。虽然分期上属于晚期患者，但符合寡转移的诊断，对于寡转移NSCLC，理论上存在着治愈的可能。目前的治疗指南中，对驱动基因阴性但PD−L1表达≥50%的晚期非小细胞肺癌患者，PD−1单抗治疗成为优选的一线治疗方案。与传统的细胞毒药物治疗相比，以PD−1单抗为代表的现代免疫治疗拥有更高的客观缓解率、更长的生存时间、更好的生活质量。但免疫治疗不是根治性治疗，仍然有可能后续出现耐药现象，从而导致治疗失败。因此，对这样的寡转移患者，可以对所有的病灶进行局部放疗以提高局部控制率，并给予治愈疾病的希望。近年来，大量的基础与临床研究结果表明，放疗与现代免疫治疗是绝佳的"伴侣"，不仅放疗能提高免疫治疗的效应，PD−1/PD−L1单抗治疗也能增强放疗的敏感性。

2.1.2　讨论意见

经团队的讨论，建议先进行全身治疗，根据疗效再定是否进行手术或放疗。

2.1.3　治疗情况

患者一线治疗：2020−03−04至2020−05−07于我院行第4周期PC方案联合免疫治疗：培美曲塞0.9g 静滴d1+卡铂680mg 静滴d1+帕博利珠单抗 200mg 静滴d1，D3W。2020−05−27本院复查CT（对照2020−03−02胸部CT）示：①右肺上叶占位，较前缩小。②左下肺、右下肺类结节，较前相仿，建议随访复查。③两肺气肿，左上肺大泡，右下肺纤维灶，较前相仿。④右肾上腺占位，病灶侵犯右肝实质，较前缩小。⑤右肝小低密度影，左肾囊肿，较前相仿。疗效评价为SD（病灶缩小）。图1.2为患者的胸腹部平扫及增强CT：右肺下叶肿块及右侧肾上腺肿块较前缩小。

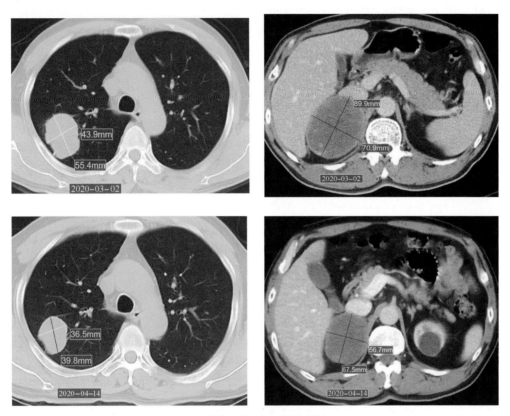

图1.2　患者的胸腹部平扫及增强CT

2.2　第二次MDT讨论与治疗情况

2.2.1　讨论情况

影像科：4周期化疗后复查。右肺上叶后段病灶以及右侧肾上腺病灶均较前略有缩小，根据实体瘤疗效评价RECIST1.1标准，2个靶病灶的长径之和（5.5+9.0=14.5cm）缩小[(14.5−10.8)/14.5=26%]未达30%，疗效评价为SD（病灶缩小）。

外科：经过全身治疗后，肺部原发病灶及肾上腺转移病灶均较前缩小且未见新发病灶，提示全身治疗有效。可按原计划分期进行原发病灶和转移病灶的切除手术。由于患者的转移病灶局部浸润较原发病灶明显，完整切除的难度更大，故建议首先进行肾上腺转移病灶手术。

内科：患者经过免疫联合化疗后，无论是肺部肿块还是右侧肾上腺肿块均较前缩小，后续可考虑局部治疗,如手术、放疗等。

放疗科:患者经过4周期免疫治疗联合化疗的协同治疗,疗效评价为SD,可对肾上腺以及肺部病灶进行放疗以增加全身治疗的效果。

2.2.2 讨论意见

经团队的讨论,并结合患者及家属的意愿,建议进行转移病灶手术。

2.2.3 治疗情况

患者于2020-06-04在我院泌尿外科行开放右肾上腺肿瘤切除术+肝部分切除术。术后病理:肺癌化疗后——(右肾上腺肿瘤)大片坏死物伴周围纤维组织增生、炎症细胞及少量的多核巨细胞浸润。2020-07-03我院胸部CT复查:对照2020-05-27胸部CT示右肺上叶占位,较前稍缩小。评价为SD。图1.3为患者的胸腹部平扫及增强CT:右肺下叶肿块持续缩小;右侧肾上腺肿块缩小后经手术切除改变。

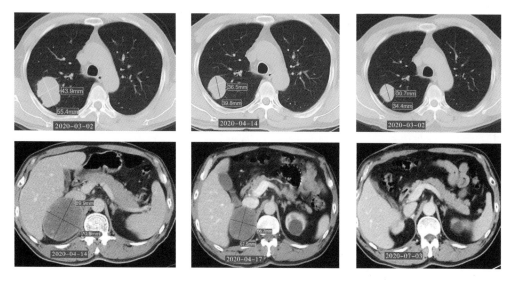

图1.3 患者的胸腹部平扫及增强CT

2.3 第三次MDT讨论与治疗情况

2.3.1 讨论情况

病理科:右肾上腺肿瘤标本内可见显著的炎症反应、多核巨细胞反应及坏死(瘤体8.0cm×6.0cm×5.0cm),不排除化疗后的改变,未见明确的恶性证据。

影像科:右侧肾上腺病灶已被手术切除,目前呈术后改变;右肺病灶较前持续缩小,目前的情况应重新选择肺内病灶作为疗效来评估靶病灶,其长径较基线缩小

$[(5.5-3.4)/5.5 > 38\%]$，疗效评价为 PR。

外科：转移病灶手术完整切除了肾上腺病灶，术后病理提示免疫联合治疗在肾上腺转移病灶中取得了病理学上完全缓解的效果，提示全身治疗的疗效较好。下一步建议待患者恢复后，按原计划对右上肺占位进行手术切除。手术方式可考虑根治性切除：肺叶切除+肺门纵隔淋巴结清扫。

内科：手术切除患者的右侧肾上腺转移病灶，获得了 pCR 的疗效，考虑免疫联合化疗的治疗有效。后续可考虑原发病灶肺部肿块的手术治疗，在治疗前应再次全面评估患者目前的肿瘤状态及分期。

放疗科：建议对肺部原发病灶进行立体定向放疗以增加免疫治疗的疗效。

2.3.2　讨论意见

经团队的讨论，建议可先行右肺肿块手术。

2.3.3　治疗情况

患者对手术有所顾虑，要求再行化疗，而后再评估行手术。2020-07-07 予以第 5 周期 PC 方案联合免疫治疗：培美曲塞 0.9g 静滴 d1+卡铂 590mg 静滴 d1+帕博利珠单抗 200mg 静滴 d1，Q3W，过程顺利。

2.4　第四次 MDT 讨论与治疗情况

2.4.1　病例汇报

患者于 2020-08-04 在全麻下行胸腔镜下右肺上叶切除术+肺门纵隔淋巴结清扫术。术后病理示（右上肺癌化疗、免疫治疗后）：①（右上）肺组织内见大量的退变、坏死组织，周围纤维组织增生、炎症细胞浸润、泡沫样组织细胞反应及陈旧性出血（瘤床区大小为 3.5cm×3.0cm×2.0cm，符合重度治疗后的反应，未见明确的肿瘤组织残留）。②（右上肺支气管根部）2 只、（2 组）1 只、（4 组）4 只、（7 组）4 只、（10 组）1 只淋巴结慢性炎。

2.4.2　讨论情况

病理科：右上肺叶切除标本显示显著的炎症改变及坏死，结合影像学原病灶的位置，考虑为重度化疗后改变，经充分取材后未见明确癌残留，符合化疗后完全缓解。

外科：对患者行二期手术，根治性切除肺部原发病灶，术后病理亦提示病理学完全缓解。目前，患者的全身治疗及局部治疗均取得了理想疗效。患者对免疫治疗较敏感，术后可考虑免疫维持治疗。

内科：患者的原发病灶与孤立右肾上腺转移病灶经手术切除后均获得了 pCR 的疗效，后续是否需要继续辅助治疗目前并没有研究数据来支持。来自国内外专家共同制定的《非小细胞肺癌新辅助免疫治疗国际专家共识》在 *Translational Lung Cancer Research* 发表，其中提到"共识八：新辅助免疫治疗后非进展患者，术后可继续维持免疫治疗至1年"。

2.4.3 治疗情况

患者术后继续免疫维持：帕博利珠单抗 200mg 静滴 d1，Q3W，过程顺利。2021年9月截稿时，患者仍维持免疫单药治疗中，疾病未见进展。

2.5 总 结

内科点评：该病例是典型的肺癌寡转移治疗非常成功的例子，对肺癌寡转移的治疗初治时进行分期是非常重要的，MDT的讨论也是必需的，在一线全身治疗方案的选择上除了充分考虑患者的分子分型及免疫表达外，也考虑到患者的右侧肾上腺转移瘤的肿瘤负荷大。虽然患者为免疫高表达，但为了提高早期的有效率，因此选择了免疫联合含铂化疗的方案。

外科点评：该患者初诊时为T3N0M1b，ⅣA期，处在寡转移状态，除肾上腺外未见其余部位转移。寡转移状态的患者有潜在可能从手术中获益。一般认为，肺部局部病灶的情况较早，其余器官无转移，全身治疗效果佳。一般状况可的患者的预后较好，更易从手术中获益。根据相关研究，在全身各个器官的寡转移病灶中，肾上腺寡转移病灶的手术效果较好，若患者的情况合适，应积极行分期手术，切除转移病灶及原发病灶。转移病灶和原发病灶的手术顺序也是值得关注的问题。一方面，需要比较转移病灶和原发病灶手术对患者器官功能的损伤；另一方面，也需要评估转移病灶和原发病灶手术实现根治性切除的可能性。在这一病例中，先进行肺部原发病灶切除，可能会对后续肾上腺手术围手术期的呼吸管理产生影响。另外，肾上腺转移病灶的局部侵犯更为明显，根治性切除的难度较大，若无法实现肾上腺病灶的根治性切除，则对肺部再行根治性切除的意义就不大了。所以，对该患者首先选择手术切除肾上腺病灶，再行手术切除肺部原发病灶。

病理科点评：对于肺癌新辅助治疗后，尤其是经免疫新辅助治疗后的根治术标本，进行疗效评估时应严格遵从此类标本的取材规范：①对于最大径小于3cm的瘤床，每隔1cm取一切面，并对所有的切面进行全部取材。②对于瘤床最大径大于3cm者，应对其最大剖面全部取材，其余每隔1cm取一切面，并在每一切面取一块组织来制备蜡块。③取材时应对所有切取的瘤床面及切割后的组织块（拼凑复原成原切面的形状）拍照留档，方便后续镜下评估时可回溯至肿瘤在瘤床中的具体定位。

病例2 双侧双原发肺癌患者的综合治疗

病例2
二维码彩图

1. 初诊情况

1.1 病例汇报

患者,男,58岁,因"体检发现右肺占位20天"于2013-04-30入院。患者20天前于当地医院体检发现双肺占位。2013-04-10当地医院胸部增强CT:右肺门占位伴右下肺炎症,左下肺门旁小结节,两侧肺门、纵隔未及肿大淋巴结。2013-04-15当地医院支气管镜示:右下肺基底段支气管开口有新生物。支气管镜活检病理示:右下肺基底段支气管开口鳞状上皮重度异型增生,癌变,首先考虑鳞癌。入院后,完善相关检查。2013-05-03胸部+上腹部增强CT示(图2.1):首先考虑右肺中央型肺癌伴右下肺阻塞性炎症。左下肺背段小结节,倾向周围型肺癌(双原发)的可能性大。上腹CT扫描未见明显占位灶。2013-05-04肺功能示:FVC=2.31L(67%),FEV1=1.98L(70%)。肿瘤标志物、颅脑MRI、心超均未见明显异常。

初步诊断:①右肺鳞癌,中央型,cT2aN0M0,ⅠB期(AJCC第七版,2009);②左肺结节。

2. MDT 讨论及治疗经过

2.1 第一次MDT讨论与治疗情况

2.1.1 讨论情况

影像科:右下肺门旁见一约2.8cm×2.6cm的不规则软组织结节,内密度大致均匀,增强后轻中度强化,右肺下叶基底段支气管开口显示狭窄闭塞,其外侧见散在条片状模糊影。诊断:右肺中央型肺癌伴右下肺阻塞性炎症,影像分期T2aN0Mx。左肺下叶背段见一枚长径约0.9cm的结节影,边缘浅分叶,可见毛刺影,边界清晰,未见胸膜牵拉征象。虽然病灶呈实性小结节,直径小于1.0cm,肺癌的发生概率相对较低,据文献报道小

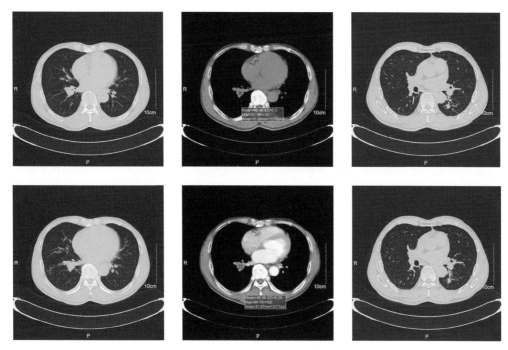

图2.1　2013-05-03胸部+上腹部增强CT

于2%,但我们观察到病灶近肺门侧有一肺静脉相延续,综合考虑不能排除肺癌的可能。同时由于右肺鳞癌是明确的,左肺单发结节,我们也需要考虑到肺内转移的可能性。对于这例患者的右肺中央型肺癌,常见于鳞癌,也是符合纤维支气管镜病理的;左肺结节分叶毛刺较明显,符合腺癌的表现,有别于典型鳞癌的以分叶为主、毛刺不明显的特征。综上所述,我们首先考虑双原发肺癌、右肺中央型肺癌(鳞癌)、左肺周围型肺癌(腺癌)的可能性大。

外科:患者的右下肺鳞癌诊断明确,临床分期为cT2aN0M0。左下肺结节考虑恶性的可能性大,临床分期考虑为cT1N0M0。根据影像学表现,首先考虑双原发肺癌,转移性肿瘤的可能性较低。根据NCCN指南,双原发肺癌的处理分期较晚,更易产生症状,其对患者的危害较大。该患者的右下肺肿块较大,诊断明确,而且位置为中央型,更易出现咳嗽、咯血、阻塞性肺炎等情况。根据本中心既往对临床Ⅰ期非小细胞肺癌患者的回顾性分析,中央型肺癌更易出现淋巴结转移。因此,应首先处理右下肺病灶。在患者的心肺功能、一般情况允许的情况下,首先选择胸腔镜下右下肺叶切除术伴肺门纵隔淋巴结清扫。在右侧肺癌治疗结束之后,再根据复查的影像学情况,以及患者的残余肺功能情况,重新评估左下肺结节的治疗方式。

内科:从这例患者已完成的影像学检查以及病理结果来看,目前的右肺中央型肺鳞癌的诊断是明确的,分期比较早,外科医生评估有手术的指征。但是对于左下肺门旁的结节,从影像学上来看也考虑有恶性的可能,倾向双原发的可能,但是目前没有病理学的诊断。美国胸科医师学会 (The American College of Chest Physicians, ACCP) 对同时性多原发肺癌 (multiple primary lung cancer, MPLC) 的主要诊断的标准为:①各癌灶的组织学类型不同;②各癌灶具有不同的分子遗传特征;③各癌灶有不同的原位癌起源;④各癌灶的组织学类型相同时,各癌灶位于不同的肺叶且无纵隔淋巴结转移及无全身转移。国际肺癌研究协会 (International Association for the Study of Lung Cancer, IASLC) 对术前考虑多原发肺癌的临床诊断有一些建议,包括:①各结节在影像学上的表现不同;②各结节的代谢水平不同;③各结节的增长速度不同;④无证据提示淋巴结和全身转移。因此,这例患者可以考虑行左下肺肿块穿刺来明确病理,从病理方面看是否能明确双原发肺癌的诊断。经济条件允许的话,建议行PET/CT检查以更好地评估目前疾病的影像学分期,为下一步的治疗评估做准备。目前,关于多原发肺癌的治疗还没有权威指南,但有一些基本的公认原则:①在无手术禁忌证的情况下尽可能进行手术治疗;②尽可能完整有效地切除肿瘤;③尽可能多地保留健康的肺组织;④术后应采取多学科的综合治疗以提高生存率。

放疗科:该患者为中老年男性患者,CT扫描提示右下肺基底段和左下肺门旁可及结节样病灶,气管镜活检已经明确右下肺基底段结节为鳞癌,左下肺病灶的性质不明,但是影像学诊断为双原发肺癌。目前,患者的肺功能良好,手术意愿强烈。对于此类肺功能良好的且能够接受手术治疗的年轻的早期肺癌患者,目前不建议第一时间行放疗。

病案DRG分析:主诊断右肺下恶性肿瘤 (C34.300) 有淋巴转移,具体到次诊断纵隔淋巴结继发性肿瘤 (C77.103) 或肺门淋巴结继发恶性肿瘤 (C77.102),手术患者若伴有高血压、低蛋白血症或肺炎并发症,都建议把诊断意见填上,这样在医保和绩效分组中,可以获得更高的点数。把对肺恶性肿瘤进行手术治疗归入胸部大手术组 (ER1),其中ER11＞ER13＞ER15,费用和难度也按照这个关系排列。

2.1.2 讨论意见

经过团队的讨论,建议患者首先采取手术来切除右侧病灶。根据患者的术后肺功能结果,选择手术切除左侧病灶或放疗。

2.2 第二次MDT讨论与治疗情况

2.2.1 病例汇报

患者于2013-05-10在全麻下行胸腔镜下右肺下叶切除术+肺门纵隔淋巴结清扫术。手术及恢复过程顺利。术后病理示:(右下) 肺段支气管管壁浸润型 (瘤体2.8cm×2.5cm×1.6cm),鳞状细胞癌伴坏死 (高分化70%、中–低分化30%),浸润段支气管壁全层。转移或浸润至（第2组）0/2只、（第4组）1/5只、（第7组）0/3只、（第9组）0/2只、（第10组）0/5只、（第11组）0/5只、（第12组）1/3只淋巴结。P40 +，P63 +，CK5/6 +，TTF-1 –，NapsinA –，CK7 +/–。

目前诊断：①右肺鳞癌术后，中央型，pT1bN2M0，ⅢA期；②左肺结节。

2.2.2 讨论情况

病理科：该患者的右下肺为一管壁浸润型鳞状细胞癌，癌组织在形态学上具有明确的鳞化证据，再结合免疫组化特点：P40 +，P63 +，CK5/6 +，TTF-1 –，NapsinA –，CK7+/–，鳞状细胞癌诊断明确。但本例鳞癌组织具有显著的异质性，分化好的成分和分化差的成分并存，并且分化差的癌组织呈小簇状，出芽方式向周围组织浸润，提示肿瘤的侵袭性较强。据文献报道，肿瘤出芽是影响预后的独立风险因子，并且可以看到淋巴结转移病灶内主要为低分化成分。综上，我们认为该患者的肿瘤具有较强的侵袭能力，后续治疗过程中若有条件，应采取较为积极的策略，并密切关注术后的进展可能。

外科：该患者做完右侧肺癌手术后，病理提示为pT1bN2M0，ⅢA期。根据NCCN指南，对N2淋巴阳性的ⅢA期非小细胞肺癌患者，建议术后进行辅助治疗。因此，患者面临选择，是先进行右侧肺癌术后的辅助治疗，还是先处理左侧结节。根据病理科医生的意见，右侧肺癌中存在部分分化差的成分，其生长浸润方式提示肿瘤的侵袭性较强；右侧肺癌分期为ⅢA期，左侧目前的临床分期为ⅠA期，从分期而言，两侧肿瘤的预后相差较大。因此，右侧肿瘤对于患者的生存威胁更大，对其进行术后辅助治疗更为重要。右侧肺癌术后辅助治疗过程中，化疗药物对左侧结节也可能起到一定的治疗作用。建议首先进行右侧肺癌的术后辅助治疗，再处理左侧结节。

内科：对这例患者的右肺病灶进行肺癌根治术，术后病理提示是ⅢA期，淋巴结N2转移。根据指南推荐，术后含铂4周期化疗是有价值的，可以减少复发转移的风险，延长生存期。对于左下肺结节，考虑目前影像学上的病灶较小，如果复查变化不大，可考虑在右肺癌术后辅助治疗完成后，再行综合评估进一步的治疗手段。

放疗科：该患者经过了右肺鳞癌的根治性手术，术后病理检查中发现纵隔第4组淋巴结存在转移，纵隔第2组淋巴结为阴性，在术前的影像学检查中未提示存在纵隔淋巴结转移，故纵隔淋巴结的Robinson分期为Ⅰ期，术后病理分期为pT2N2M0 ⅢA期；目前NCCN指南推荐对R0切除存在纵隔淋巴结转移的非小细胞肺癌患者进行术后辅助放疗，但是证据的级别不高。目前，现有的3项随机对照研究均未发现术后辅助放疗能够延长术后ⅢA N2期非小细胞肺癌的生存时间，尤其是2020年ESMO上首次报道的LUNG ART试验，术后辅助放疗组与观察组的3年总生存率分别为68.5%和68.5%。然而，既往大样本回顾性试验和基于ANITA试验的回顾性分析都提示对完全切除的ⅢA N2期非小细胞肺癌进行术后辅助放疗能够提高局部控制率和延长生存时间，故目前无论是NCCN指南还是中国的CSCO指南都推荐对该类患者进行术后辅助放疗，放疗的范围主要是右侧支气管残端、右侧肺门和右侧纵隔,尤其是阳性淋巴结存在的4R区,照射剂量DT50Gy/25F,辅助放疗应当在辅助化疗结束后进行。其次,对该患者的左肺结节未进行手术处理,在辅助放化疗阶段需要重点监测该结节的大小、性质的变化,若快速增大或者实性成分明显增多,则需要马上暂停术后辅助放化疗,转而对左肺病灶进行积极处理。

2.2.3 讨论意见

经过团队的讨论,建议患者首先行右侧肺癌术后辅助放化疗,再处理左侧病灶。

2.3 第三次MDT讨论与治疗情况

2.3.1 病例汇报

患者于2013-06-13至2013-08-17予以GP方案4周期辅助化疗:吉西他滨1.6g静滴d1、8+顺铂37mg静滴d1~3,Q3W。2013-08-30复查胸部CT示:右下肺癌术后改变。左下肺背段结节与前相仿,考虑原发周围型肺癌的可能性大,建议穿刺活检。患者于2013-09-17开始行辅助放疗:右侧肺门、支气管残端及纵隔淋巴引流区PTV为DT50Gy/25F;周围正常组织限制剂量:双肺V_{20}=12%,V_{30}=20.7%,心脏V_{40}=16.8%,脊髓D_{max}=41.5Gy。

2013-12-02复查胸部+上腹部增强CT(图2.2)示:①右肺恶性肿瘤术后改变;②左下肺背段结节灶,较前增大,首先考虑周围型肺癌;③上腹CT扫描未见明显实质灶。2013-12-03支气管镜示:右下肺癌术后,支气管残端及其余气管内未见新生物。2013-12-04肺功能示:FVC=2.10(61%),FEV1=1.81(64%)。全身骨显像、颅脑MRI、肿瘤标志物等均未见异常。

目前诊断:①左下肺占位性病变;②右肺鳞癌术后化放疗后,pT1bN2M0,ⅢA期。

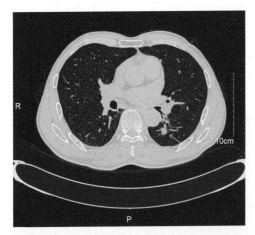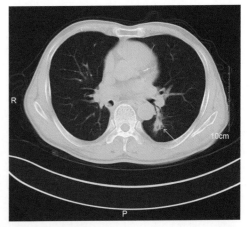

图2.2 2013-12-02复查胸部+上腹部增强CT

2.3.2 讨论情况

影像科：2013-12-02 CT片对照前片，左下肺背段结节灶，较前增大，首先考虑周围型肺癌；肺门及纵隔未见明显肿大的淋巴结。影像分期为T1cN0Mx。右肺恶性肿瘤在术后有改变。

外科：该患者目前已结束右侧肺癌的手术及术后辅助治疗。在治疗过程中，左下肺的结节逐渐增大，考虑肺癌的可能性大。临床分期为cT1N0M0，ⅠA期，治疗应以局部治疗为主。患者目前的肺功能示FVC=2.10(61%)，FEV1=1.81(64%)，预计可耐受左下肺叶切除。因此，治疗上可首先考虑手术切除病灶。患者适合胸腔镜手术。进胸后尽量先明确病理，在病理明确后，行左下肺叶切除及肺门纵隔淋巴结清扫。

内科：患者完成了右肺癌术后辅助放疗，术后7个月，辅助化放疗后1个月复查发现左下肺病灶较前明显增大，提示需要积极治疗。根据多原发肺癌的治疗原则、双侧肺癌病种，在一侧手术切除后，一般间隔超过1个月即可以考虑另一侧病灶的治疗。但当时我们考虑右肺癌术后分期相对较晚，术后辅助治疗更为迫切，则对于左侧病灶综合考虑后暂行观察。现在，结束右肺癌术后辅助治疗，左肺病灶也增大，在治疗上外科的意见最为重要，先进行手术评估，不能手术时再考虑其他放化疗等治疗。

放疗科：该患者结束辅助放化疗后短期内出现了左肺结节的增大，CT影像强烈提示左肺周围型肺癌的可能性大。虽然经历了右下肺叶的切除，但是患者的肺功能目前仍然处于良好阶段，建议该患者进行手术治疗。若患者的肺功能差或者拒绝进行手术，则可以选择穿刺活检来明确病理类型，然后进行放疗，首选立体定向放疗。

2.3.3 治疗情况

患者于2013-12-10在全麻下行胸腔镜下左肺下叶切除术+肺门纵隔淋巴结清扫术。手术及恢复过程顺利。

术后病理示：(左下肺叶) 结节型 (瘤体2.0cm×1.5cm×0.8cm) 浸润性腺癌 (腺泡为主型60%，贴壁20%，乳头15%，实性5%)。(第5组) 2只、(第6组) 3只、(第9组) 1只、(第10组) 6只淋巴结慢性炎。ROS1 (−)，c−MET (+/−)，NapsinA (+)，TTF−1 (+)，CK5/6 (−)，P40 (−)，P63 (−)，CK7 (+)，SY (−)，CgA (−)，CD56 (−)，Ki−67 (+,10%)，ALK (D5F3) (−)。

目前诊断：①左肺下叶腺癌，周围型，pT1aN0M0，ⅠA期 (AJCC第七版，2009)；②右肺鳞癌术后化放疗后，中央型，pT1bN2M0，ⅢA期。

2.4 第四次MDT讨论与治疗情况

2.4.1 病例汇报

2016-10-09患者因"扪及右侧锁骨上肿物1周"再次来院就诊。2016-10-16查胸部+上腹部增强CT (图2.3) 示：①双肺癌治疗后改变；②右侧锁骨上新发多枚肿大的淋巴结，考虑转移；③上腹CT扫描未见明显的实质灶。2016-10-19超声引导下穿刺，常规病理示：(右锁骨上) 纤维结缔组织内见转移性低分化癌 (结合免疫组化，符合鳞癌)。IHC：P40 (+)，P63 (+)，CK5/6 (+)，NapsinA (−)，TTF-1 (−)。*EGFR(ARMS)*：野生型。全身骨显像、颅脑MRI、肿瘤标志物等未见异常。

目前诊断：①右肺鳞癌术后右侧锁骨上转移，rT0N3M0，ⅢB期；②左肺腺癌术后，pT1aN0M0，ⅠA期。

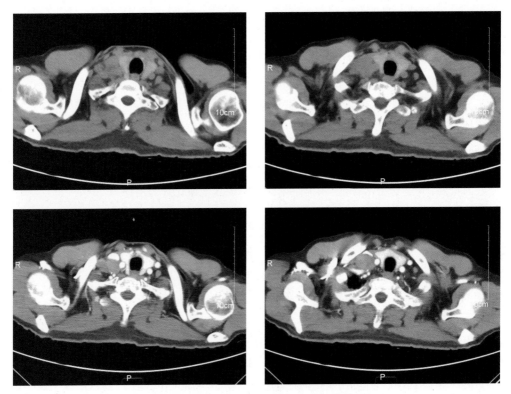

图2.3　2016-10-16复查胸部+上腹部增强CT

2.4.2　讨论情况

影像科：2016-10-16 CT对照前片，右侧锁骨上新出多枚类圆形结节，大者的短径约为2.2cm，中等度强化，边界清，结合患者的病史以及肺癌的淋巴引流方式，首先考虑转移性肿大淋巴结；双肺术后改变。

外科：目前考虑患者的诊断为右肺鳞癌术后右侧锁骨上转移，属于区域复发。虽然未见其余的转移病灶，局部治疗有意义，但是锁骨上淋巴结属于N3淋巴结，在此处转移会使手术无法实现根治性切除，而且还需要加以全身治疗。该患者的右侧锁骨上淋巴复发，无手术指征。建议内科治疗。

内科：患者的左肺癌术后分期早，从病理类型进一步证实双原发肺癌的诊断。经过随访后，目前患者右侧锁骨上的淋巴结出现了转移，病理提示鳞癌，考虑为右肺鳞癌术后3年5个月出现锁骨上淋巴结转移。对于局部晚期肺癌，最好完成PET/CT检查以进一步排除是否有远处的转移，治疗的原则目前是根治性同步放化疗。目前，根据PACIFIC研究，后期可以免疫维持治疗。2021年1月，*JTO*杂志公布了该研究的最新数据。本次更新的最大亮点就是公布了免疫治疗组的中位OS数据。数据显示，两组的中位OS分别为47.5个月和29.1个月（HR=0.71），48个月的OS率分别为49.6%和36.3%，两组的中位PFS分别为17.2个月和5.6个月（HR=0.55），48个月的PFS率分别为35.3%和19.5%。免疫治疗更改了Ⅲ期肺癌的治疗模式，也刷新了患者的生存率。

放疗科：该双原发非小细胞肺癌患者在2次手术治疗后3年出现了右侧锁骨上淋巴结转移，CT影像学提示锁骨上淋巴结多发病灶，有融合，考虑转移。经穿刺活检病理证实为淋巴结转移性鳞癌，一元论诊断为右肺鳞癌术后右侧锁骨上转移，rT0N3M0，ⅢB期，手术治疗困难，首选同步放化疗；推荐进行PET/CT检查，明确有无远处脏器转移，照射范围为右侧锁骨上转移淋巴结，可以结合PET/CT结果进行图像融合勾画靶区，推荐照射剂量DT60Gy/30F，同步化疗方案可选择培美曲塞联合顺铂/卡铂或紫杉醇联合卡铂或依托泊苷联合顺铂/卡铂。该患者经历了2次手术，切除了两下肺，肺功能储备不足，PS评分为1~2分，推荐培美曲塞联合顺铂/卡铂的同步化疗方案。

2.4.3　讨论意见

经过团队的讨论，建议患者接受同步放化疗。

2.4.4　治疗情况

患者于2016-10-21至2016-12-23接受右侧锁骨上转移淋巴结同步放化疗。放疗计划：GTV包含影像学可见的短径大于1cm或融合存在的转移淋巴结，GTV均匀外放0.5cm并包含右侧锁骨上高危淋巴引流区而形成CTV。CTV均匀外放5mm而形成PTV。PTV处方剂量为DT60Gy/30F/6w，放疗过程顺利。放疗处方剂量为6000cGy/30F，放疗过程顺利。放疗期间予以6周期TC方案进行每周化疗：紫杉醇90mg静滴QW+卡铂230mg静滴QW，化疗过程顺利。放化疗结束后，2017-03-10复查胸部+上腹部增强CT示：右侧锁骨上多枚转移性肿大淋巴结，较前明显缩小。疗效评价：PR。安排患者继续门诊随诊。

2.5　第五次MDT讨论与治疗情况

2.5.1　病例汇报

患者于2019-03-27于我院复查胸部+上腹部增强CT(图2.4)示：双肺癌治疗后改变。右锁骨上小淋巴结显示。肝脏S1段及S5段、左侧肾上腺新出多发占位，首先考虑转移瘤。

2019-03-30我院超声引导下穿刺病理示:(肝脏)低分化癌,结合形态及病史,符合转移性鳞癌。PD-L1(22C3)免疫组化检测:TPS 65%。全身骨显像、颅脑MRI、肿瘤标志物等未见异常。PS评分为1分。

目前诊断:①右肺鳞癌术后,右侧锁骨上复发后放化疗后,肝转移,肾上腺转移,rT0N3M1c,ⅣB期(AJCC 第八版,2017);②左肺腺癌术后,pT1aN0M0,ⅠA期。

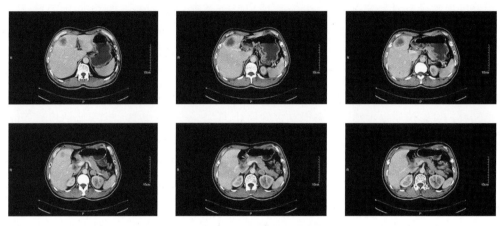

图2.4　2019-03-27复查胸部+上腹部增强CT

2.5.2　讨论情况

影像科:2019-03-27 CT片对照前片,肝脏S1段及S5段新出低密度结节影,大者位于S5段,长径约4.7cm,内密度不均,中央密度低,周缘密度略高,增强后厚壁环形强化,边界不清;左侧肾上腺新出一枚约2.7cm×2.0cm的结节,内密度欠均匀,增强后不均性强化,边界清晰可辨。患者有双肺癌病史,肝脏、肾上腺均为肺癌血行转移好的发靶器官,故首先考虑转移性肿瘤病灶。

病理科:患者的左下肺病变根据形态及免疫组化结果可确定为腺癌,主要成分为中-高分化,伴有少量的低分化腺癌成分(实性生长方式)。可明确与右下肺病灶为独立双原发的2个肿瘤。根据以上2次手术后病理评估的结果,考虑鳞癌成分的侵袭性更强一些,伴有淋巴结的转移。本次复发肝脏病灶的穿刺组织学形态符合鳞状细胞癌转移,病理诊断明确,后续治疗应倾向以对鳞癌的治疗方案为主。

外科:该患者出现了肝脏和肾上腺的多发转移病灶,目前应以全身治疗为主。在全身治疗有效的情况下,对部分全身治疗反应较差的病灶可考虑加用局部治疗。但局部治疗时首选放疗。手术并不作为存在多发远处转移病灶情况下的治疗首选。

内科:患者同步放化疗后大概27个月再次出现了肝脏转移、肾上腺转移,肝脏穿刺病理也证实了是鳞癌,考虑肺癌转移。患者目前的分期是晚期肺癌术后肝转移、肾上腺转移,肝穿标本的PD-L1(22C3)检测提示是免疫高表达。晚期肺癌一线的治疗,特别是对于免疫高表达的人群,在排除了免疫治疗禁忌证的情况下,首先进行免疫治疗。可行免疫单药治疗,或者免疫联合治疗。KEYNOTE 024研究旨在评估帕博利珠单抗与研究者选择的含铂化疗治疗PD-L1 TPS≥50%、无表皮生长因子受体、间变性淋巴瘤激酶(ALK)驱动基因突变的晚期NSCLC初治患者的有效性与安全性。研究纳入了16个国家的305例患者,1∶1随机分为帕博利珠单抗单药治疗组(200mg Q3W)及化疗组。将化疗组患者在疾病进展后可交叉至帕博利珠单抗治疗组。研究的主要终点为无进展生存(PFS),次要终点为OS、客观缓解率(ORR)及安全性。2020年ESMO报道了KEYNOTE 024研究结果,截至2020-06-01,经过5年的长期随访,帕博利珠单抗较化疗仍然体现出更好的OS和更持久的获益。尽管化疗组中近66%的患者接受后续PD-1/PD-L1抑制剂治疗(将化疗组55%的患者交叉至帕博利珠单抗治疗组),帕博利珠单抗治疗组的5年OS率较化疗组提升近1倍(31.9% vs 16.3%),中位OS分别为26.3(28.3~40.4)个月 vs 13.4(9.4~18.3)个月,HR=0.62(95% CI, 0.48~0.81)。3年PFS率更是化疗组的5倍(22.8% vs 4.1%),中位PFS分别为7.7(6.1~10.2)个月 vs 5.5(4.2~6.2)个月,HR=0.50(95% CI, 0.39~0.65)。当然,免疫联合治疗也是晚期一线治疗的主要模式,免疫联合化疗弥补了免疫治疗起效相对慢的特点。在KEYNOTE 024研究中两组的生存曲线在6个月前是有交叉的,后期才逐渐分开。免疫联合化疗的KEYNOTE 407研究中则没有这种情况,两条生存曲线在一开始就分离,提示联合治疗在肿瘤中的负荷大,体力评分好,临床希望在尽早改善肿瘤负荷和肿瘤症状的患者中更适用。当然,除了免疫联合化疗,目前还有免疫双药治疗、双免联合化疗、免疫联合抗血管靶向药物治疗等模式在研究中,但因为药物的可及性、安全性等原因,还有待进一步的探索。考虑到这例患者目前的肝脏、肾上腺多发转移,体力评分好,既往化疗间隔已经有2年多,可考虑免疫联合化疗。

放疗科:目前该患者出现了肝脏和肾上腺的多发转移,转移病灶为2个,处于非小细胞肺癌寡进展状态,因既往有右肺鳞癌和左肺腺癌病史,建议行转移病灶穿刺活检,并进行PD-L1表达检测;下一步的治疗以全身治疗为主,在疾病控制的情况下可以进行寡转移病灶的SBRT以延长疾病控制率。

2.5.3 讨论意见

经过团队的讨论,建议患者接受免疫联合治疗。

2.6 第六次MDT讨论与治疗情况

2.6.1 病例汇报

患者于2019-04-08、2019-04-29接受2周期TC方案化疗+免疫治疗:紫杉醇(白蛋白结合型)200mg d1、8+卡铂570mg d1+帕博利珠单抗200mg d1。在第2周期治疗期间,患者逐渐出现左侧腰部轻微酸胀痛,NRS 2分。PS评分:1分。2019-05-18复查腹部增强CT（图2.5）示：肝脏S1段及S5段转移瘤的范围较前有缩小，但实性部分较前有增多。左侧肾上腺转移瘤较前有增大。查全身骨显像未见明显异常。

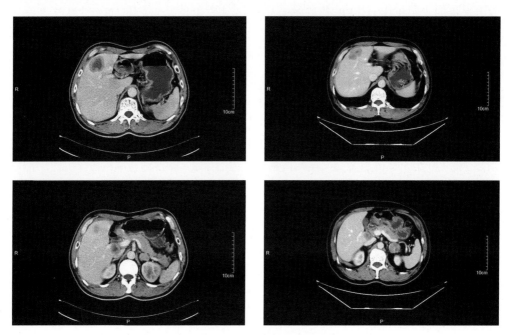

图2.5　2019-05-18复查腹部增强CT

2.6.2　讨论情况

影像科：患者行免疫联合化疗后复查，肝脏S1段及S5段转移瘤的范围较前有缩小，但实性部分较前有增多。左侧肾上腺转移瘤较前有增大，综合靶病灶的直径较前增大已超过20%，根据实体瘤疗效评价标准（RECIST1.1），疗效评价为PD，但因为患者有免疫治疗，故根据iRECSIST标准评价疗效为IUPD。根据患者的临床症状体征及实验室的检查情况，可以继续行免疫治疗至下一个复查周期。

内科：患者在接受免疫联合化疗2周期治疗后第1次疗效评估发现肝脏的病灶稳定，但肾上腺的肿块增大，放疗科提到了在免疫治疗的时代，传统的RECIST标准不能准确评估免疫治疗的疗效，因此，专家们也是经历了多次的探索。目前的iRECIST标准是常用的免疫治疗疗效的评估标准。我们这例患者可评估为IUPD，无明显体力评分下降，也没有发现肿瘤暴发进展的情况，因此，可继续原方案治疗2周期后再次评估疗效。

放疗科：使用化疗联合免疫治疗后影像学评价处于IUPD状态，基于放疗和免疫治疗的协同作用，建议对肾上腺及肝脏转移病灶进行放疗，首先进行立体定向放疗，放疗能够提高PD-L1表达、增加新抗原的释放以及改善肿瘤微循环来达到免疫治疗的增敏作用。

2.6.3 讨论意见

经过团队的讨论,建议患者继续原免疫联合治疗,先后接受左侧肾上腺转移瘤和肝脏病灶的SBRT。

2.6.4 治疗情况

患者于2019-05-28至2019-06-03接受左侧肾上腺转移瘤SBRT:DT 40Gy/5F。于2019-06-07、2019-06-28再接受2周期TC方案化疗+免疫治疗:紫杉醇(白蛋白结合型)200mg d1、8+卡铂570mg d1+帕博利珠单抗200mg d1。放疗结束后,患者的腰部疼痛感逐渐缓解。2019-07-18腹部增强CT示:肝脏S1段及S5段转移瘤、左侧肾上腺转移瘤均较前有明显的缩小好转。疗效评价:PR。由于肝脏病灶已明显缩小,故未针对肝脏病灶行SBRT。

患者于2019-07-19开始持续接受帕博利珠单抗200mg Q3W治疗。患者来我院就诊的末次日期为2021年1月,当地医院检查提示肝脏出现新发转移病灶。后患者未再来我院就诊。

2.7 总 结

外科点评:本病例是一个非常有意思的肺癌病例,亮点很多。一个双原发肺癌病例,在由外科、内科、放疗科、放射科和病理科医生组成的MDT团队的共同努力下,步步为营,根据病情变化,结合循证医学证据和丰富的临床经验为患者量身打造最适合的治疗方案。而最终大于90个月的生存期也证明了治疗的有效性。

本例外科相关的治疗方案有3个关键点:①双原发肺癌的治疗;②术后辅助治疗和对侧肺癌手术的先后顺序;③对侧肺癌局部治疗的选择。对于这3点,我们分别做以下分析。

在本例病程初始阶段,从影像学上分析,首先考虑右下肺和左下肺的双原发肺癌。这涉及双原发肺癌的鉴别诊断。一般而言,肺内转移病灶多为光滑的、球状的,而双原发肺癌可有毛刺分叶,或有毛玻璃样成分,故考虑此例患者患有双原发肺癌的可能性大,而最终的病理学诊断也证实了双原发肺癌的判断。

双原发肺癌有同时性和异时性之分,本例属于前者。其定义是指同一患者的肺部在小于6个月时间内同时发生或先后发生的2个原发性肺癌。随着薄层CT的普及以及人类平均寿命的延长,多原发肺癌的发病率有逐渐升高的趋势。有报道显示,经根治性切除的多原发肺癌(包括大于2个病灶)的5年DFS为58.7%,OS为77.6%。多因素分析提示,主病灶肿瘤的T分期和淋巴结转移是影响预后的独立危险因素。目前,双原发肺癌并无明确的临床指南规定。大部分专家认为,此类患者,若能耐受手术,则外科治疗是首选方案。对于双侧多病灶病例,可行同期手术或分期手术。要根据患者的自身因素及多病灶特点制定手术方案。切除顺序上,选择优先切除主病灶。对于浸润性肺癌,标准手术仍是肺叶切除加系统性淋巴结清扫,可辅以化疗、放疗的多学科治疗。本例因右下肺病灶大且为中央型肺癌,故为主病灶,应优先处理。患者的心肺功能佳,无手术禁忌,术前分期T2N0M0。选择右下肺叶切除加系统性淋巴结清扫的手术方式,既符合肿瘤治疗原则,也适宜患者的自身状况。

第二个讨论点是术后辅助治疗的问题。术后病理诊断为T1N2M0,ⅢA期。对于此类患者术后复发的风险高,目前的证据提示,ⅢA期肺癌术后辅助治疗可以提高治疗效果。问题在于是先做辅助治疗,还是先处理左下肺病灶。这个问题在目前的指南上是找不到直接答案的,我们只有根据现有的证据和自身经验来选择。多项研究提示,淋巴结转移是多原发肺癌预后不良的主要因素。而本例N2淋巴结转移,预示不良预后,而左下肺病灶尚小且外周有毛玻璃成分,提示恶性程度不高,故我们认为针对主病灶术后的、以积极全身化疗为主的辅助治疗是目前首先需要做的。而从后续的鳞癌转移也可以看出,最终导致预后不佳的还是主病灶,证实了MDT团队的判断。

第三个讨论点比较好处理,辅助治疗结束后左下肺病灶的进展。此时,需要进行局部治疗。患者的肺功能仍可以耐受手术切除,再次接受手术治疗应该是最合适的选择。因为是二次手术,所以手术方式需慎重考虑。术中选用左下肺楔形切除,术中冰冻提示为浸润性腺癌,再行左下肺叶切除加淋巴结清扫。病理为ⅠA期肺腺癌,确定为双原发,此后再无出现腺癌转移或复发,手术效果很好。

内科点评:该患者在晚期一线免疫联合化疗治疗2周期后出现了肝脏肿块变实,左侧肾上腺肿块增大,我们在临床中对免疫治疗患者进行疗效评估是特别重要的。研究发现,临床中大约7%~10%的免疫治疗患者会出现假性进展,误判会造成患者错失治疗良机。假性进展是指免疫治疗后,影像学上观察到肿瘤体积增大或是出现新的"病灶",这些增大的部分之后又会缩小或消失。假性进展形成的原理主要是,大量T淋巴细胞被免疫检查点抑制剂重新激活,并伴随多种炎性因子、体液浸润肿瘤局部,使肿瘤肿胀。临床上断定假进展还是真进展,采用的金标准是进行穿刺病理检查。考虑到穿刺的局限性,我们也可以根据患者的临床特征来初步判断患者是否为临床状态稳定。评估方式有:患者体力活动状态(performance status,PS)评分没有下降;疾病相关症状没有加重:如疼痛、呼吸困难;无需增加疾病相关症状的治疗措施。如果患者的临床状态稳定,首次评估为IUPD,也可继续原方案治疗,4~6周后再次评估疗效。对这例患者继续治疗后再次评估时,其肝脏病灶和左侧肾上腺病灶都缩小了,临床获益明显。我们分析原因可能有以下两方面:①患者之前为假性进展,因此继续治疗后病灶缩小了;②患者因为联合左侧肾上腺局部放疗,有可能会出现放疗联合免疫的协同抗肿瘤作用,通过促进肿瘤相关抗原大量释放,为免疫识别提供新抗原,促进T淋巴细胞聚集,激活特异性T细胞免疫应答,诱导免疫细胞向被照射的肿瘤区域趋化,杀伤肿瘤细胞。放疗可以改善肿瘤免疫抑制微环境,促进免疫细胞在肿瘤及淋巴结中的浸润,激活机体的抗肿瘤免疫功能。因此,有研究发现了放疗的远隔效应。在免疫抗肿瘤治疗的年代,我们在临床中更要注重多学科讨论,全面准确评估疗效,为患者选择最适合的治疗方案,最终让患者的生存期延长。

放疗科点评:该患者为双原发非小细胞肺癌,经过手术、放疗、化疗和免疫治疗的综合治疗配合,取得了非常不错的治疗效果。对于放疗科医生来说,该病例有3个值得我们注意的亮点。第一,在初始治疗阶段,两肺均有病灶,手术切除右侧病灶之后,在辅助放化疗后的随访期间左侧病灶略有增大,此时若肺功能不佳,我们可以运用立体定向放疗技术对左侧病灶进行放疗。已经有相关临床试验(TROG 09.02 CHISEL、RTOG 0236)表明对于无法接受手术治疗的早期非小细胞肺癌,SBRT的局部控制率可媲美手术的局部控制率。随着放疗技术的进步,放疗已经进入了精准治疗的时代,SBRT技术具有治疗周期短、分割剂量高、靶区外剂量跌落快等特点,在早期非小细胞肺癌上得到广泛应用。但是对于类似本例的肺功能良好的年轻患者,手术治疗仍然是早期非小细胞肺癌的第一治疗选择,这是值得我们注意的。第二,在患者出现右侧锁骨上淋巴结多发转移时,排除了其他脏器的转移,仅仅只存在该处的转移,我们可以判定疾病发展至此时,仍然属于一个局部区域的疾病,这就意味着仍然有根治疾病的可能,局部治疗依然是综合治疗的基础。因为右侧锁骨上淋巴结多发融合转移,所以手术根治的创伤大、并发症多,放疗成为局部治疗的首选手段。此时的标准治疗是同步放化疗,而不是判定为晚期复发转移性疾病,单纯通过化疗、靶向治疗或者免疫治疗去治疗患者。根据指南,针对不可切除的非小细胞肺癌患者的标准治疗是同步放化疗。在这一基础上,PACIFIC临床试验结果的发表又给了我们新的治疗选择,那就是同步放化疗后的免疫治疗维持。最新的数据显示,通过这种模式的综合治疗后,局部晚期非小细胞肺癌的4年生存率能够达到49.6%,中位生存时间长达47.5个月,多达35.3%的患者4年内没有出现疾病进展。因此,PACIFIC提供的同步放化疗加免疫维持的综合治疗模式成为局部晚期非小细胞肺癌的首选方案。第三,恶性肿瘤的治疗进入免疫治疗时代后,放疗因为能与免疫治疗形成互相增敏的协同关系而重新获得了许多临床医生的关注。对于这例患者,肝脏、肾上腺出现了多发转移后,本应对所有的病灶都进行放疗,但是照射肾上腺转移瘤后,肝脏内的所有病灶也出现了缩小甚至消失,这就是放疗引起的远隔效应。远隔效应是指针对身体某一部位癌症的局部放疗会使得身体另一部位的癌症消退,局部放疗引发了全身抗肿瘤效应的能力。1953年,摩尔医生首次发现并提出了远隔效应现象,但是关于放疗引起远隔效应的病例非常罕见。随着免疫检查点阻断与放疗结合的免疫治疗策略的不断发展和应用,非小细胞肺癌的远隔效应也变得越来越多见。目前,远隔效应的新定义是指放疗时,远处一个肿瘤的大小缩小至少30%。远隔效应可以是局部的(即离放疗部位较远的肿瘤减少30%或更多),也可以是完全的(即导致无病变迹象)。本案例中的患者非常符合这样的定义,在初始免疫治疗效果不明显的情况下仅仅对肾上腺病灶进行了几次放疗,使得肝脏的病灶同样消失,有可能是放疗激发了多种新抗原的产生,诱导了远隔效应的发生,最终使得该患者的免疫治疗获益,实现了长期的生存可能。

病例3　双侧淋巴上皮瘤样癌患者的综合治疗

病例3
二维码彩图

1. 初诊情况

1.1　病例汇报

患者，女，64岁，因"咳嗽、咳痰2个多月，痰中带血4天"于2019-01-28入院。患者于2018年12月在无明显诱因下出现咳嗽、咳痰，为白色痰，量较多，偶伴胸闷气促，无胸痛、发热，无头晕及视力下降，后出现痰中带血丝，无咯血、呕吐。2019-01-25外院行鼻窦及胸部CT示：①两侧上颌窦、筛窦及右侧蝶窦炎症；②左肺下叶团片影，占位考虑；③右上肺空洞；④左侧有少量的胸腔积液。为求进一步诊治遂来我院，门诊以"肺占位性病变"收治入院。入院后，完善相关检查。2019-01-30查胸部CT示：①左肺下叶占位（最大直径约为4.4cm×4.5cm），考虑周围型肺癌，局部胸膜增厚粘连；②左肺门区及纵隔见数枚淋巴结肿大，部分考虑转移；③右肺上叶不规则空洞性结节，需鉴别真菌感染灶与肿瘤，必要时穿刺活检；④双肾囊肿。2019-01-31颅脑MRI未见异常。2019-01-31气管镜示：大致正常。2019-02-15全身PET/CT示：左肺下叶占位灶，FDG代谢异常增高（大小约4.6cm×4.3cm），SUV_{max}值约为21.5，首先考虑肺恶性肿瘤；右上肺空洞结节（大小约为1.7cm×1.6cm），FDG代谢异常增高，SUV_{max}值约为14.5，考虑恶性，有转移可能；左肺门区多发淋巴结，FDG代谢增高，考虑转移。纵隔淋巴结显示，FDG代谢无异常，倾向淋巴结反应性增生，请随访。肺功能：FEV1=1.69L，占预计值百分比80%。心电图示：①窦性心律；②正常心电图。

初步诊断：左下肺占位，右上肺结节（原发或转移可能），周围型，cT2bN1M0，ⅡB期，或cT2N1M1a，ⅣA期（AJCC第八版，2017）。

图3.1为患者的胸部平扫及增强CT：左肺下叶周围型肺癌及右肺上叶空洞结节。

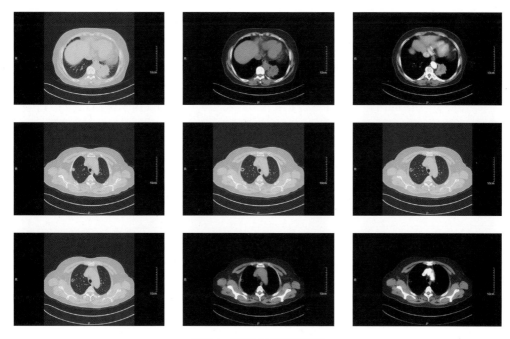

图3.1 胸部平扫及增强CT

2. MDT 讨论及治疗经过

2.1 第一次MDT讨论与治疗情况

2.1.1 讨论情况

影像科：左肺下叶见一约为4.4cm×4.5cm（横断面）的软组织肿块影，边缘分叶，病灶中央小片状低密度坏死影，增强后实性部分中等度强化，边界大致清晰可辨，考虑周围型肺癌，局部可见胸膜增厚粘连。左肺门区见淋巴结肿大，中等度强化，界尚清晰，考虑转移的可能性大。影像分期：cT2bN1M0，ⅡB期。（注：左肺门肿大淋巴结首先考虑由左肺肿瘤转移所致）。

右肺上叶见一约为1.6cm的不规则空洞性结节，壁厚薄略欠均，内壁尚光整，外缘欠光整，界清；需鉴别真菌感染灶与肿瘤性病灶，必要时穿刺活检。结合病灶的空洞特征，以及左下肺肿块病灶坏死相对较少的特征，如若考虑肿瘤，需考虑双原发肺癌的可能性大。影像分期：T1N0M0。

外科：患者有左下肺肿块、右上肺结节，均考虑恶性的可能性大，但目前无法确定转移或双原发。根据影像学表现，可能首先考虑双原发。因此，可考虑手术治疗。因左下肺的肿块较大，应首先对其进行手术处理，行肺叶切除+肺门纵隔淋巴结清扫。然后根据患者术后肺的功能情况，制定右上肺结节局部方案。

内科：结合目前的影像学结果，考虑患者的左肺占位原发肺癌，考虑转移左肺门淋巴结，右肺上叶的小结节PET/CT提示SUV值较左侧病灶稍低，原发或转移都不能被排除，建议对双侧病灶穿刺以明确病理类型。在治疗上，无论是双原发或孤立转移，均可选择积极治疗的策略。

放疗科：患者的两肺均存在占位，左下肺占位较大，PET/CT提示该病灶的SUV值较高，由CT影像形态来看双原发肺癌的可能性大，但是也不能排除左下肺癌右肺转移的可能，建议进行两肺病灶穿刺活检以明确其病理类型为双原发肺癌还是转移性肺癌；若明确双原发肺癌，建议先对左下肺病灶进行根治性治疗，再治疗右肺病灶。

2.1.2 讨论意见

经过团队的讨论，考虑先安排手术处理左侧病灶。

2.2 第二次MDT讨论与治疗情况

2.2.1 病例汇报

患者于2019-02-19在全麻下行胸腔镜下左肺下叶切除术+肺门纵隔淋巴结清扫术，术中探查见左肺与胸壁部分粘连，予以分离肺粘连，探及肿瘤位于左肺下叶，侵及脏层胸膜，纵隔多发肿大淋巴结。术中予行左肺下叶切除术，送冰冻病理示：(左肺下叶) 低分化非小细胞癌。继续清扫纵隔及肺门淋巴结多枚。修补破损肺表面。术后病理示：(左下) 肺块型 (瘤体 7cm×6cm×5cm) 非小细胞癌 (结合免疫组化，考虑淋巴上皮瘤样癌)，侵及脏层胸膜，累犯 (左下) 肺叶支气管壁全层，侵犯支气管软骨，转移或浸润至 (左下肺支气管根部) 0/3 只、(左下肺内支气管旁) 0/1 只、(第5组) 0/3 只、(第7组) 1/4 只、(第9组) 1/2 只、(第10组) 0/3 只、(第11组) 0/3 只淋巴结伴炭末沉着。备注：① (左下) 肺支气管切缘阴性；②片内未见明确脉管瘤栓及神经侵犯。免疫组化单克隆抗体及癌基因检测：NapsinA(−), CK7(−), c-Met(−), TTF1(−), P63(+), ROS1(−), CK5/6(+), P40(+), EBER(+)。分子检测结果：*EGFR−ALK−ROS1*基因 (*ARMS*)(EGFR:未检测到上述基因的突变类型；EML4−ALK:未检测到上述基因的融合类型；ROS1:未检测到上述基因的融合类型)。

术后诊断：左肺淋巴上皮瘤样癌，pT3N2M0，ⅢB期。

2019-03-20复查胸腹部CT：①左肺下叶术后改变，左侧胸腔有少量的积液，请复查；②右肺上叶有不规则空洞性结节，较前（2019-01-30）稍增大，不排除肿瘤，建议进一步检查；③胆囊结石，双肾囊肿。

2019-03-20肺功能：存在重度限制型肺通气功能减退（FEV1=1.27L，占预计值百分比60%）。

2.2.2　讨论情况

病理科：左下肺癌根治标本，肺低分化癌，结合形态及免疫组化结果，其鳞癌标记+，EBER+，可符合淋巴上皮瘤样癌。

肺淋巴上皮瘤样癌较罕见，与EB病毒的感染密切相关。2015年世界卫生组织（World Health Organization，WHO）肺肿瘤分类中提出，该肿瘤需要细胞核内存在EB病毒的证据方能确诊。病理诊断常用的方法为通过原位杂交，检测EB病毒编码的小RNA，通常阳性者的细胞核及核旁区域可显示阳性着色信号，如本例所示。此外，该肿瘤的PD-L1的表达水平较高，阳性率为74.3%~75.8%。肺淋巴上皮瘤样癌的预后常优于其他非小细胞肺癌。

在组织学上，淋巴上皮瘤样癌的形态及免疫组化特征与鼻咽部非角化性癌无法区分，故有鼻咽癌病史的患者出现肺部的相应病灶，不能明确是原发还是转移。肿瘤在光镜下常呈现为弥漫或片状、岛状生长的非角化性较幼稚的形态，常可见空泡状核及显著的嗜酸性颗粒。肿瘤性间质内有大量的淋巴细胞及浆细胞浸润，这也是其获得该命名的原因之一。

肺淋巴上皮瘤样癌表达上皮细胞标记，如CK、EMA；同时鳞状细胞癌的标记，如CK5/6、P63、P40也常为阳性，提示其鳞状细胞分化。但EBER阳性可以与普通型鳞状细胞癌相鉴别。

在驱动基因方面，该肿瘤很少出现*P53*、*ALK*及*EGFR*等基因的改变。

本例的组织形态及免疫组化特征均符合淋巴上皮瘤样癌特点。

外科：患者的左下肺考虑为淋巴上皮瘤样癌pT4N2M0，ⅢB期，分期较晚。术前考虑右肺肿瘤为双原发的可能性大，此时根据左下肺癌分期，右侧肿瘤为孤立转移瘤的可能性增大。但左肺病灶为比较罕见的淋巴上皮瘤样癌，单凭穿刺活检，由于样本量较少，可能难以明确诊断，用手术明确病理更为可靠；而且，即使为孤立性转移瘤，也有积极的手术指征。因此，下一步可以先用手术切除右上肺病灶以明确病理。根据患者术前的肺功能，手术可考虑妥协性肺段切除，为后续治疗保留肺功能。若术中冰冻明确为淋巴上皮瘤样癌，可不清扫区域淋巴结；若术中冰冻无法明确为淋巴上皮瘤样癌，或明确为其余类型的肺癌，则建议同期行肺门纵隔淋巴结清扫。

内科：患者术后分期为ⅢB期，复发风险高，有辅助化疗的指征。患者的左肺病理类型为肺淋巴上皮瘤样癌，是一种罕见且独特的原发性肺癌亚型，其特征在于EB病毒感染。在2015年世界卫生组织肺部肿瘤分类中，把肺淋巴上皮瘤样癌从大细胞癌转移到其他和未分类的癌症中。术后辅助治疗的方案可以参考NSCLC方案。考虑患者的右上肺病灶小，原发和转移均有可能，但在左肺术后右肺病灶有增大，可行手术切除以明确病灶性质，根据病理进一步分析原发或转移。也可在辅助治疗完成后根据复查结果再考虑手术或局部治疗。

放疗科：对该患者的左肺病灶进行了左下肺癌根治术，术后病理明确为左下肺淋巴上皮瘤样癌。该病理类型的肺癌参照非小细胞肺癌进行,术后病理提示存在多发纵隔淋巴结转移,虽然2021年欧洲随机对照Ⅲ期研究LUNGART提示术后pN2患者进行术后辅助放疗不能够改善生存,但是在纵隔淋巴结存在多发转移、原发病灶瘤体较大的情况下,局部或者区域复发概率较大,因此,仍然推荐对该患者进行术后辅助放疗。目前,该患者存在右上肺结节且该结节有增大趋势,若左下肺切除术后一般情况恢复可以,也能先切除右上肺病灶,术后再进行辅助放化疗。

2.2.3 讨论意见

经过团队的讨论,建议先行辅助治疗,后期再行右上肺结节手术。但患者强烈要求先针对右上肺结节行局部治疗。

2.3 第三次MDT讨论与治疗情况

2.3.1 病例汇报

患者于2019-03-26行胸腔镜下右上肺尖段切除+肺门纵隔淋巴结清扫术。术中冰冻:(右肺上叶尖段)低分化癌,无法明确其具体的病理类型。术后病理示:①(右上肺尖段)结节型(瘤体2cm×1.5cm×1.5cm)低分化癌(结合形态及组化,符合淋巴上皮癌);②6只淋巴结慢性炎伴炭末沉着。备注:①左上肺支气管切缘及左上肺切缘均为阴性;②片内未见明确的脉管瘤栓及神经侵犯。免疫组化单克隆抗体及癌基因检测:EBER(+),ROS1(−),c−Met(−),NapsinA(−),CK7(−)CK5/6(+),P40(+),P63(+),TTF1(−)。

术后诊断:右肺上叶尖段,淋巴上皮癌,pT1bN0M0,ⅠA期。

2.3.2 讨论情况

病理科:对于患者的右肺上叶尖段切除标本,此次根治术后标本的形态及免疫组化表达方式基本与第一次左下肺切除标本的表现一致,鳞癌标记P40、P63及CK5/6表达阳性且EBER阳性,结合病史及形态,考虑左侧淋巴上皮瘤样癌转移的可能性大。当然,此类有相同组织学、相同类型却有不同部位的病例,除非分子突变类型不完全一致,否则缺乏可靠的病理学证据来排除其双原发的可能性。建议诊疗中结合临床表现(例如是否有其他更多的新发病灶),判断其究竟为转移病灶还是为双原发病灶。

内科:患者两侧术后的病理均提示为淋巴上皮瘤样癌,从分期来看,复发风险高,4周期辅助化疗可以减少复发转移风险,延长生存。对于淋巴上皮瘤样癌可选择NSCLC治疗方案,紫杉醇/吉西他滨/长春瑞滨等联合顺铂或卡铂均可考虑。考虑患者的淋巴结转移多,后期预期需行辅助放疗,可选择紫杉醇联合铂类4周期辅助化疗。

放疗科:均已经切除患者的两肺病灶,两个病灶的病理类型均为淋巴上皮瘤样癌,无法明确两者是双原发癌还是左下肺癌右肺转移,但是即使是后者,目前的肿瘤负荷仍然不大,建议按照双原发癌进行治疗,建议行左下肺淋巴上皮瘤样癌术后辅助化放疗,术后辅助放疗的范围应当包括左侧支气管残端、左侧肺门、纵隔7区以及左侧纵隔,剂量为DT50Gy/25F,因为均已经切除左下肺、右上肺尖段,已经需要保护余下的正常肺,对于这样的患者,如何进行正常的肺限量没有循证医学的证据。

2.3.3　讨论意见

经过团队的讨论,建议行辅助放化疗。

2.3.4　治疗情况

2019-05-13、2019-06-04、2019-06-26、2019-07-17予4周期TC方案术后辅助化疗:紫杉醇240mg 静滴 d1+卡铂470mg 静滴 d1, Q3W。2019-08-12起行术后辅助放疗,靶区勾画:包括纵隔4L区、7区、5区、6区以及左肺门淋巴结区及支气管残端,CTV均匀外放0.5cm进而形成PTV,95%PTV体积剂量为50Gy,危及器官剂量的实际限量情况:脊髓D_{max}=3669cGy;双肺V_{20}=15.83%, V_{30}=6.39%, MLD=54.7cGy;心脏V_{40}=8.24%, MHD=2201cGy。

2.4　第四次MDT讨论与治疗情况

2.4.1　病例汇报

患者于2020年3月出现左侧胸痛不适,不影响睡眠,2020-04-21复查胸腹部CT:①双肺术后放疗后,左侧胸膜新发多发结节,考虑转移;左肺纵隔旁有少许炎症;左侧胸腔有少量的积液,较前增多(2019-10-11 CT片)。②两肺散在纤维灶。③纵隔(3a区)有肿大淋巴结,转移考虑。④胆囊结石;双肾囊肿。⑤肠系膜、腹膜后多发小淋巴结。提示疾病复发转移。

目前诊断:双肺癌术后,胸膜、纵隔淋巴结转移,rT0N2M1a, ⅣA期。

图3.2为患者的胸部增强CT:纵隔3a区淋巴结及左侧胸膜新发转移伴左侧胸腔积液。

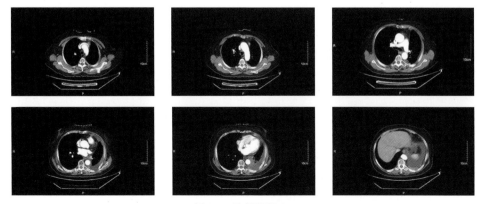

图3.2　胸部增强CT

2.4.2　讨论情况

影像科：在患者双肺癌术后放疗后，左侧胸膜新发多发结节，左侧胸腔积液较前增多；纵隔3a区新出肿大淋巴结；结合病史，均考虑为转移性病灶。

外科：目前考虑左下肺癌术后出现播散，分期为ⅣA期，无手术指征。

内科：患者术后辅助放疗后出现胸膜转移，伴胸腔积液，纵隔淋巴结转移，治疗以全身治疗为主。从目前的研究来看，肺淋巴上皮瘤样癌暂无明确的驱动基因表达，无适合的靶向药物治疗，因此，在药物的选择上还是以化疗为主的治疗。患者在术后辅助放化疗后约半年不到出现转移，可选择多西他赛单药或者联合铂类治疗。淋巴上皮瘤样癌的发生率低，目前的免疫治疗没有数据，但如果参照NSCLC的治疗方案来说，免疫联合化疗是可以考虑的。

放疗科：患者出现了左侧胸膜多发结节、纵隔3a区肿大淋巴结，均考虑癌转移，建议行穿刺活检以明确病理，并进行其余脏器的影像学检查，排除更多部位的转移情况，后续的治疗推荐根据NSCLC的二线治疗进行，根据患者当前的一般情况选择多西他赛单药或者以多西他赛为主的联合化疗；淋巴上皮瘤样癌的免疫治疗应用暂无循证医学依据，也可以对该患者进行免疫治疗的临床试验，全身治疗期间若某些病灶退缩不佳或出现压迫症状时，也可以进行这些转移病灶的局部放疗。

2.4.3　讨论意见

经过团队的讨论，建议胸膜结节穿刺，如病理仍提示淋巴结上皮瘤样癌，则行化疗；如经济条件允许，可联合免疫治疗。患者及家属拒绝穿刺，因经济原因拒绝免疫治疗。

2.4.4　治疗情况

2020-04-24、2020-05-15行第1、2周期DP方案化疗：多西他赛90mg静滴d1+顺铂40mg静滴d1~3，Q3W。由于患者的身体不耐受，取消使用顺铂。2020-06-06、2020-06-30行多西他赛单药方案化疗：多西他赛90mg静滴d1，Q3W。2周期复查CT：①双肺术后放疗后，左侧胸膜新发多发结节，考虑转移，与前（2020-04-21）相仿；左肺纵隔旁有少许炎症；左侧胸腔有少量的积液，较前减少。②两肺散在纤维灶。③纵隔（3a区）有肿大淋巴结，较前缩小。④胆囊结石；双肾囊肿。⑤肠系膜、腹膜后多发小淋巴结。疗效为SD。

2.5　第五次MDT讨论与治疗情况

2.5.1　病例汇报

患者于2020-07-24复查胸腹部CT双肺术后放疗后，对照2020-06-04 CT：纵隔旁的少许炎症较前大致相仿；两肺散在纤维灶。考虑左侧胸膜多发转移瘤，较前增多；左侧胸腔的少量积液较前增多。纵隔（3a区）多发淋巴结，较前增大，不排除转移。有胆囊结石；双肾囊肿；左侧肾上腺稍增粗，建议随访。腹膜后多发肿大淋巴结，考虑转移性；肠系膜多发小淋巴结，较前相仿。附见：甲状腺结节。疗效为PD。

图3.3为患者的胸腹部增强CT：纵隔3a区淋巴结及左侧胸膜转移较前增大；腹膜后新发肿大淋巴结。

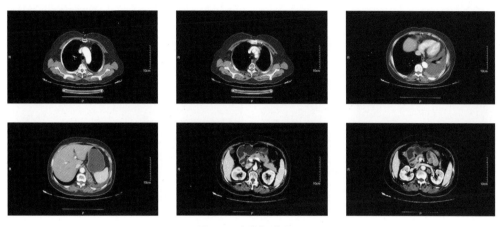

图3.3　胸腹部增强CT

2.5.2　讨论情况

影像科：双肺癌术后放化疗后，左侧胸膜多发转移瘤及纵隔3a区多发转移淋巴结，均较前增大；左侧胸腔有少量的积液，较前增多。腹膜后新出多发肿大淋巴结，考虑转移性。疗效评价为PD。

内科：患者晚期一线化疗PFS约3个月就出现了疾病进展，而且出现了腹膜后远处转移淋巴结，疾病进展快，提示肿瘤的恶性程度高。目前，患者的化疗耐受差，两线化疗的控制时间均较短，化疗相对不敏感，后期可考虑在医保范围内选择安罗替尼治疗。

2.5.3　讨论意见

经过团队的讨论，行安罗替尼治疗。

2.6　第六次MDT讨论与治疗情况

2.6.1　病例汇报

2020-07-24开始安罗替尼胶囊10mg口服QD，服药2周停1周进行靶向治疗。2020-10-13复查CT提示胸膜结节稍有增大。

图3.4为患者的胸腹部增强CT：左侧胸膜转移较前增大；纵隔3a区淋巴结及腹膜后淋巴结较前相仿。

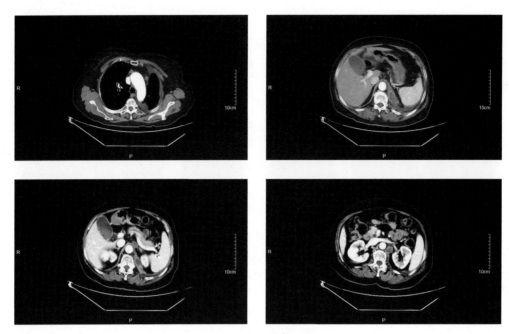

图3.4　胸腹部增强CT

2.6.2　讨论情况

影像科：双肺癌术后放化疗后复发治疗中复查。2020-10-13 CT片对照2020-07-24 CT片：左侧胸膜多发转移瘤，较前继续增大；纵隔（3a区）多发转移淋巴结；腹膜后多发转移性肿大淋巴结，与前相仿。疗效评价为PD。

内科：患者在安罗替尼治疗2周期后复查提示胸膜结节仍有增大，但纵隔淋巴结、腹膜后淋巴结控制尚可，虽然总体疗效评估为PD，但考虑患者的一般情况尚可，为提高疗效，可尝试联合治疗，基于既往化疗相对不敏感，可联合免疫治疗。免疫联合抗血管药物从机制上来说是有协同抗肿瘤的作用，抗血管生成药物可以改善肿瘤微环境中的免疫细胞浸润状态，从而提高免疫治疗的疗效；而免疫治疗既可以激活免疫细胞，又可以进一步促进血管正常化和肿瘤微环境的重塑，最终促成长期的肿瘤控制。

放疗科：建议内科治疗，没有放疗指征。

2.6.3　讨论意见

经过团队的讨论，行安罗替尼联合免疫治疗。患者此时同意接受免疫药物治疗。

2.6.4　治疗情况

患者继续服用安罗替尼来进行靶向治疗，同时于2020-10-13、2020-11-02、2020-11-23行第1~3周期信迪利单抗0.20g 静滴 d1，Q3W免疫治疗，过程顺利。明显改善患者的疼痛。

患者于2020-12-15复查CT：双肺术后放疗后，对照前片2020-10-12 CT，双肺术后改变，左肺纵隔旁斑片影较前吸收；两肺散在纤维灶较前相仿。左侧胸膜多发转移瘤，较前缩小、减少。左侧胸腔积液，较前减少。纵隔多发淋巴结，部分较前缩小。肝Ⅳ段有小结节，建议短期复查；肝内外胆管、胰管轻度扩张，较前略明显。有胆囊多发结石；两肾囊肿；左侧肾上腺稍增粗；均较前相仿。腹膜后多发淋巴结转移，较前缩小。附见：甲状腺双侧叶多发结节。

图3.5为患者的胸腹部增强CT：纵隔3a区淋巴结、左侧胸膜转移及腹膜后淋巴结均较前缩小。

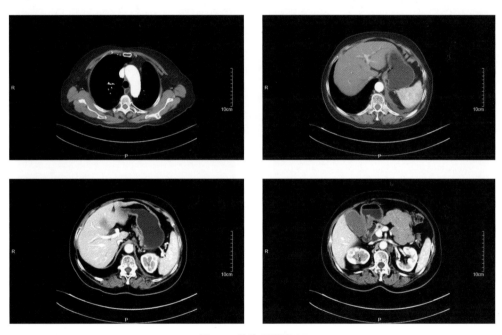

图3.5 胸腹部增强CT

患者于2020-12-14、2021-01-04、2021-01-29、2021-03-02行第4~7周期信迪利单抗0.20g 静滴 d1，Q3W免疫治疗，过程顺利。同时，继续使用安罗替尼进行靶向治疗。

患者于2021-03-22复查CT：双肺术后放疗后，对照前片2021-01-28 CT，双肺术后改变，左肺纵隔旁斑片影较前相仿；两肺散在纤维灶较前相仿。左侧胸膜转移瘤，较前增大；左侧胸腔积液，较前略有增多。纵隔及右肺门多发淋巴结，较前相仿。肝内多发结节，首先考虑转移瘤，较前增多、增大。腹膜后多发转移性肿大淋巴结，较前增大。肝内外胆管、胰管轻度扩张，较前相仿。提示疾病进展为PD。

图3.6为患者的胸腹部增强CT：左侧胸膜转移及腹膜后淋巴结，较前增大；肝脏新发转移。

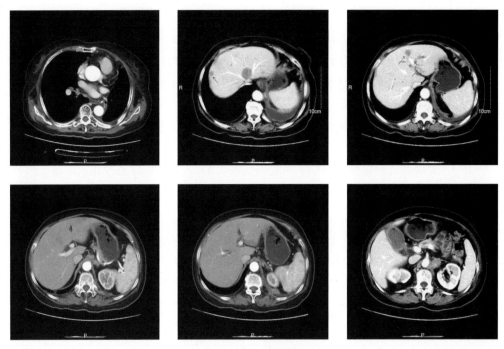

图3.6　胸腹部增强CT

　　患者口服替吉奥进行抗肿瘤治疗,在当地医院进行对症支持治疗。根据随访结果,患者于2020年6月因疾病进展去世。

2.7　总　结

　　病理科点评:此次病例展示的是与EB病毒感染相关的具有鳞状上皮分化特征的低分化癌,在肺内原发时称为淋巴上皮瘤样癌(或称淋巴上皮样癌)。该肿瘤好发于鼻咽部,被称为非角化性癌,若发生于肺时则称为淋巴上皮瘤样癌,与前者具有相同的形态学及免疫组化特征,均具有鳞状分化特征和EB病毒感染的证据,故诊断肺原发性淋巴上皮瘤样癌时需密切结合病史,务必排除鼻咽癌肺转移的可能。

　　外科点评:对于肺癌患者,双发病灶到底属于多原发还是转移病灶,一直是难以判断的问题,多通过影像学和临床经验判断。该例患者,初诊时存在左下肺和右上肺两枚病灶,左下肺的病灶较大,原发无疑;右上肺的病灶未见典型的肺转移瘤征象,亦首先考虑原发的可能性大。因此,分期进行两侧病灶的手术切除治疗是合理的选择。但根据术后双侧病灶的病理类型和分期情况,考虑左下肺癌转移至右上肺的可能性更大。这是一例临床常见的、典型的双发病灶病例,同时属于病情评估较困难的病例。

　　内科点评:该病例的病理是肺淋巴上皮瘤样癌(lymphoepithelioma-like carcinoma, LELC)。这是一种罕见的原发性肺癌亚型,在组织学上类似于未分化的鼻咽癌

(nasopharyngeal carcinoma，NPC)。它在1987年被首次报道。肺LELC已被认为与EB病毒感染密切相关。在2015年，世界卫生组织将肺LELC从大细胞癌转移到其他和未分类的癌症中。与其他类型的肺癌相比，肺LELC具有明显的临床病理学特征。在2021版WHO肺肿瘤分类中将淋巴上皮瘤样癌更名为淋巴上皮癌，并将其作为鳞癌的一个类型。在肺LELC中很少检测到*EGFR*突变和*ALK*重排等突变。2019年，中山大学癌症中心张力团队研究人员通过全外显子测序和深度靶向测序技术，发现LELC最常见的体细胞突变发生在以下基因中：*TP53*，*NOTCH1*，*TRAF3*，*PTPRD*，*MGA*，*LAMA4*和*KMT2C*。而*EGFR*、*KRAS*、*BRAF*等基因在肺LELC没有检测到突变。这些结果提示其他肺癌亚型常见的驱动基因突变并没有在肺LELC的癌变过程中起作用。研究者从多个维度揭示了肺LELC与鼻咽癌的高度相似性，包括肿瘤突变负荷、EB病毒序列、体细胞基因突变、基因拷贝数改变以及信号通路改变等。研究还分析了一组接受一线化疗的晚期肺LELC的临床数据，发现鼻咽癌的化疗方案（吉西他滨+铂类）显著优于肺腺癌的化疗方案（培美曲塞+铂类），从临床治疗角度进一步佐证了肺LELC与鼻咽癌相似。该患者后期因体力不能耐受未继续化疗，如能耐受的话可选择吉西他滨化疗。2021年，四川大学华西医院李为民教授课题组从多角度报道了原发性肺淋巴上皮瘤样癌独特的基因组变异特征，研究人员从超过4万名肺癌患者中选择了128名pLELC患者及162名非pLELC的NSCLC患者纳入分析队列，对pLELC与非pLELC患者的病理特征和预后进行了分析比较。研究发现pLELC患者的预后良好，尤其当PD-L1高表达和P53为野生型时。与 non-pLELC 相比，pLELC的OS显著延长（124个月 vs 28个月）。此外，研究还发现pLELC样本中部分基因在基因组转录组双组学水平均发生下调的现象，特别是*TGFBR2*基因，其在肿瘤组织微环境中可能会带动TGF-β信号下调。这种现象在晚期患者中更为明显，因此推测这可能与pLELC患者能够维持更好的免疫表型从而预后更佳相关。我们这例患者在抗血管药物联合免疫治疗中获得了不错的疗效，如之前的基因检测和免疫表达的检测会对临床有更多的指导价值。

放疗科点评：该患者倾向于双原发淋巴上皮瘤样癌。该病理类型属于罕见类型的非小细胞肺癌，可能与EB病毒感染有关，需要与鼻咽癌肺转移进行鉴别。由于该病的罕见性，因此缺乏直接证据的随机对照试验进行临床治疗指导，目前的治疗方面主要参照非小细胞肺癌进行。

病例4 双侧双原发肺癌患者寡转移后的综合治疗

病例4
二维码彩图

1. 初诊情况

1.1 病例汇报

患者，男，61岁，因"发现肺部占位1个月，确诊肺癌2周"来院。患者于2018年5月中旬在当地医院体检时发现左肺肿物。2018-05-27在外院行胸部CT示：右下肺及左肺下叶肿块，右肺下叶多发小结节，两肺门淋巴结肿大，考虑肺癌并有肺内转移。2018-05-29头颅MRI示：左颞叶区有两处囊性灶，首先考虑软化囊变灶。2018-05-30全身骨显像：右股骨近端点状骨代谢异常增强，请结合临床。2018-05-30外院纤维支气管镜示：右下叶背段的开口新生物阻塞管腔，左下叶后基底段见新生物阻塞管腔，TBNA。纤维支气管镜病理：(左下叶后基底段) 低分化鳞状细胞癌；(右下叶背段开口) 大片坏死及少量的低分化鳞状细胞癌；(4R组淋巴结) 出血渗出物及少量的淋巴组织；(7组淋巴结) 出血渗出物及少量淋巴组织。免疫组化结果：右下肺，ALK-Lung-、ALK-Lung-NC-、TTF-1-、NapsinA-、CK7+、CK5/6+、P63弥漫+、P40弥漫+、CgA-、Syn-、CD56-、Ki-67 40%+；左下肺，CK7+、NapsinA-、TTF-1-、CK20-、P40弥漫+、P63弥漫+、CK5/6+、Syn-、CgA-、CD56-、Ki-67 405+。入院后，完善相关检查，2018-06-13血液肿瘤标志物提示：鳞状上皮细胞癌抗原为1.8ng/mL，癌胚抗原为6.86ng/mL，细胞角蛋白19为7.37ng/mL。2018-06-15胸腹部增强CT示：①两肺下叶占位，考虑肺癌；②两肺散在纤维灶、肺气肿；③纵隔、两肺门多发增大淋巴结；④上腹部CT未见明显占位。2018-06-19盆腔增强CT示：右侧股骨头小囊性灶，请结合其他检查，盆腔CT未见明显异常。

初步诊断：左肺鳞癌，中央型，cT2aN1M0，ⅡB期；右肺鳞癌，中央型，cT2aN1M0，ⅡB期 (AJCC第八版，2017)。

图4.1为患者的胸部平扫及增强CT：双肺下叶中央型肺恶性肿瘤。

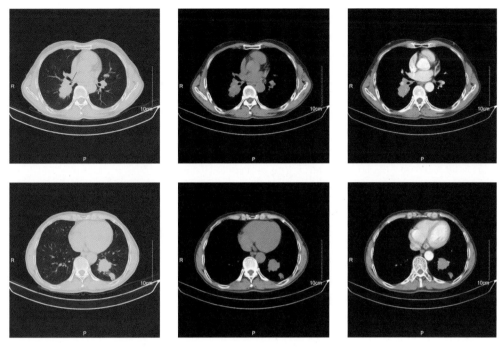

图4.1 患者的胸部平扫及增强CT

2. MDT 讨论及治疗经过

2.1 第一次MDT讨论与治疗情况

2.1.1 讨论情况

影像科：右下肺门旁见一约4.0cm×3.0cm的软组织肿块影，边缘分叶，内密度略欠均，增强后中等度强化，右肺下叶背段支气管显示狭窄，病灶远侧见少许阻塞性炎症性病灶，右肺门区见短径约1.2cm的淋巴结影，形态饱满呈类圆形，可见强化，与肺门病灶分界欠清；另左下肺后基底段见一约3.8cm×3.2cm的软组织肿块影，边缘分叶状，CT平扫及增强所示的密度与右肺病灶大致相仿，左下肺后基底段支气管闭塞，病灶外侧见条片状肺组织膨胀不全改变，左肺门见小淋巴结影，大者的短径约为0.7cm，可见强化，界尚清。从影像特征来看，有双下肺分叶状软组织肿块，毛刺感不明显且均是中央型，结合患者的重度吸烟史（1600支/年），均考虑肺鳞癌的可能性大，目前需鉴别的就是"一元论（肺癌伴肺内转移）"或"二元论（双原发肺癌）"。结合患者的个人吸烟史这个高危因素且两个病灶的分叶感均明显，我们考虑双原发肺癌较单侧肺癌伴气道播散转移至对侧的可能性大。虽然双肺门淋巴结的短径小于1.5cm，甚至小于1.0cm，但从其形态饱满度、CT平扫密度以及增强幅度来说，均还是有较大的可能为转移性淋巴结。所以，根据以上理由，最后影像分期为：右肺中央型肺癌T2N1Mx；左肺中央型肺癌T2N1Mx。

病理科：根据原单位病理科提供的活检病理资料，患者的左下叶后基底段肺癌组织HE形态表现为低分化非小细胞肺癌形态，细胞呈团巢状排列，胞浆整体嗜伊红，少量的细胞胞浆内可见不成熟角化物，再结合免疫组化结果，鳞癌标志物P40、P63、CK5/6等阳性，而腺癌标志物TTF-1、NapsinA阴性，符合低分化鳞状细胞癌诊断。

外科：明确双下肺鳞癌诊断，从影像学上首先判断为双原发肺癌。双侧病灶均有潜在手术切除的可能性。双侧肿块均较大，位置上也同样接近肺门，影像学考虑N1淋巴结转移的可能性大，建议先进行新辅助治疗，通过治疗后比较两侧病灶变化的情况，再通过病灶的大小，对产生症状的可能性等重新评估手术的可能。

内科：结合患者目前的影像学及病理结果，同意影像科医生的意见。首先考虑双原发肺癌的诊断，从分期来看，分别的分期都相对偏早期的，在治疗上先考虑手术或者放疗。如果进行手术有难度的，可以考虑新辅助治疗，治疗方案的选择上可以考虑化疗或者联合免疫治疗，但2018年时新辅助免疫治疗并没有循证医学的证据。

放疗科：患者体检时发现左肺新生物，入院后续的胸部增强CT以及气管镜检查中又发现了右肺下叶新生物，病理活检提示它们均为鳞癌。对于病理类型一致的不同病灶，首先需要明确的是两者的关系，是双原发鳞癌，还是左肺鳞癌肺内转移。影像科医生已经判断该患者有两肺双原发鳞癌，分期均为早中期。结合这位患者的心肺功能良好，没有手术禁忌证且患者愿意接受手术根治，因此在初治阶段，放疗暂时没有介入的指征。

2.1.2 讨论意见

经过团队的讨论，建议患者进行新辅助治疗，后期根据疗效再评估手术及放疗。

2.2 第二次MDT讨论与治疗情况

2.2.1 病例汇报

患者于2018-06-21、2018-07-17行第1、2周期GP方案化疗，具体方案为：吉西他滨1.6g静滴d1，8+顺铂40mg静滴d1~3，Q3W，因骨髓抑制严重，未完成第2周期第8天吉西他滨化疗。2周期化疗后复查胸部CT：两肺下叶占位均较前（2018-06-14）缩小。2018-08-17 PET/CT示：肺癌化疗后，对照2018-06-14 CT示：右下肺肿块伴FDG代谢增高，考虑存活肿瘤灶，较前缩小；以左下肺条片状纤维化病灶为主，较前肿块明显消退；纵隔、双肺门多发淋巴结，显示伴FDG代谢增高，以炎性增生为主。复查肺功能示：FEV1为2.08L，占预计值79%。患者在2周期新辅助化疗后病灶缩小。

图4.2为患者的胸部平扫及增强CT：双肺下叶肺癌较前缩小。

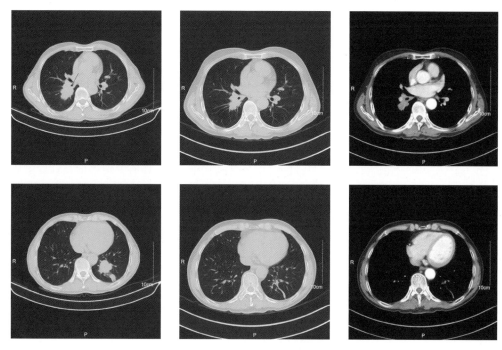

图4.2　患者的胸部平扫及增强CT

2.2.2　讨论情况

影像科：双原发肺癌化疗后复查，左肺病灶较前略有缩小，疗效评价为SD。右下肺病灶较前明显缩小好转，疗效评价为PR。双肺门及纵隔淋巴结，与前大致相仿，建议继续随访观察。

外科：患者经新2周期新辅助化疗后，双侧病灶均明显缩小，其中左下肺病灶缩小得更为明显，下一步建议行局部治疗。患者的双侧病灶，均需要进行肺叶切除，根据以往文献，会明显增加手术风险，因此建议对双侧病灶进行分期处理。对于该患者，建议首先手术切除右下肺病灶。考虑到病灶位于右下肺背段近肺门处，靠近右中肺支气管开口处，若要实现根治性切除，需要同时切除右中下肺叶，并清扫肺门及纵隔淋巴结。

2.2.3　讨论意见

经过团队的讨论，建议患者先行右肺病灶手术。

2.3　第三次MDT讨论与治疗情况

2.3.1　病例汇报

患者于2018-08-23在全麻下行胸腔镜下右肺中下叶切除术+肺门纵隔淋巴结清扫术，过程顺利。2018-08-29术后病理示：(右下)肺低分化鳞状细胞癌(瘤体

3cm×2cm×2cm）伴坏死，累犯（右中）肺叶支气管壁结缔组织，可见气道播散及脉管瘤栓，转移至（第2组）0/2只、（第4组）0/4只、（第7组）0/6只、（第8组）0/1只、（第9组）0/2只、（第11组）1/6只淋巴结。

术后诊断：右肺鳞癌术后，pT1cN1M0，ⅡB期；左肺鳞癌化疗后，cT2N1M0，ⅡB期。

2.3.2　讨论情况

病理科：患者的右下肺根治标本的癌组织病理形态基本与左下肺病灶相似，而且免疫组化的表达情况亦类似，同样可诊断为低分化鳞状细胞癌，伴有气道播散及脉管瘤栓等高危因素，支气管周围淋巴结也有转移（图4.2）。由于同为鳞癌且形态类似，与左下叶病灶的关系不能明确，双原发或转移在病理学范畴中均有可能。PL-L1（22C3）染色几乎阳性的信号均来自炎症细胞，考虑TPS＜1%，该患者接受免疫治疗获益的可能性较小。

外科：右侧病灶术后提示存在淋巴结转移，根据NCCN指南需要进行后续全身治疗。另外，左侧病灶也需要接受局部治疗。考虑到双侧病灶对化疗均敏感且左侧病灶目前已缩小明显，因此，可考虑先进行全身治疗，在处理微转移病灶的同时，对左肺病灶也能起到控制作用。在全身治疗结束之后，再考虑对左侧病灶进行局部治疗。但患者在一期手术中已行右中下肺叶切除，预计难以再次耐受左下肺叶切除。因此，左下肺的病灶局部治疗建议首先选择放疗。

放疗科：该患者接受了胸腔镜下右肺中下叶切除术+肺门纵隔淋巴结清扫术，病理提示存在肺门淋巴结转移，后续以内科辅助化疗为主，以往的回顾性研究以及Meta分析均提示针对术后分期N1的非小细胞肺癌进行术后辅助放疗会使患者的生存时间缩短，因此不建议对该患者进行术后辅助放疗。另外，此时未对该患者的左肺鳞癌做手术处理，建议在辅助化疗完成后对左肺病灶进行根治性放疗。考虑到这点，在右肺鳞癌术后辅助化疗方案中尽量不选择肺毒性较大的吉西他滨，建议选择紫杉类联合铂类的化疗方案以利于后续左肺鳞癌放疗的进行。

内科：该患者目前的术后分期考虑为右肺鳞癌pT1cN1M0，ⅡB期。左肺鳞癌化疗后cT2N1M0，ⅡB期。ⅡB期术后有辅助化疗的指征，5年生存率得到提高。但考虑患者为双原发肺癌，在辅助化疗的时机上要首先考虑左肺癌的治疗决策，如暂不进行手术或者放疗，可先完成右肺癌术后的辅助化疗，方案上可选择含铂双药联合化疗4周期，如不能耐受顺铂，可更改为卡铂。考虑患者在新辅助化疗期间对吉西他滨联合顺铂骨髓抑制明显，特别是有血小板减少。因此，在辅助方案上可更换为其他化疗药物，如紫杉醇，相对骨髓抑制较轻。患者在新辅助化疗期间已完成2周期化疗，术后则行2周期辅助化疗即可。

2.3.3　讨论意见

经过团队的讨论，建议患者在辅助化疗完成后再行左下肺病灶根治性放疗。

2.3.4 治疗情况

新辅助化疗GP方案使患者的骨髓抑制严重,辅助化疗调整方案,2018-11-16 、2018-12-10予紫杉醇230mg 静滴 d1+顺铂40mg静滴 d1~3, Q3W化疗2周期。2019-01-02复查胸部CT示:肺癌治疗后复查,右肺癌术后改变;左下肺癌病灶较前基本消退。疗效评价为CR。

图4.3为患者的胸部平扫CT:左肺下叶病灶较前基本消退,目前已不明显。建议患者进行左肺放疗,患者拒绝,后定期复查,病情稳定。

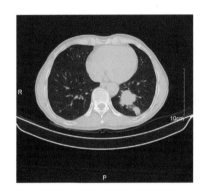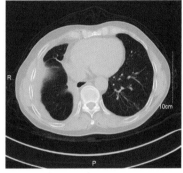

图4.3 患者的胸部平扫CT

2.4 第四次MDT讨论与治疗情况

2.4.1 病例汇报

患者于2019-06-29复查CT提示:右肺癌术后改变;左下肺原病灶区域新出结节影,考虑肿瘤复发。FEV1为1.29,占预计值53%。

图4.4为患者的胸部平扫CT:左肺下叶新发结节。

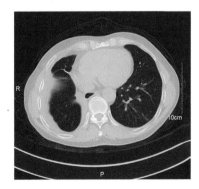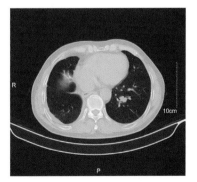

图4.4 患者的胸部平扫CT

2.4.2　讨论情况

影像科：肺癌术后化疗结束复查，左下肺原病灶区域新出一枚约1.7cm×1.1cm的分叶状结节影，可见强化，边界清晰，结合病史，首先考虑肿瘤复发。

外科：已切除患者右侧的中下肺叶，肺功能难以耐受左侧手术术中单肺通气及左下肺叶切除，因此，首先建议放疗。

放疗科：该患者在右肺鳞癌辅助化疗后未进行左肺鳞癌的手术治疗或者放疗，辅助化疗完成后半年就出现了左下肺病灶的增大，考虑鳞癌复发，假如不能进行手术治疗，那么放疗是主要的局部治疗手段，因为有肺门淋巴结的转移，因此无法进行左下肺病灶的立体定向放疗，建议行根治性同步放化疗。因为右肺中下叶已经被手术切除，肺功能储备不良，因此，此时行放疗应当注意对正常肺组织的保护。根据2018年MD Anderson癌症中心发表的文章结果，肺叶切除术后行辅助放疗期间需要更加严格的正常肺组织剂量限制，才能将放射性肺炎的发生概率降至最低，$V_{10} < 30\%$ 和 $V_{20} < 20\%$ 这个限制条件下2级及以上放射性肺炎发生概率在6%左右。

肿瘤内科：患者的左肺病灶因未行放疗，目前出现了局部病灶的复发，肿块较小，穿刺难度大，有条件的话可以行PET/CT检查以进一步完成目前肿瘤的分期，从目前的影像分期来看还是有相对局限性的，首先需要外科的评估，如不能进行手术，则首先考虑根治性放化疗。

2.4.3　讨论意见

经过团队的讨论，建议患者进行左肺病灶根治性放化疗。

2.4.4　治疗情况

患者于2019-07-12行第1周期TC方案化疗：紫杉醇230mg静滴d1+卡铂500mg静滴d1，Q3W，过程顺利。于2019-08-27至2019-10-08行局部放疗：予以左肺病灶及左肺门区VMAT 6MV-XDT：PGTV 61.6Gy/28F、PTV 56Gy/28F。GTV包含左肺内原发病灶以及左侧肺门肿大淋巴结。CTV为GTV均匀外放0.6cm并包含左侧肺门以及左侧纵隔高危淋巴引流区。GTV均匀外放0.5cm而形成PGTV。CTV水平方向均匀外放0.5cm，上下方向均匀外放0.5cm而形成PTV。危及器官剂量的实际限量情况：脊髓D_{max}=2977cGy；双肺，V_5=28.42%，V_{20}=16.86%，V_{30}=11.86%，MLD：818cGy；心脏V_{40}=0.94%，平均剂量1023cGy。

图4.5为患者的胸部平扫CT：左肺下叶病灶再次基本消失。

患者于2019-09-30复查CT：右肺癌术后改变。左肺癌治疗后复发，再次化疗、放疗后复发，左下肺复发病灶，较前基本消退，目前仅见少许索条状纤维灶。影像疗效评价再次为CR。

后继续完成紫杉醇联合卡铂方案化疗3周期。后定期复查。

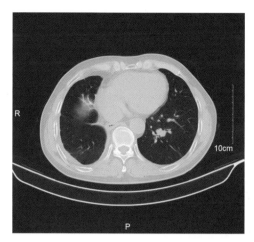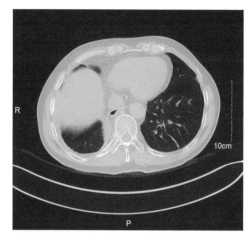

图4.5 患者的胸部平扫CT

2.5 第五次MDT讨论与治疗情况

2.5.1 病例汇报

患者于2020-10-21复查CT示：双肺癌治疗后复查，对照2020-07-15CT：①右肺术后改变；②左下肺高密度影，较前有明显的增大，呈肿块，考虑恶性肿瘤。患者在左肺病灶根治性放化疗结束1年左右再次有局部进展。

图4.6为患者的胸部平扫及增强CT：左肺下叶再次新发肿块，首先考虑肿瘤复发。

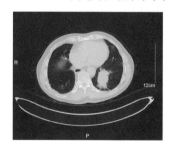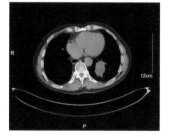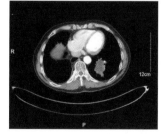

图4.6 患者的胸部平扫及增强CT

2.5.2 讨论情况

影像科：患者在双肺癌治疗后随访复查，右肺癌术后改变。左下肺新出一约4.5cm×3.4cm的软组织肿块，边缘浅分叶，增强后轻中度强化，边界大致清晰，远侧段有少许阻塞性炎症表现，结合病史情况，首先考虑左下肺癌再次复发。

外科：该患者在左侧病灶放疗后，肿瘤再次增大，首先考虑疾病进展。但患者的肺功能欠佳，不宜接受再次的手术治疗。

放疗科：在该患者进行左肺鳞癌根治性放疗后1年左右，左肺病灶出现增大趋势，影像学判断有疾病进展,此时建议对该病灶进行穿刺活检,进行NGS检测,从分子层面明确复发原因并判断有无二线靶向治疗适应证;该患者此时的心肺功能欠佳,左肺放疗后1年复发,因此短期内不推荐进行挽救性放疗,应当以全身治疗为主。

肿瘤内科:患者的左肺病灶有再次进展,目前对肿块再次穿刺的可行性大,对于穿刺小标本提示鳞癌的仍推荐基因检测,以及PD-L1检测等,然后进一步的疾病分期仍是要明确的。考虑患者的左肺病灶已经过根治性放疗,再次放疗的机会小,治疗上应以全身治疗为主。可根据PD-L1的表达情况,如阴性患者可考虑化疗免疫治疗,或者化疗;如免疫表达患者,则可以考虑免疫单药治疗,或化疗联合免疫治疗。考虑患者既往的骨髓抑制明显,紫杉类药物治疗敏感,间隔1年以上,仍可选择紫杉醇或白蛋白紫杉醇联合铂类的治疗方案。

2.5.3 讨论意见

经过团队的讨论,建议患者行左肺病灶穿刺、基因及PD-L1检测,治疗上可选择化疗+/-免疫治疗。

2.5.4 治疗情况

患者拒绝再次穿刺活检。

2020-10-26、2020-11-24行二线第1、2周期TC方案化疗:白蛋白紫杉醇0.34g静滴d1+卡铂500mg静滴d1,Q3W,过程顺利。2周期复查疗效评价为PR。2020-12-16、2021-01-05继续行第3、4周期原方案化疗。后期定期复查。2021年9月截稿时患者的疾病未见进展。

图4.7为患者的胸部平扫及增强CT:左肺下叶病变较前缩小。

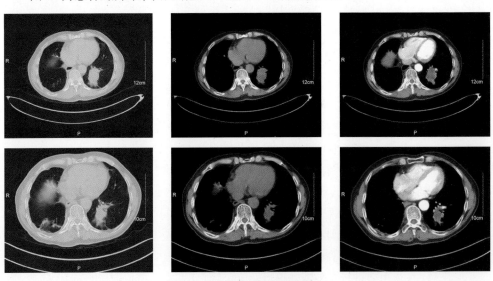

图4.7　患者的胸部平扫及增强CT

影像科：右肺癌术后改变。左下肺癌再次复发化疗后复查，左下肺病灶较前缩小<30%，影像疗效评价为PR。本次评价过程中，我们没有采用常规肺窗来测量大小，而是使用了增强纵隔窗测量数据，因为在类似的病例中，肺窗所显示的范围可能会包含有一部分肺不张组织影，从而影响到最终评价疗效数据的准确性。

2.6　总　结

放疗科点评：随着诊断技术的进步，双原发或者多原发肺癌越来越常见，本例两肺双原发肺鳞癌为同时性双原发肺癌，因为初治时心肺功能良好，治疗上应当以手术治疗为主，然而当手术切除该患者的右中下肺叶后，肺功能下降明显，原本可以进行的左下肺病灶的手术切除就变得不太可能，此时放疗可以作为局部治疗手段予以补充，但是针对肺叶切除术后的患者来说，肺功能储备下降是明显的，应当对这样的病灶严格执行累及野照射的原则，不做淋巴结区域的预防照射以保护更多的正常肺组织。另外，放疗的前后尽量避免使用吉西他滨、博来霉素等肺毒性很高的全身治疗药物。

外科点评：该病例为一例典型的双原发肺癌病例。双原发肺癌的治疗，需要针对两个病灶对患者的危害性、对内科治疗的敏感性，以及手术需要切除的肺组织等进行综合评估。令人遗憾的是，由于病灶的位置，右侧病灶根治性切除时需同时切除右中下肺叶，导致患者的左侧病灶无法再耐受手术切除。

内科点评：多原发肺癌（multiple primary lung cancer，MPLC）是指同一个体，一侧或双侧肺内不同的部位，同时或先后发生两个或两个以上的原发性肺癌。根据不同癌灶出现的时间间隔，可将MPLC分为<6个月的同时性MPLC（synchronous MPLC，sMPLC）和≥6个月的异时性MPLC（metachronous MPLC，mMPLC）。国内外报道MPLC占肺癌的比例在0.8%~14.5%，但发病率与各地肺癌的发病率、寿命以及肺癌早诊与早治疗等不同有关。MPLC的影像学诊断多采用高分辨率CT平扫加增强，通过观察多发癌病灶的位置、大小、形态、胸膜牵拉、与周围组织的关系、结节内部性质，结合原发肺癌的影像特点来鉴别诊断。同时，多借助病理类型、分子生物学及分子遗传学特征等综合诊断。病理诊断可能同型，也可能不同。治疗上根据不同肺癌的分期选择治疗手段，通常能手术切除的，尽量手术切除；两次手术的间隔时间通常为1个月左右，先切除中央型肺癌或进展较快的病灶，后切除周围型肺癌；先切除体积大者，后切除体积小者；先切除临床诊断有纵隔或肺门淋巴结转移的肿瘤，后切除无淋巴结转移的肿瘤。不能手术的早期MPLC患者可采用立体定向放疗等局部方法治疗；晚期患者多采用放化疗、靶向治疗、免疫治疗相结合的综合治疗模式。

病例5 脑部寡转移肺癌患者的外科治疗

1. 初诊情况

1.1 病例汇报

患者,女,70岁,因"体检发现肺部肿物20多天"于2019-05-30入院。患者20多天前于当地医院体检时,查胸部CT发现右肺上叶肿物。入院后,完善相关检查。2019-05-31颅脑MRI示:两侧半卵圆中心多发缺血灶。左侧枕叶细小强化结节,考虑转移。2019-06-01胸部+上腹部增强CT示:右肺上叶后段占位灶,最大径为2.7cm×2.8cm,有分叶及毛刺征,首先考虑周围型肺癌。2019-06-10 CT引导下穿刺病理示:(右肺肿块穿刺)腺癌。基因检测示:*EGFR Ex19*缺失突变。未见ALK/ROS1突变。支气管镜、肿瘤标志物、全身骨显像、心超、肺功能均未见明显异常。

初步诊断:右肺上叶腺癌,周围型,脑转移,cT1cN0M1b,ⅣA期(AJCC 第八版,2017),*EGFR Ex19*缺失突变。

图5.1为胸部增强CT、颅脑增强MRI:右肺上叶后段周围型肺癌(A~C),伴左侧枕叶结节,考虑转移(D~G)。

2. MDT 讨论及治疗经过

2.1 第一次MDT组讨论与治疗情况

2.1.1 讨论情况

影像科:右肺上叶后段占位灶,最大径为2.7cm×2.8cm,有分叶及毛刺征,边界尚清晰,增强后病灶内有较明显的不均性气候,首先考虑周围型肺癌;左侧枕叶细小强化结节,结合病史,考虑转移的可能性大。影像分期:T1N0M1。

病理科:本例穿刺病理显示纤维组织内有少量的条索状、腺管状癌组织,形态符合腺癌。

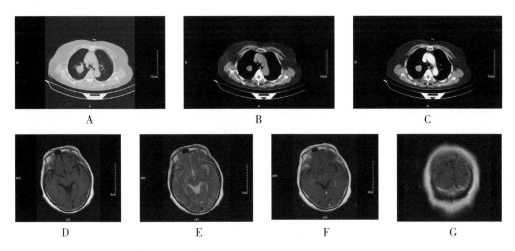

图5.1　胸部增强CT、颅脑增强MRI

外科：目前诊断考虑为右上肺腺癌，伴脑部转移，分期为ⅣA期，属于晚期，暂无手术指征，应首先考虑全身治疗。

内科：晚期肺腺癌，无症状脑孤立转移，驱动基因*EGFR*敏感突变，在治疗的选择上国内外指南均推荐一线使用EGFR-TKI靶向治疗，一、二、三代EGFR-TKI都是Ⅰ类证据推荐，但是三代奥希替尼是优先推荐的，特别是对于脑转移的患者。据研究，第一代/第二代EGFR-TKI的脑脊液穿透率最多为5%。相比之下，APOLLO研究的结果显示，奥希替尼的脑脊液穿透率为31.7%。在Ⅲ期FLAURA试验中，将奥希替尼与一代靶向药（吉非替尼、厄洛替尼）作比较用于一线治疗*EGFR Ex19*缺失和*Ex21 L858R*突变的患者。对于CNS转移的患者，奥希替尼组的中位PFS明显延长，分别为15.2m vs 9.6m。

放疗科：患者有*EGFR*敏感突变脑转移肺腺癌，*EGFR*突变型肺癌较EGFR野生型容易出现颅内转移，风险高3~5倍左右。因此，目前，*EGFR*敏感突变或*ALK-EML4*融合阳性被认为是非小细胞肺癌患者脑转移发生风险增加的重要因素；目前虽然有脑转移，但是暂时没有脑转移引起的临床症状，比如头晕、头痛、呕吐等，建议给予入脑浓度高的EGFR三代TKI药物进行治疗，观察脑转移临床症状变化，治疗过程中若有不良症状新发，则尽早进行放疗。GPA（the Graded Prognostic Assessment）脑转移性肿瘤预后评估系统是目前最优的评价脑转移患者预后的预测工具。分子靶向药物被广泛使用后，基于分子标记的GPA系统（DS-GPA）也逐渐盛行。该患者的DS-GPA评分为3分，属于预后相对较好的肺癌脑转移患者，根据以往的回顾性试验研究数据，其中位生存时间为26.5个月。

2.1.2　讨论意见

经过团队的讨论，建议患者接受EGFR-TKI治疗，首先选择奥希替尼。

2.2 第二次MDT讨论与治疗情况

2.2.1 病例汇报

患者于2019-06-19起接受奥希替尼80mg QD治疗。2019-07-16复查胸部CT提示：右肺上叶后段占位灶，最大径为1.7cm×1.4cm，有分叶及毛刺征，较前2019-06-01CT缩小。疗效评价为PR。2019-12-12复查胸部CT提示：右肺上叶后段占位灶，最大径为1.7cm×0.6cm，有分叶及毛刺征，较前2019-07-16 CT缩小。疗效评价为PR。2020-03-17复查胸部CT提示：右肺上叶后段占位灶，最大径为1.7cm×0.6cm，有分叶及毛刺征，较前2019-12-12 CT大致相仿。疗效评价为PR。2020-03-17复查颅脑MRI：原左侧枕叶小结节状强化，此次不明显，建议复查。肿瘤标志物、支气管镜、全身骨显像、心超、肺功能均未见明显异常。

图5.2为右肺癌靶向治疗后多次随访复查：右肺上叶后段病灶持续缩小（A~E），左侧枕叶转移瘤基本消退（F~G）。

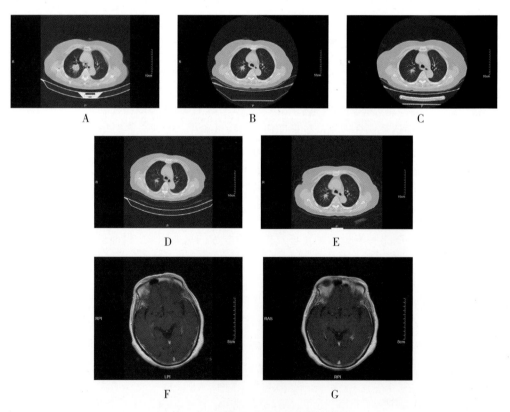

图5.2 右肺癌靶向治疗后多次随访复查

2.2.2　讨论情况

影像科：肺癌靶向治疗随访复查，多次肺部CT均显示作为靶病灶（非淋巴结病灶长径＞1.0cm）的右肺上叶后段肺癌病灶较前持续缩小且长径缩小＞30%，靶病灶疗效评价为持续PR。作为非靶病灶（未达到靶病灶条件）的右肺门淋巴结以及左侧枕叶转移瘤，目前已均基本消退，非靶病灶疗效评价为CR。根据RECIST1.1标准，此患者的整体疗效评价为PR。

外科：经过三代靶向药物治疗，患者取得了令人满意的疾病控制效果。右上肺病灶缩小明显，颅内病灶基本消失。在全身治疗取得良好疗效的情况下，可考虑加用局部治疗，进一步改善患者的疾病状况；同时，最近的复查结果提示肺部病灶相较前片未再见缩小，提示残余部分病灶对三代靶向药物的敏感性已不高。在这种情况下，建议对肺部病灶进行局部治疗以提高疾病控制率。对于晚期患者，放疗一般作为局部治疗的首选。但是，该患者不同于一般的晚期患者。首先，患者初始时就处于寡转移状态，仅有1枚脑部转移病灶，肺部原发病灶分期为T1N0；在接受全身治疗之后，不仅肺部原发病灶明显缩小，而且脑部转移病灶在MRI图像上已基本消失，均提示疾病控制良好。根据一项多中心回顾性研究的结果，同时接受了肺部原发病灶切除及脑部转移病灶切除的患者术后1年生存率为56%，2年生存率为28%，5年生存率为11%；提示预后良好的因素为肺部肿瘤直径小、无淋巴结转移、行完整肺叶切除、病理类型为腺癌（surgical management of non-small cell lung cancer with synchronous brain metastases）。ACCP指南也认为在寡转移状态下的NSCLC合并脑转移的患者中，对于N分期为0~1且全身无其他转移病灶、肺部原发病灶可被彻底切除的患者，手术治疗对生存期有一定的获益（special treatment issues in non-small cell lung cancer:diagnosis and management of lung cancer）。另外也有文献提示，年龄较小、KPS评分高、除了颅内转移外无其他部位转移，原发病灶控制良好的脑寡转移癌NSCLC患者，积极接受原发病灶的手术治疗是有益的（postoperative survival in patients with multiple brain metastases；surgical approach in oligometastatic non-small cell lung cancer）。该患者符合所有的预后良好因素，预计能够从根治性肺叶切除手术中获益。在这一情况下，考虑到患者的一般情况尚可，心肺功能可耐受，颅内病灶影像学已完全消失，肺部病灶除放疗外亦可考虑采用根治性手术的方式，彻底切除右上肺叶病灶。手术方式可选择全麻胸腔镜下右肺上叶切除术+肺门纵隔淋巴结清扫术。

内科：患者的奥希替尼的治疗效果佳，特别是脑部孤立病灶在影像学上已经消失了。对于肺癌寡转移的治疗，局部治疗很重要。考虑这例患者的特点是原发病灶小，原发疾病分期早，转移病灶也是孤立的，目前的转移病灶影像消失，建议原发病灶加局部治疗。

放疗科：对于*EGFR*敏感突变的晚期肺癌患者，EGFR-TKI的全身治疗是最主要的，但是药物治疗总有一天会出现耐药进展。因此，可以对TKI治疗期间出现进展的患者进行局部放疗，放疗也可以作为EGFR-TKI治疗的辅助手段。该患者目前处于后者阶段，即用于TKI治疗后尚未发生疾病进展但又未能获得完全缓解。但是，目前对于TKI使用中放疗何时介入的问题还没有定论。回顾性试验告诉我们，一般接受EGFR-TKI治疗的患者在药物治疗3个月后退缩达到最高峰。因此，较为理想的时间节点是TKI治疗后3个月。在2018年世界肺癌大会上，有一项来自我国上海胸科医院的一项回顾性临床研究，253例*EGFR*敏感突变的寡转移性非小细胞肺癌患者中有149例患者在接受EGFR-TKI治疗的同时联合局部巩固治疗；另外104例患者仅接受EGFR-TKI单独治疗。结果发现对*EGFR*敏感突变的寡转移性非小细胞肺癌患者，在EGFR-TKI治疗的基础上联合应用局部巩固治疗与单纯EGFR-TKI治疗相比，可使疾病进展或死亡风险降低43%，中位无进展生存时间分别为14个月和9个月；同时，局部巩固治疗使患者的总体死亡风险降低了44%，中位总生存时间分别为33个月和20个月；而且局部巩固治疗所带来的生存获益与*EGFR*突变亚型（*EGFR Ex19*缺失或*Ex21 L858R*突变）及转移部位均无关。因此，该患者可考虑加用放疗来控制肺部原发病灶。

2.2.3 讨论意见

经过团队的讨论，建议患者接受局部治疗。放疗与手术治疗均可。与患者商议之后，患者决定接受手术治疗，切除肺部原发病灶。

2.2.4 治疗情况

患者于2020-04-13行胸腔镜下右肺上叶切除术+肺门纵隔淋巴结清扫术。右上肺癌脑转移靶向治疗后术后常规病理示：①（右上）肺结节型（瘤体直径约为1.7cm）浸润性腺癌（腺泡为主型，局灶贴壁及乳头状生长，中分化），局灶见中分化鳞状细胞癌成分（所占比例<5%），侵及肺内支气管软骨，累犯大血管壁伴脉管瘤栓形成，癌周纤维组织增生、胶原化伴炎症细胞浸润（符合靶向治疗后改变）。②（第2/4组）4只、（第7组）6只、（第10组）5只、（第11组）4只、（第12组）2只淋巴结慢性炎伴结内炭末沉着。

术后诊断：右肺上叶腺癌（部分鳞癌），脑孤立转移，ypT1bN0M1b，ⅣA期，*EGFR Ex19*缺失突变。

2.3 第三次MDT讨论与治疗情况

2.3.1 讨论情况

病理科：本例肺癌根治标本图像为非小细胞肺癌，主要成分为中分化腺癌，呈现典型的腺管状及少量乳头状结构形态。但是小区可见少量的鳞状细胞癌成分，两者分界明显，具有碰撞瘤的特点，而不是形态上的过渡。由于鳞癌成分<10%，根据WHO肺癌分类的定义（第四版）不足以诊断腺鳞癌，诊断为腺癌伴少量鳞状细胞癌成分更为合适。此外，该病例切片中还可见肺内厚壁血管的侵犯，所以尽管其分化程度较好，但仍然具

有较强的侵袭性,这种表现与腺鳞癌的生物学行为特征类似。后续应积极治疗、随访,谨防早期复发。

内科:患者术后的分期早。术后评估脑部病灶仍然控制佳,处于消失状态,可继续进行奥希替尼治疗,脑部局部治疗可以等待后续观察再定。

2.3.2 治疗情况

经过团队的讨论,建议患者术后继续服用三代EGFR-TKI。患者术后继续服用奥希替尼80mg QD治疗,并定期随访。2021年9月截稿时,患者的疾病未有进展。

2.4 总 结

外科点评:该病例的主要亮点在于该患者在服用三代靶向药,肺部原发病灶及脑内寡转移病灶均获得了良好控制的情况下,经过MDT讨论后,对肺部原发病灶进行了根治性手术切除。伴寡转移的NSCLC患者,何时适合接受外科干预,一直是讨论的热点。目前的NCCN指南中仅提到了在经过了全身治疗且疾病得到良好控制的情况下,对寡转移病灶进行局部治疗能够使患者获益,但未明确指出对原发病灶该如何处理。目前,针对寡转移病灶手术切除的研究较多,而在同一情况下涉及原发病灶手术切除的文献报道明显更少。

脑部是NSCLC患者最常见的远处转移部位,约20%的患者在病程中会出现脑转移。相对于其余部位,脑转移的NSCLC患者的预后总体较差,因此,外科介入需要更为慎重;仅对于部分预后较好的脑转移患者,手术切除可能使患者获益。目前,已有的文献均认为,若患者的肺部及区域淋巴结分期较早(T1~2N0),颅脑转移病灶的数量少且受到药物的良好控制,全身无其余转移病灶,一般情况良好,那么对肺部手术进行根治性切除是合适的。该患者的分期为T1N0M1,仅有1枚脑内转移病灶,而且在服用三代靶向药物后,肺部原发病灶及脑内转移病灶均得到了良好的控制。在脑转移患者中此类患者属于预后较好的,因此,值得进行肺部原发病灶根治性切除。

目前,有关脑部寡转移病灶患者的肺部原发病灶处理的研究仍然不足,已有的文献多为一些小样本回顾性研究的结果,缺少证据等级高的研究。此病例在已有文献的基础上进行了探索,施行了胸腔镜下肺叶切除术及肺门纵隔淋巴结清扫。根据随访结果,患者至截稿时未有疾病复发,仍处于良好控制的状态,证明这一探索的阶段性成功,希望能够为将来再次面对这类患者提供经验。但是,该患者的颅内病灶处于不可见的状态,并不意味着患者的脑内病灶得到完全缓解,而且脑内病灶未进行局部治疗,仍存在耐药、复发的风险。因此,该患者仍需密切关注脑内病灶及全身其余部位的复发情况,及时进行处理。

放疗科点评:该患者在初诊时有肺腺癌伴脑转移,并且有*EGFR Ex19*缺失突变。初诊时虽有脑转移,但是暂时没有脑转移引起的临床症状,因此暂时不行脑部放疗。对

于晚期 *EGFR* 敏感肺腺癌患者，建议一线使用 EGFR-TKI 治疗，在靶向药物的选择上，给予入脑浓度高的 EGFR 三代 TKI 药物进行治疗。对于 CNS 转移的患者，奥希替尼与一代 EGFR-TKI 作比较，中位 PFS 明显延长。此患者在奥希替尼治疗下的效果比较明显，右上肺病灶缩小明显，特别是脑部孤立病灶在影像学上已经消失，达到 PR。对于 TKI 治疗后尚未发生疾病进展但又未能获得完全缓解的患者，可以行胸部局部放疗。一项回顾性临床研究表明 *EGFR* 敏感突变的寡转移性非小细胞肺癌患者，在 EGFR-TKI 治疗的基础上联合应用局部巩固治疗可以降低疾病进展和死亡风险，也能延长 PFS 和 OS；但是目前对于 TKI 使用中放疗何时介入的问题还没有定论。回顾性试验告诉我们，一般接受 EGFR-TKI 治疗的患者在药物治疗 3 个月后病灶达到最大的退缩程度，因此，较为理想的时间节点是 TKI 治疗后 3 个月。因此，该患者可考虑加用放疗来控制肺部原发病灶。但由于在奥希替尼治疗下脑部单个寡转移病灶基本消失，肺部病灶小（T1）且没有纵隔淋巴结转移（N0），患者选择了手术治疗，那么胸部放疗可以放到后续有进展时再使用。

第二部分

肺癌伴驱动基因突变

病例6　驱动基因敏感突变肺鳞癌患者的综合治疗

病例6
二维码彩图

1.　初诊情况

1.1　病例汇报

患者,女,50岁,2019年10月因"咳嗽20多天"就诊当地医院。患者20天前在无明显诱因下出现咳嗽,咳白痰,无发热,无胸闷气急,无声音嘶哑。胸部CT提示:右肺上叶,纵隔多发肿大淋巴结影,心包积液,右下肺纤维。双侧锁骨上B超提示:双侧锁骨上淋巴结肿大,右侧多发,大小为0.6cm×0.3cm。心脏彩超提示:心包积液,心动过速。肝胆胰脾B超提示:左肝钙化灶。未经治疗,遂就诊于外院,查肺功能提示:通气功能正常。心脏彩超提示:左室舒张功能减退,二三尖瓣轻度反流,心包少量积液,心动过速,肝内钙化灶,双肾上腺未见明显异常。PET/CT提示:右肺上叶尖段类圆形软组织影,边界欠清,周围毛刺影并牵拉相邻胸膜。纵隔内及右肺门淋巴结肿大伴FDG增高。上腔静脉后方淋巴结伴中心坏死,考虑有淋巴结转移病灶的可能。心包有少量积液,全身(包括脑)未显示异常。2019-10-25行电子支气管镜检查提示:隆突外压性狭窄,两侧支气管均通畅,未见新生物。行隆突前淋巴结EBUS-TBNA检查,病理提示:隆突前有少量癌组织,TTF-1−,NapsinA−,CK5/6+,P63+,结合免疫组化,倾向鳞状细胞癌。2019-11-01我院CT提示:两肺纹理清晰,右肺上叶见结节影,直径长约2.3cm×2.4cm,边缘见多发长短毛刺,邻近胸膜受牵拉。结合病史,考虑肺癌;纵隔、右肺门多发肿大淋巴结,考虑转移。两肺散在炎症考虑,建议复查;右肺下叶有小类结节,建议复查。右侧胸腔有少量积液;心包积液。肝左叶钙化灶。B超引导下心包积液穿刺术顺利,引流出250mL血性心包积液,心包有微量积液,左室舒张功能减低。心包积液中未找到癌细胞,2019-11-11原发病灶及心包积液NGS基因检测提示:*EML4 Exon6 - ALK Ex20* 融合(丰度2.3%)。针对患者的大量的血性心包积液,多次病理检查未找到脱落细胞。

目前诊断:右肺上叶鳞癌,周围型,心包积液,cT2N2M1a,ⅣA期(AJCC第八版,

2017)，*EML4-ALK*融合。

图6.1为2019-11-01患者的胸部CT：右肺上叶，纵隔多发肿大淋巴结影，心包积液，右下肺纤维。

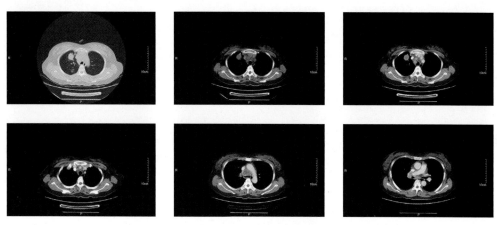

图6.1　2019-11-01患者的胸部CT

2．MDT 讨论及治疗经过

2.1　第一次MDT讨论与治疗情况

2.1.1　讨论情况

影像科：右肺上叶见结节影，直径长约2.3cm×2.4cm，边缘见多发长短毛刺，邻近胸膜受牵拉，边界尚清晰，增强后中等度不均性强化；纵隔2R、4R、7区及右肺门可见多枚肿大淋巴结影，部分融合，大者的短径长约3.3cm，中等度不均性强化，边界模糊，与相邻血管分界不清。综上考虑，右上肺周围型肺癌，疑有胸膜受累，伴右肺门及纵隔多发肿大淋巴结转移（局部外侵）。影像分期：T2N2Mx。

病理科：本例肺穿刺标本HE图像显示为低分化非小细胞肺癌，但无法进一步区分类型。行免疫组化后发现P40+，而TTF-1−，且黏液染色（消化PAS）亦为阴性，可符合鳞状细胞癌诊断。*ALK*为弥漫强阳性，故最终可诊断为*ALK*阳性的低分化鳞状细胞癌。本例*ALK*突变经二代测序验证后证明为*EML4-ALK*基因融合（*EML4 Exon 6*；*ALK Ex20*），该亚型在NSCLC中目前已有文献报道。

外科：目前诊断为右上肺鳞癌伴血性心包积液，T2N2M1a，Ⅳ期，属于广泛播散期，目前外科无介入指征，建议以内科治疗为主。

内科（肿瘤内科）：为晚期肺鳞癌，虽然在心包积液中多次未找到癌细胞，但NGS可以检测提示*ALK*的融合基因，说明心包积液里有游离的肿瘤DNA，间接提示了心包转移。通常*ALK*融合阳性多为腺癌，鳞癌中发现*ALK*的基因融合非常罕见，小于2.5%。当然，因为这是穿刺小标本，也不排除有鳞癌的可能性。治疗上也多为一些个案报道，回顾性的7项案例报道中，均为病理证实纯鳞癌。5例（71.4%）为女性，6例（85.7%）无吸烟史，提示肺鳞癌中*ALK*的基因融合阳性患者主要为女性不吸烟患者。5例（71.4%）患者获得PR，1例（14.3%）为PD，1例（14.3%）因不良反应停药而无法评估疗效。目前，ALK抑制剂的一代、二代已经上市。ALEX研究提示了一线使用阿来替尼，对比克唑替尼，阿来替尼组的最终PFS为34.8个月，是克唑替尼的10.9个月的3倍多，5年的OS率达到了62.5%。因此，治疗上首选阿来替尼靶向治疗。

放疗科：目前临床诊断为Ⅳ期右肺鳞癌，*ALK*的融合基因阳性型，后续的治疗主要以内科靶向治疗为主，放疗暂时无指征介入；然而，该患者的心包积液虽然是血性的，心包积液NGS检测也提示和右肺鳞癌病灶存在一样的基因突变，临床诊断偏向于心包膜存在转移病灶，但是多次送检心包积液后未找到癌细胞，心脏B超以及CT也未发现心包膜上有转移瘤的痕迹，故只能说是可疑Ⅳ期NSCLC；*ALK*阳性的NSCLC大多为肺腺癌，鳞癌少见，这可能与病理诊断是基于穿刺获得的病理小标本有关，无法排除该NSCLC是腺鳞癌的可能性；少量文献报道纯鳞癌中即使*EGFR*、*ALK*等的基因存在敏感突变，由于其突变丰度过低，因此使用TKI的效果不如同样存在敏感突变的腺癌，靶向治疗中进行密切观察，可以在肿瘤退缩至最小负荷时或者出现寡进展时进行局部病灶放疗以提高疾病的局部控制率。

病案DRG分析：目前诊断下，患者可以入呼吸系统肿瘤，伴一般并发症与合并症组（ER13），参考杭州市医保DRG点数100点左右，医保结算费用在13000元左右，同一组医保DRG组医保结算费用固定，医院花费超过标杆的为亏损，低于标杆的为盈利。

2.1.2　讨论意见

经过团队的讨论，建议患者使用阿来替尼靶向治疗。

2.1.3　治疗情况

2019-11-13起予阿来替尼600mg口服BID靶向治疗，治疗1个月后复查CT提示右肺及纵隔转移淋巴结略有缩小。2020-02-21我院复查胸部CT提示（图6.2）：①右上肺癌治疗后，右上肺病灶缩小明显；纵隔、右肺门多发小淋巴结，较前明显缩小。②右下肺纤维灶。心包积液已不明显。③肝左叶钙化灶。疗效评价为PR。

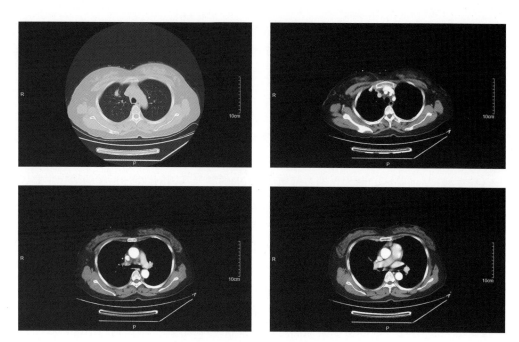

图6.2　2020-02-21复查胸部CT

2.2　第二次MDT讨论与治疗情况

2.2.1　病例汇报

患者继续口服阿来替尼以进行靶向治疗。后于2020-05-22我院复查胸部CT提示（图6.3）：右上肺病灶较前片（2020-02-21 CT）增大；纵隔、右肺门多发小淋巴结，较前大致相仿。行CT引导下经皮肺穿刺，穿刺病理提示：(右肺穿刺组织条) 有少量低分化 (非小细胞) 癌，结合特染及免疫组化，倾向鳞状细胞癌。并行穿刺组织NGS检测为Ⅰ类突变：*EML4: Exon 6-ALK: Ex20* 融合突变 (丰度 7.76%)。Ⅱ类突变为STK11 Exon1_c.179_180insA_p.Y60* 突变 (丰度13.58%)。有MSS。

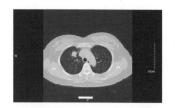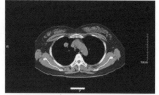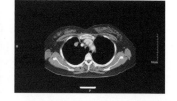

图6.3　2020-05-22复查胸部CT

2.2.2 讨论情况

影像科：患者有右肺鳞癌，继续口服阿来替尼靶向治疗复查。右上肺癌病灶，较前有增大，内密度较前密实，呈中等度强化，提示疾病进展的可能性大，疗效评价为PD。

病理科：NGS中发现的另一个STK11基因突变为罕见类型，该基因的突变目前认为与Peutz-Jeghers综合征有关，在肺癌中的意义未见明确报道。

外科：患者在接受阿来替尼治疗后，取得了6个月的疾病控制，而后右上肺有局部病灶进展，而纵隔、肺门淋巴结未见增大。寡进展病灶，有局部治疗指征。考虑到患者初诊时为IV期，肿瘤已播散，因此不适合采取手术方式处理寡进展病灶。

内科：患者使用阿来替尼6个月后出现了肺部病灶增大，但纵隔、肺门淋巴结和心包积液控制良好。再次行肿块穿刺，仍提示EML4-ALK融合，未提示继发ALK突变，也无其他耐药基因出现，在治疗上可以根据患者是否有症状的加重来评估患者的进展类型：局部进展、缓慢进展或全面进展。考虑患者的一般情况良好，仅有肺部肿块增大，可在阿来替尼治疗基础上联合肺部肿块的局部治疗。

放疗科：患者使用阿来替尼过程中出现了右肺原发病灶较前进展，肺门、纵隔转移淋巴结暂时没有体积上的变化，影像学判断为PD，这属于靶向药物治疗中的局部进展，又称为有限进展。经TKI治疗后再经局部进展经系统治疗后取得疾病控制的晚期肿瘤患者，仅有单个或少数几个病灶（包括或不包括原发病灶）出现进展，而其他病灶都处于稳定或缓解的状态中。2012年，我国学者吴一龙教授提出经EGFR-TKI治疗后表现为局部进展的患者应继续原EGFR-TKI治疗并联合应用局部治疗，包括外科手术或放疗等。在2013年的一项研究中，科罗拉多大学癌症中心65例晚期非小细胞肺癌患者接受EGFR或ALK-TKI治疗，期间51例患者出现疾病进展，其中25例患者表现为局部进展，进展病灶数目均小于4个，所有这些进展的病灶均接受局部消融治疗，其中24例患者接受放疗，1例患者接受外科手术治疗，并继续原TKI治疗。结果发现，局部消融治疗联合原TKI治疗可再次取得6.2个月的无进展生存时间。因此，我们建议对该患者的原发病灶进行放疗，因该病灶位于右肺外周带，可以行立体定向放疗，虽然是晚期患者，但是初治时属于寡转移状态，目前为寡进展状态，因此推荐使用根治性剂量的放疗。

2.2.3 讨论意见

经过团队的讨论，建议该患者进行右肺病灶的立体定向放疗，并继续进行阿来替尼靶向治疗。

2.2.4 治疗情况

患者于2020-06-09至2020-06-15行右上肺肿块SBRT，四维CT模拟定位扫描，靶区GTV包括右上肺肿块（肺窗上勾画），PTV=GTV+0.5cm，采用6MV-X线照射，DT

50Gy/5F/1W。期间继续服用阿来替尼进行靶向治疗。

图6.4为2020-07-14我院复查胸部CT：右上肺病灶较前片（2020-06-15 CT）缩小；纵隔、右肺门多发小淋巴结，较前大致相仿。患者在右上肺癌病灶行SBRT后复查，病灶较前有缩小，疗效评价为PR。

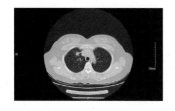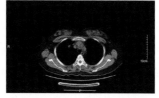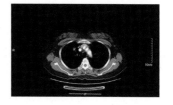

图6.4　2020-07-14复查胸部CT

2.3　第三次MDT讨论与治疗情况

2.3.1　病例汇报

患者放疗后继续使用阿来替尼进行靶向治疗，放疗后未出现明显咳嗽、咳痰、胸闷等不适，多次复查时病情稳定。2020-10-14复查胸部CT复查（图6.5）：右上肺癌行SBRT后，右上肺团片影，其中类结节灶较前（2020-07-14 CT）缩小不明显，周围炎症较前明显，请结合临床；纵隔、右肺门多发淋巴结，纵隔淋巴结较前明显增大。

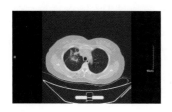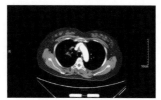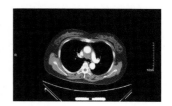

图6.5　2020-10-14复查胸部CT复查

2.3.2　讨论情况

影像科：右上肺癌行SBRT后，右上肺结节灶，较前略有缩小，病灶周围新出斑片状模糊影，外缘尚锐利，考虑放射性肺炎；纵隔4R区肿大淋巴结较前明显增大；疗效评价为PD。

内科：患者在继续阿来替尼治疗期间再次出现了纵隔淋巴结的进展，也可以联合进展部位的局部治疗。当然，精准治疗原则是建议再次行NGS基因检测以明确耐药基因的情况。

放疗科：患者在ALK-TKI期间再次出现了区域淋巴结进展，仍属于局部进展，建议在全身治疗基础上行局部放疗。

2.3.3　治疗情况

该患者接受了纵隔转移淋巴结大分割放疗,累及野照射,采用6MV–X线照射,DT45Gy/15F/3w。继续口服阿来替尼进行靶向治疗,放疗后复查胸部CT提示纵隔转移淋巴结较前缩小明显。2021年9月截稿时,患者的疾病未见进展。

2.4　总　结

放疗科点评:该患者有ALK阳性的非小细胞肺癌,阿来替尼全身治疗过程中先后出现了原发病灶及纵隔转移淋巴结的寡进展。寡进展是指经系统治疗后取得疾病控制的晚期肿瘤患者,仅表现出单个或少数几个(寡)转移病灶出现进展,而其他转移病灶都处于稳定或缓解状态。寡进展也有别于寡转移,在接受系统治疗前其转移病灶的数目没有上限限制,可以是单个或少数几个病灶转移,也可以是广泛转移,关键是晚期肿瘤患者经系统治疗后绝大部分的转移病灶处于被控制状况,仅单个或少数几个转移病灶又出现进展。寡进展的治疗可以参考寡转移的治疗,主要是以手术和放疗为主的局部治疗,因为立体定向放疗可以取得理想的局部控制且耐受性良好,因此接受立体定向放疗的寡转移性肿瘤患者在逐年增多。对于ALK阳性的寡进展非小细胞肺癌的治疗仍无统一意见,但是可以参照*EGFR*突变阳性非小细胞肺癌的治疗方法,该患者在有限数个病灶进展的情况下进行了立体定向放疗和纵隔转移淋巴结大分割治疗,治疗效果良好,局部控制良好,未出现远处转移,实现了长期生存。

内科点评:肺鳞癌ALK融合突变的发生率低。该患者有小穿刺标本,有存在腺鳞癌的可能性,但两次穿刺均提示鳞癌,鳞癌突变的可能性存在。患者的阿来替尼靶向治疗中出现了两次局部进展,考虑患者的一般情况良好,无全身症状的加重且在第一次耐药后再次穿刺,未提示组织类型转化,也无继发ALK突变,考虑阿来替尼可以继续使用,联合局部进展病灶的放疗,后局部病灶控制良好,阿来替尼继续获益,使靶向治疗的获益达到最大化。

病例7　*EGFR*敏感突变伴MET扩增肺癌患者的靶向治疗

病例7
二维码彩图

1.　初诊情况

1.1　病例汇报

患者，男，50岁，因"咳嗽1周"于2015-08-17入院。患者1周前在无明显诱因下出现咳嗽，咳白痰，无发热，无胸闷气急，无声音嘶哑。当地医院胸部CT提示存在右上肺肿物。入院后，完善相关检查。2015-08-18胸部增强CT（图7.1）示：①右上肺占位，考虑周围型肺癌，局部见胸膜牵拉。②纵隔及两肺门多发小淋巴结显示。③两上肺肺气肿。CEA：8.85ng/m。上腹部CT、支气管镜、全身骨显像、颅脑MRI、颈部+锁骨上超声、肺功能等均未见明显异常。

初步诊断：右肺上叶占位，周围型，cT2aN0M0，ⅠB期（AJCC第七版，2009）。

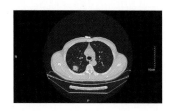 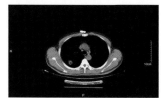 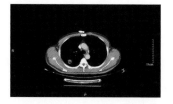

图7.1　2015-08-18胸部增强CT

2.　MDT 讨论及治疗经过

2.1　第一次MDT讨论与治疗情况

2.1.1　讨论情况

影像科：右肺上叶后段胸膜下见一约2.3cm×1.9cm的结节影，病灶内可见散在多出空泡影，界尚清，边缘分叶毛刺，局部伴血管集聚征，局部见胸膜牵拉，边界清晰；肺门及纵隔未见明显肿大的淋巴结影；影像诊断上，首先考虑右上肺后段周围型肺癌，伴胸膜的受累可能性大。因为怀疑有胸膜受累，虽然瘤体直径小于3.0cm，但T分期仍归入T2，影像分期为T2N0Mx。

根据诊断胸膜受累的影像特征，我们知道肺癌，特别是具有较强的收缩力的腺癌，其病理上是指肿瘤瘤体内纤维瘢痕组织收缩，通过瘤体周围纤维网架传至脏层胸膜，将脏层胸膜拉向瘤体所致，所以我们必须要看到有脏层胸膜的幕状吊起，有明确的受牵拉的征象，才能诊断胸膜受累的可能，如果单是有线状影延伸至胸膜，我们认为这不能用来诊断胸膜受累的征象。收缩力：腺癌＞鳞癌＞小细胞肺癌。

外科：目前诊断考虑为右上肺周围型肺癌，临床分期为cT2N0M0，ⅠB期。根据NCCN指南，对于临床诊断为ⅠB期（T2N0M0）的患者，在心肺功能等身体条件允许的情况下，首选手术治疗。手术方式可选择胸腔镜下右肺上叶切除术+肺门纵隔淋巴结清扫术。

内科：从目前的影像分期来看，患者的临床分期是比较早期的，如有条件，可行PET/CT检查来进一步完善分期。对于早期肺癌来说，外科评估手术的治疗价值是最大的。

放疗科：本例患者为中年男性，心肺功能良好，没有手术禁忌证，目前诊断为右肺癌，临床分期为ⅠB期，首选的治疗应当是手术根治，虽然立体定向放疗（stereotactic body radiotherapy，SBRT）也能取得类似手术的生存效果，但是除非做临床试验，不推荐对能够手术、不拒绝手术的患者进行SBRT。

2.1.2 讨论意见

经过团队的讨论，建议患者接受根治性手术治疗。

2.2 第二次MDT讨论与治疗情况

2.2.1 病例汇报

患者于2015-08-25行胸腔镜下右肺上叶切除术+肺门纵隔淋巴结清扫术。手术及恢复过程顺利。术后常规病理示：①（右上）肺结节型（瘤体3cm×2.5cm×2cm）浸润性腺癌（以腺泡为主型，部分为实性、乳头及微乳头状生长），侵及脏层胸膜。②（第2组）3只、（第4组）3只、（第7组）5只、（第8组）1只、（第10组）2只、（第11组）2只、（第12组）2只淋巴结慢性炎伴部分淋巴结内炭末沉着。分子检测发现*EGFR Ex21 L858R*突变。

术后诊断：右肺上叶腺癌，周围型，pT2aN0M0，ⅠB期，*EGFR Ex21 L858R*突变。

2.2.2 讨论情况

病理科：右上肺癌根治术标本的病理学形态示典型的腺癌形态，以腺泡（中分化）形态为主，伴有部分实性、微乳头等成分，免疫组化TTF-1、NapsinA阳性亦支持该诊断。弹力纤维染色显示局部弹力纤维的完整性受到破坏，考虑为脏层胸膜侵犯。纵隔淋巴结均为阴性。

内科：在NCCN指南中ⅡB及以上分期均需术后辅助治疗，5年OS的绝对获益率约为5.4%。方案推荐4个周期含铂双药方案，对于非鳞非小细胞肺癌，首先推荐培美曲塞联合顺铂；对于鳞癌，首先推荐吉西他滨或多西他赛联合顺铂。如果对顺铂不能耐受，也可以选择卡铂。在ⅠB~ⅡA期，具有高危因素的可考虑辅助治疗。高危因素包括低分化肿瘤［包括肺神经内分泌肿瘤（不包括高分化神经内分泌肿瘤）］、血管侵犯、楔形切除、肿瘤＞4cm、脏器胸膜累及和淋巴结状态不明（Nx）。在现在，对于ⅠB期及以上，有*EGFR*敏感突变的患者还可以选择EGFR-TKI靶向辅助治疗。

2.2.3　讨论意见

经过团队的讨论，建议患者接受含铂双药辅助化疗。

2.2.4　治疗情况

患者于2015-09-24、2015-10-16、2015-11-06及2015-11-27行4周期辅助化疗。化疗方案：培美曲塞0.8g静滴d1+顺铂40mg静滴d1~3，Q3W。化疗结束后复查CEA为3.02ng/mL。患者定期随访。

2.3　第三次MDT讨论与治疗情况

2.3.1　病例汇报

末次治疗结束4个月后，患者来院复查。2016-04-01胸部增强CT示：右肺术后改变，两肺未见明显实质性结节。2016-04-02查CEA：9.07ng/mL，较术后升高。2016-04-06全身PET/CT示（图7.2）：右肺上叶切除术后，术区有纤维灶，右肺斜裂增厚；右肺门旁结节样FDG代谢异常增高灶（SUV=5.85），首先考虑复发灶。其余部位未见明显异常。2016-04-08肺功能示：FEV1=1.81，占预计值60%。支气管镜、颅脑MRI、心超等均未见明显异常。建议患者行TBNA或EBUS检查，患者拒绝。

目前诊断：右肺腺癌术后，肺门淋巴结复发，rT0N1M0，ⅡA期（AJCC第七版，2009）。

2.3.2　讨论情况

影像科：2016-04-06全身PET/CT示右肺上叶切除术后，术区有纤维灶，右肺斜裂增

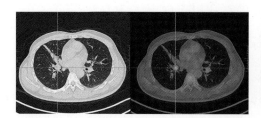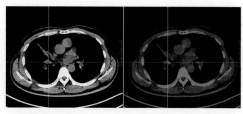

图7.2　2016-04-06全身PET/CT

厚,单纯从CT平扫图像上来看,右肺门旁病灶呈术后纤维化改变,未见明确结节或肿块样病灶;但PET/CT扫描后,右肺门旁可见结节样FDG代谢异常增高灶,且SUV=5.85,结合患者的病史,我们首先还是考虑复发的可能性大。

外科:目前患者的右侧胸腔再次出现了病灶,由于患者拒绝,未取得病理样本,但临床诊断为恶性病灶。该病灶位于右中肺门及右下肺门之间,考虑到右上肺癌根治手术并不会常规对中下肺门间淋巴结进行清扫,故首先考虑肺门淋巴结复发。根据NCCN指南,对于局部复发,若有潜在切除的可能,则首先考虑手术切除。有文献认为,不管是肺癌术后复发还是余肺第2次原发性肺癌,只要有根治性切除的可能,无远处转移的临床证据,心肺功能和全身状况许可,特别是对于临床分期较早的患者,原则上就应积极争取手术治疗。NSCLC合并同侧肺寡转移患者接受手术治疗后的预后较好,同肺叶卫星灶患者的5年生存率为28%;同侧不同肺叶病灶患者的5年生存率为21%,优于单纯行姑息性全身治疗。对于复发病灶能否进行手术切除,需要从以下几个方面进行评估:手术实现R0切除的可能性;肺功能是否能够耐受手术;患者是否需要接受后续治疗;血清肿瘤标志物水平(若CEA等标志物升高明显,则提示肿瘤的恶性程度高,术后易复发);病理类型(鳞癌再切除率更高)。对于该患者的病灶位置,若要实现R0切除,很可能需要同时切除右中下肺叶,患者此时的肺功能预计难以耐受。而且,腺癌伴CEA升高,提示患者疾病后续复发的可能性较大,但是患者已接受了右上肺叶切除,二次手术后相当于接受了右全肺切除,患者一般难以再接受后续治疗。因此,手术切除对该患者而言的意义不大。

内科:患者术后出现了区域淋巴结的复发,需要在全身治疗的基础上早期联合局部治疗。

放疗科:该患者在右肺癌根治术后短期内出现了肺门淋巴结肿大,结合其分期偏早,手术中淋巴结清扫充分的特点,虽然术后PET/CT发现肺门淋巴结SUV的数值偏高,但需要考虑PET/CT假阴性的可能性,推荐该患者进行行TBNA或EBUS检查,在有确切的病理证据的情况下进行下一步治疗;假如明确了病理,也明确了该病患目前处于区域复发状态,不能进行手术治疗的话,放疗可以成为局部治疗的第一选择,照射靶区的勾画可以参考右肺癌术后辅助治疗的靶区,将右侧肺门、支气管残端以及右侧纵隔包含在内,尤其是肿大淋巴结所在的区域,按照根治性放疗剂量给予放疗剂量,DT 60~66Gy。该患者的一般情况尚可,建议行同步化疗,化疗方案可选紫杉醇联合铂类或者依托泊苷联合铂类。

2.3.3　讨论意见

经过团队的讨论,建议患者接受肺门及纵隔淋巴引流区根治性放化疗。

2.3.4　治疗情况

患者于2016-04-19开始行放疗:GTV包含右肺门旁软组织影,GTV均匀外放0.5cm而形成PGTV,95%PGTV体积剂量61.6Gy/28F/5~6w,CTV为右侧肺门淋巴引流区、纵隔

2R区、4R区，CTV均匀外放0.5cm而形成PTV，95%PTV剂量50.40Gy/28F/5~6w。周围正常组织限量：肺：V_{30}=9.30%，V_{20}=19.60%，V_5=35.64%，MLD=13 Gy；心脏V_{40}=3.15%，V_{30}=5.77%，MHD=6.32Gy。放疗期间于2016-04-20、2016-04-27、2016-05-04、2016-05-11、2016-05-18行5周期化疗：紫杉醇90mg静滴QW + 顺铂40mg静滴QW。患者放疗后出现肺炎，予保守治疗后好转。2016-06-06复查胸部CT示（图7.3）：右肺上叶切除术后，术区有纤维灶，右肺斜裂增厚，与前大致相仿。疗效评价为SD。

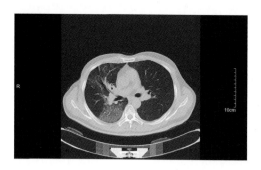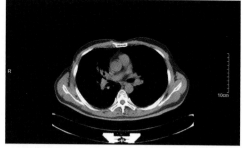

图7.3　2016-06-06复查胸部CT

2.4　第四次MDT讨论与治疗情况

2.4.1　病例汇报

末次治疗结束15个月后，患者来院复查。2017-08-29胸部增强CT示（图7.4）：右下肺斜裂胸膜旁结节，考虑转移瘤。右侧胸膜结节伴少量的胸腔积液，考虑转移瘤。右侧胸膜局部略厚。查颅脑MRI、全身骨显像、肿瘤标志物等未见明显异常。2017-08-30行CT引导下右肺肿块穿刺。穿刺病理示:(右肺肿块) 纤维组织内见腺癌。CK(+)，TTF-1 (+)，CK7(+)，P40(–)，CgA (–)，Syn (–)，CD56(–)，Ki-67(+，30%)。分子检测发现*EGFR Ex21 L858R*突变。

目前诊断:在右肺腺癌术后右肺、胸膜转移rT0N1M1a，ⅣA期，*EGFR Ex21 L858R*突变。

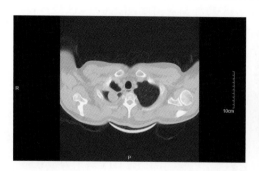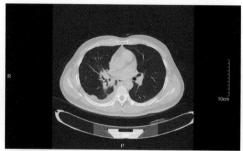

图7.4　2017-08-29胸部增强CT

2.4.2　讨论情况

影像科：患者在治疗结束后的随访过程中出现右下肺斜裂胸膜旁以及右下胸膜结节，有右侧胸腔（斜裂）积液，结合患者的病史，首先考虑胸膜转移。

病理科：对于右肺穿刺标本，结合形态及免疫组化，符合肺腺癌，但结合病史，原发或转移不能明确。NGS检测显示此次病灶与原右上肺病灶具有相同的*EGFR*突变，同时发现MET扩增，可为靶向治疗提供备选项。由于与先前标本的检测方法不同，故不能明确MET扩增是否为新发突变。

外科：目前右侧胸膜腔复发，临床分期为ⅣA期，手术无法实现根治性切除，不建议进行手术治疗。

内科：患者放化疗结束后再次出现了胸膜、肺内转移，目前是晚期，基因检测提示为*EGFR Ex21 L858R*突变。对于*EGFR*敏感突变来说，一、二、三代EGFR-TKI都是一线推荐的靶向药物。目前，因为FLAURA研究把EGFR-TKI治疗的PFS从一代、二代的8~14.7个月，提高到了18.9个月，从而被美国国家癌症综合网络、ESMO等权威指南作为最高级的推荐。近年来，随着研究的深入，*EGFR Ex19*缺失突变和*Ex21 L858R*突变存在明显的蛋白组学、基因组学差异，患者也表现出不同的生物学特点和临床特征，因此常被视为两种不同的疾病。临床需要针对*EGFR*突变的不同亚型来选择合理的治疗方案。与常规化疗相比，一代EGFR-TKI可以延长*L858R*突变患者的PFS，但不能改善OS。而在二代/三代TKI与一代TKI头对头的研究中，阿法替尼不能延长患者的PFS和OS，达可替尼和奥希替尼均延长了PFS，但奥希替尼的副作用更小，患者长期应用的依从性更好。对现有的临床研究数据开展的Meta分析显示，*L858R*突变患者可能从TKI联合治疗中获益更多。在2020年第17届中国肺癌高峰论坛专家共识中指出：需要细分*EGFR*敏感突变的两个亚型（*Ex19*缺失和*Ex21 L858R*）和是否伴有脑转移，分别给予不同的治疗：对于*Ex19*缺失，优先推荐奥希替尼或阿法替尼；对于*Ex21 L858R*突变，优先推荐达可替尼、厄洛替尼+贝伐珠单抗或埃克替尼；对于脑转移患者，优先推荐奥希替尼、埃克替尼。

放疗科：该患者此时出现了肺内和胸膜的广泛转移，基因检测提示*EGFR Ex21 L858R*突变阳性，后续治疗以EGFR-TKI治疗为主，若使用TKI期间某几个病灶不再继续缩小甚至有增大趋势时，可以进行局部放疗。

2.4.3　讨论意见

经过团队的讨论，建议患者接受EGFR-TKI靶向治疗，若条件允许，可接受EGFR-TKI联合抗血管药物治疗。在全身治疗有效的情况下，给予局部放疗。

2.4.4 治疗情况

患者于2017-09-04开始凯美纳125mg TID治疗。2017-09-30复查CT提示(图7.5):①右肺胸膜旁转移瘤较前明显缩小。②右侧胸膜转移瘤较前缩小;右侧胸腔积液较前减少。疗效评价:PR。建议患者行局部放疗,但患者拒绝。

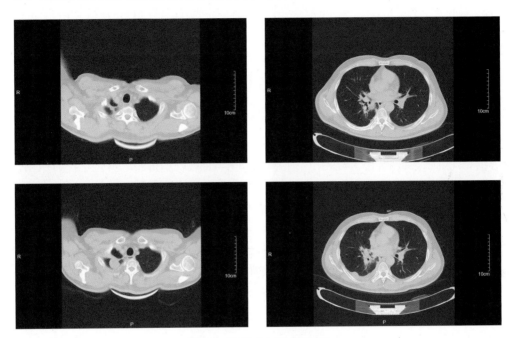

图7.5　2017-09-30复查CT

2.5　第五次MDT讨论与治疗情况

2.5.1 病例汇报

使用凯美纳治疗5个月后患者出现右侧胸痛,影响睡眠,NRS评分为4分。2018-02-12复查CT(图7.6),右肺癌治疗后复查,对照前片:①右肺胸膜旁转移瘤较前增大。②右侧胸膜增厚,较前明显;右侧胸腔积液,较前增多。查颅脑MRI、全身骨显像、肿瘤标志物等未见明显异常。2018-02-27右侧肿块穿刺病理示:(右肺)符合低分化癌,倾向腺癌。CK(+), TTF-1(+), CK7(+), P40(-), CgA(-), Syn(-), CD56(-), Ki-67(+, 60%)。将靶向治疗前2017-08-30穿刺组织标本和靶向耐药后2018-02-27血液标本、穿刺组织标本送NGS检测示:2017-08-30组织标本检测到*EGFR p.L858R(c.T2573G)* 突变,丰度47.4%,*EGFR*基因扩增2.0倍;2018-02-27血液标本中检测到*EGFR p.L858R (c.T2573G)* 突变,丰度0.6%;2018-02-27组织标本中检测到*EGFR p.L858R (c.T2573G)* 突变,丰度15.9%,MET基因扩增2.4倍。

目前诊断：右肺腺癌术后，右肺、胸膜转移，靶向治疗后，rT0N1M1a，ⅣA期，*EGFR L858R*突变。

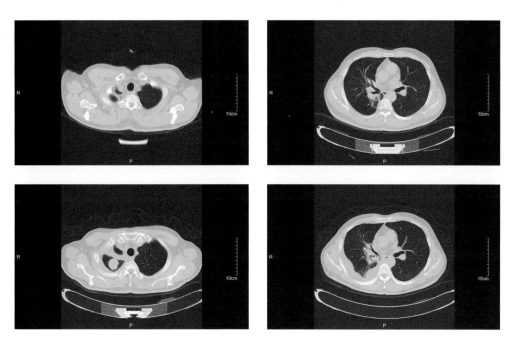

图7.6 2018-02-12复查CT

2.5.2 讨论情况

影像科：右肺胸膜旁转移瘤，较前增大。右侧胸膜增厚，较前明显；右侧胸腔积液，较前增多。这些均提示疾病进展，疗效评价为PD。

病理科：根据右肺穿刺组织，结合形态及免疫组化，考虑为肺腺癌转移，突变类型与原发病灶相同。

内科：对凯美纳耐药后再次活检基因检测提示MET基因扩增2.4倍，在靶向治疗前的NGS检测中则未发现MET扩增，考虑其为获得性耐药因素之一。目前研究表示，MET扩增约占到了第一代EGFR-TKI的获得性耐药的5%~22%。通常可以通过FISH或qPCR法检测评估，NGS技术也可以进行分析。如果标本充足的话，可以通过FISH法来再次验证，但目前的研究也未对基因拷贝数的MET阳性的定义达成共识。基于当时的研究数据，该患者对凯美纳耐药后首先考虑化疗或者联合抗血管生成药物治疗。如果通过FISH法来进一步验证MET扩增的情况，FISH阳性的话可以考虑在凯美纳治疗基础上再联合MET抑制剂（如临床可及的药物：克唑替尼），但首先还是建议参加适合的临床研究。

2.5.3 讨论意见

经过团队的讨论,建议患者进行含铂双药化疗联合贝伐珠单抗,或参与相应的临床研究。

2.5.4 治疗情况

患者停用凯美纳,于2018-02-28、2018-03-21、2018-04-11、2018-05-03接受4周期DP方案姑息化疗:贝伐珠单抗500mg 静滴 d1+多西他赛105mg 静滴 d1+顺铂50mg d1,40mg d2~3, Q3W。2018-06-02复查胸部CT示:右肺及右侧胸膜多发转移瘤,与前大致相仿。疗效评价:SD。

2.6 第六次MDT讨论与治疗情况

2.6.1 病例汇报

用贝伐珠单抗维持治疗2周期后,患者出现头晕、乏力症状。2018-07-05颅脑MRI示 (图7.7):脑内多发转移瘤。2018-07-07胸部增强CT示 (图7.7),右肺癌治疗后复查,对照前片:①右肺及右侧胸膜多发转移瘤,较前增大。②右侧胸腔积液,较前增多。③考虑右肺纵隔旁放射性炎症。查全身骨显像未见明显异常。疗效评价:PR。2018-07-10右肺肿块穿刺病理示:(右肺胸膜下结节) 腺癌。胸腔积液穿刺后找到腺癌细胞。将2018-07-10穿刺组织标本和胸腔积液标本送NGS检测示:组织标本中检测到*EGFR p.L858R (c.T2573G)* 突变,丰度20.3%,MET基因扩增3.3倍;组织标本中检测到EGFR *p.L858R(c.T2573G)* 突变,丰度7.9%,以及*EGFR p.T790M(c.C2396T)* 突变,丰度0.3%。

目前诊断:右肺腺癌术后,右肺、胸膜转移,脑转移,rT0N1M1c,ⅣB期 (AJCC 第八版,2017)。

2.6.2 讨论情况

影像科:肺癌多发转移在治疗中复查,脑增强MRI示脑实质内有多枚强化小结节,以皮髓质交界区分布为主,符合脑转移分布的特征,结合病史,首先考虑多发脑转移瘤。右肺及右侧胸膜多发转移瘤,较前增大。右侧胸腔积液,较前增多。疗效评价:再次PD。

病理科:根据右肺胸膜下结节穿刺标本组织结合形态及免疫组化,考虑为肺腺癌转移,突变类型与原发病灶相同。

内科:这例患者在化疗联合贝伐珠单抗治疗后出现了脑转移,肺部及胸膜病灶也有进展了。在胸腔积液和胸膜结节的NGS检测中均发现*EGFR T790M*突变,并再次提示了MET的扩增,倍数较上次增高。在治疗上首先考虑奥希替尼靶向治疗,考虑MET扩增的情况,有条件可联合MET抑制剂治疗。目前已有的临床研究方案包括奥希替尼联合克唑替尼、Tepotinib联合吉非替尼、Capmatinib联合吉非替尼、Savolitinib联合奥希替尼等。

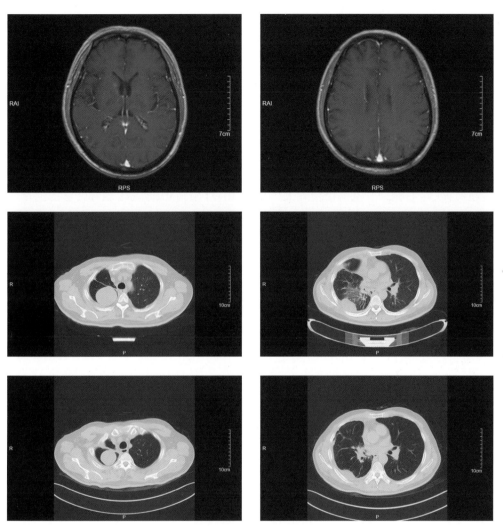

图7.7 2018-07-05颅脑MRI与2018-07-07胸部增强CT

放疗科:该患者使用一代EGFR-TKI凯美纳期间出现了脑内多发转移,考虑到一代TKI血脑屏障通过率低,建议其在继续使用凯美纳的情况下进行脑放疗以提高脑内病灶的控制率,虽然是多发病灶,但是病灶数仍少于5个,为了保护正常的脑组织,建议行立体定向放疗。

2.6.3 讨论意见

经过团队的讨论,建议患者接受奥希替尼治疗,可考虑联合使用克唑替尼;另对脑部转移病灶行SRS或伽马刀治疗。

2.6.4 治疗情况

患者于2018-07-14起予以口服奥希替尼 80mg QD治疗。于2018-07-18、2018-07-25、2018-08-01行脑部转移瘤MRI定位下立体定向伽马刀治疗。

2.7 第七次MDT讨论与治疗情况

2.7.1 病例汇报

患者于2018-10-20行胸部CT提示：右肺病灶均较前增大。2018-10-21颈部+锁骨上超声提示：右侧锁骨上淋巴结肿大。2018-10-21颅脑MRI提示：脑部转移瘤治疗后改变。疗效评价：PR。2018-10-23穿刺病理示：(右锁骨上淋巴结) 淋巴组织内见腺癌。CK(+)，TTF-1(+)，CK7(+)，P40(-)，CgA(-)，Syn(-)，CD56(-)，CK20(-)，CDX-2(-)，Villin(-)，TG(-)，PSA(-)，Ki-67(+，40%)。将2018-10-23穿刺组织标本送NGS检测示：组织标本中检测到 *EGFR p.L858R(c.T2573G)* 突变，丰度23.1%，MET基因扩增12.5倍。

目前诊断：右肺腺癌术后，右肺、胸膜转移，脑转移，右锁骨上淋巴结转移，rT0N3M1c，ⅣB期。

2.7.2 讨论情况

影像科：患者肺癌术后复发，口服奥希替尼治疗，复查，对照2018-07-07 CT，右肺及胸膜病灶均较前继续增大 (图7.8)。疗效评价：PD。

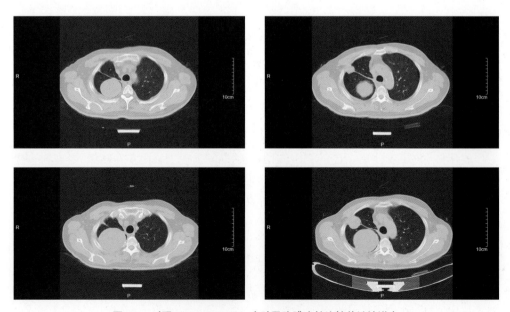

图7.8　对照2018-07-07CT，右肺及胸膜病灶均较前继续增大

病理科：根据右锁骨上淋巴结穿刺标本，结合形态、病史及免疫组化，符合肺腺癌转移，并且NGS检测显示有与原发病灶相同的驱动基因突变。

内科：经过奥希替尼联合脑部局部治疗后，疾病控制时间短，再次组织耐药基因检测仍提示MET扩增，且扩增倍数持续升高。经过三次耐药NGS基因检测，均提示MET扩增，考虑其为继发耐药原因之一。在2019年AACR上，TATTON研究是一项开放标签、多中心Ⅰb期临床研究（NCT02143466）。扩展队列的初步研究显示，沃利替尼联合奥希替尼在MET扩增的*EGFR*突变NSCLC患者中显示出可接受的安全性和较好的抗肿瘤活性。在2018年，从多次NGS检测结果来看，首先推荐奥希替尼联合克唑替尼（该方案的临床药物的可及性较高）靶向治疗，或者化疗。在这两种靶向药物联合使用中要关注心脏方面的不良反应，奥希替尼和克唑替尼都有一定的心脏毒性，奥希替尼有心力衰竭（3.76%）、射血分数减少（2.87%）和QT间期延长（6.27%）的发生风险，克唑替尼会导致窦性心动过缓（10%）和QT间期延长（约5%）。

2.7.3 讨论意见

经过团队的讨论，建议患者接受奥希替尼+克唑替尼联合靶向治疗或化疗。

2.7.4 治疗情况

患者于2018-10-27开始奥希替尼联合克唑替尼靶向治疗。2018-11-21胸部CT见图7.9，右肺癌治疗后复查，对照2018-10-20 CT：①右肺及右侧胸膜多发转移瘤，部分较前缩小。②右侧胸腔积液，较前减少。脑MRI提示脑部病灶较前相仿。疗效评价：SD。

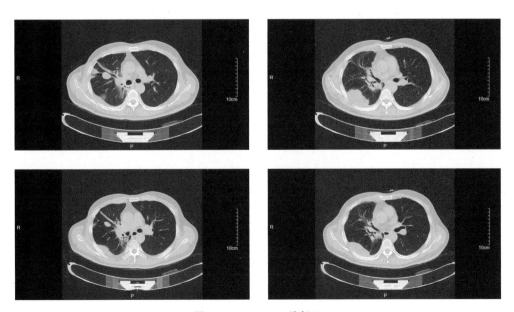

图7.9　2018-11-21胸部CT

2.8 第八次MDT讨论与治疗情况

2.8.1 病例汇报

奥希替尼联合克唑替尼用药6个月后，患者的体力情况下降，PS为2~3分。2019-03-25胸部CT示（图7.10）：①右肺及右侧胸膜多发转移瘤，较前增大、增多，左肺新见多发小结节灶，考虑转移。②右侧胸腔积液，与前相仿。2018-03-25颅脑MRI示：脑部病灶较前相仿。疗效评价为PD。

目前诊断：右肺腺癌术后，两肺、胸膜转移，脑转移，右锁骨上淋巴结转移，rT0N3M1c，ⅣB期。

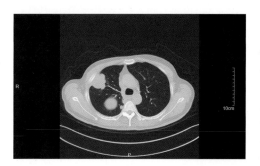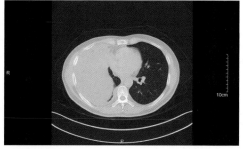

图7.10　2019-03-25胸部CT

2.8.2 讨论情况

影像科：复查CT扫描示右肺及右侧胸膜多发转移瘤，较前增大、增多，左肺新见多发小结节灶，考虑转移。疗效评价：PD。

内科：在奥希替尼联合克唑替尼治疗后疗效佳，PFS达6个月左右，再次耐药后，患者目前的体力差，建议积极行最佳的支持治疗。在抗肿瘤治疗上患者目前不能耐受化疗，可考虑口服抗肿瘤药物治疗。安罗替尼是多靶点抗血管小分子靶向药物。ALTER0303研究结果显示，与安慰剂组比较，盐酸安罗替尼组患者的无进展生存时间（progression-free survival, PFS）延长4.0个月（HR=0.25，$P < 0.0001$），总生存时间（overall survival, OS）延长3.3个月（HR=0.68，P=0.0018），提示在二线治疗后复发或进展的晚期NSCLC患者能够从盐酸安罗替尼治疗中获益，目前NMPA也推荐其作为NSCLC患者的三线治疗。

2.8.3 讨论意见

经过团队的讨论，建议患者接受最佳的支持治疗，可考虑安罗替尼等单药治疗。

2.8.4 治疗情况

患者决定回当地医院进行后续治疗。根据随访结果，患者未再接受其余治疗，于

2019年5月因疾病进展去世。

2.9 总 结

外科点评：该患者在手术后，出现了中下肺叶间的淋巴结复发。由于初始治疗时，该患者未接受PET/CT检查，因此无法明确初始治疗时该处是否已存在淋巴结转移的情况；因此，即使是对于CT提示病灶处于早期的患者，PET/CT的临床价值仍值得重视。局部复发患者的手术治疗需要慎重，应仔细评估根治性切除的可能性以及手术对患者造成的损伤与手术根治性切除后患者的预后情况。对于易实现的根治性切除、患者可耐受手术创伤且预计预后较好的病例，可通过手术，根治性切除复发病灶。

内科点评：该病例的内科治疗的主要特点在于*EGFR*靶向耐药后继发MET扩增，患者在治疗期间多次接受了NGS耐药基因检测，也为耐药基因的研究和临床药物的选择提供了很多参考。从整体的治疗上来看，MET的扩增在后续检测中呈持续上升的状态，患者也在后续的奥希替尼联合克唑替尼治疗中获得了不错的疗效，从而也证实了患者耐药的主要原因还是MET继发扩增的出现。研究表明，MET基因扩增是导致EGFR-TKI耐药的主要原因之一，MET扩增通过激活ERBB3（HER3），依赖性激活PI3K、EGFR/ERBB家族受体的特异性通路。MET（mesenchymal epithelial transition factor），即间质上皮细胞转化因子，位于7号染色体，包括21个外显子和20个内含子，是一种多功能的跨膜酪氨酸激酶，是肝细胞生长因子HGF的受体，主要在上皮细胞中表达。在治疗上的研究方面，对于继发性MET扩增，EGFR联合MET抑制剂是主要的研究方向。新药Amivantamab是一款在研的全人源化EGFR/MET双特异性抗体。它除了能够阻断EGFR和MET介导的信号传导以外，还可以引导免疫细胞靶向携带激活性和抗性EGFR/MET突变与扩增的肿瘤。目前也有MET继发耐药的研究在开展中，我们也期待更多的新药涌现。

放疗科点评：第一，初始为早期非小细胞肺癌，目前有研究证明对于高龄、存在手术禁忌证、心肺功能差的患者，立体定向放疗能够替代手术治疗，治疗后的生存率也和手术治疗相仿，治疗期间的死亡率甚至低于手术治疗。但是本例的中年患者，有良好的心肺功能，也不拒绝手术，因此，SBRT不能成为首选治疗。第二，该患者在手术治疗后很快出现了肺门淋巴结肿大，PET/CT也发现该处淋巴结的SUV升高明显，但是仍然需要病理活检证实，尤其是这例短期内复发的早期NSCLC患者。第三，区域淋巴结复发后的靶区勾画及照射剂量问题目前仍然没有结论，区域复发时疾病仍然处于局部阶段，手术、放疗等局部治疗手段依然是主要的治疗方式，有根治的可能。这例患者仅仅出现了肺门淋巴结转移，可以根据NSCLC术后辅助放疗以及局部晚期NSCLC的靶区勾画原则进行，将右侧肺门、支气管残端以及右侧纵隔包含在内，尤其是肿大淋巴结所在的区域，放疗剂量按照根治性放疗剂量给予，DT 60~66Gy。第四，由于一代TKI通过血脑屏障浓度低，一代EGFR-TKI治疗期间有许多患者容易出现脑转移，后续的治疗可以选择全脑放疗，也可以进行转移病灶的立体定向放疗，但是目前倾向于立体定向放疗，在局部控制率不降低的情况下最大限度地保护正常的脑组织。

影像科点评：患者在放疗后出现右肺放射性肺炎表现，对于放射性肺炎/纤维化的诊断，采取排除性诊断。放射性肺损伤是由于肺癌、乳腺癌、食管癌、恶性淋巴瘤或胸部其他恶性肿瘤经放疗后，在放射野内的正常的肺组织受到损伤而引起的炎症反应，为常见的并发症。其通常发生于放疗开始后的1~6个月。放射性肺纤维化的发生较缓慢，通常为数月到几年之间。放射性肺损伤的发生及其严重性与肺受照体积、放射剂量、剂量率、分割方式、照射部位、治疗前肺原发疾病和放疗时使用的化疗药物等因素有关。CT早期表现为照射野内散在的小片状磨玻璃样影，密度淡薄，边缘模糊，"袖套征"；中期表现为不按肺叶、肺段分布的肺实变，其内可见有支气管充气征，肺泡囊，小叶间隔增厚，部分边缘整齐，部分边缘呈星状，可超出放疗照射野；晚期表现为照射野内长条状、大片状密度增高影，边缘锐利呈"刀切状"，同侧胸膜增厚，支气管、肺门、纵隔、横膈牵拉移位等肺容积缩小改变。放射性肺炎的诊断主要为排除性诊断，主要有以下几点：1）胸部放疗病史；2）放疗过程中或放疗后3个月内出现气短、咳嗽、低热等症状；3）胸片或CT检查，肺功能检查；4）需排除或确定是否合并有肿瘤进展、肺部感染、肺梗死、患者自身的心肺疾病、化疗药物性肺损伤等诊断。

病例8　双驱动基因敏感突变肺癌患者的综合治疗

病例8
二维码彩图

1. 初诊情况

1.1 病例汇报

患者，女，52岁，2016-11-16因"体检发现右肺占位5天"入院。当地医院胸部CT示：右肺中叶内侧段类圆形软组织密度影为2.6cm×2.4cm，气管隆嵴前结节影，直径约为0.65cm，提示：①右肺中叶结节，建议增强；②左肺舌段陈旧性病灶；③纵隔淋巴结增大；④肝左叶囊性病灶。2016-11-12当地医院PET/CT示：①右肺中叶恶性肿瘤（2.6cm×2.8cm，SUV=10.2）伴右肺门、纵隔淋巴结转移的可能性大（SUV=4.5）；②双肺散在纤维灶；③肝囊肿，胆囊结石；④子宫术后缺如；⑤颈胸腰椎退行性改变。2016-11-17本院胸部增强CT示（图8.1）：右中肺可见一大小约为2.5cm×2.1cm的不规则结节影，增强扫描呈不均匀强化，边缘分叶、索条及胸膜牵拉。纵隔4R组增大淋巴结。影像诊断：①右中肺结节，考虑恶性肿瘤；②右肺胸膜下类小结节，考虑良性，建议隔期复查；③纵隔增大淋巴结；④肝小囊肿，胆囊结石；⑤腹膜后散在小淋巴结。2016-11-18支气管及颅脑MRI未见异常。2016-11-20右肺穿刺活检，病理提示：腺癌。

初步诊断：右肺中叶腺癌，周围型，ct1bn2M0，ⅢA期（AJCC第七版，2009）。

2. MDT讨论及治疗经过

2.1 第一次MDT讨论与治疗情况

2.1.1 讨论情况

影像科：右中肺可见一大小约为2.5cm×2.1cm的不规则结节影，内密度欠均，增强扫描呈轻中度不均匀强化，边缘可见分叶、毛刺及胸膜牵拉，局部见血管集束征，边界清晰可辨。纵隔4R组可见增大淋巴结，直径约为1cm，虽然淋巴结的短径小于1cm，但形

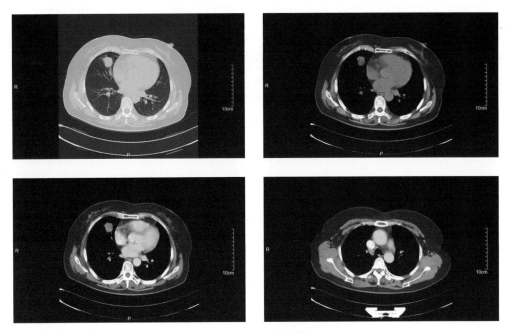

图8.1   2016-11-17胸部增强CT

态偏饱满,增强后结节呈中等度均匀,结合肺内实性病灶,提示有转移风险。影像分期,T1N2aMx。

病理科:肺活检穿刺标本镜下形态以腺泡状分化的腺癌为主,故根据这一典型的形态学证据,可诊断为腺癌。

外科:诊断为右中肺腺癌,纵隔4R组淋巴结转移,属于N2-ⅢA期。根据NCCN指南,对于ⅢA期患者,首先推荐根治性同步放化疗,或者诱导化疗后再进行根治性手术或放疗。但N2淋巴结阳性分多种情况。Robinson分类将N2淋巴结阳性分为四种情况:ⅢA1为术前和术中未发现,而术后病理确诊为N2;ⅢA2为术中发现N2,但淋巴结转移为单组;ⅢA3为术前分期检查为N2,有单组或多组转移,但转移的淋巴结无固定,潜在可完整切除;ⅢA4为N2呈巨块状或多组转移表现,转移的淋巴结固定。对于ⅢA1和ⅢA2的情况,毫无疑问首先进行手术;对于ⅢA4的情况,手术无法完全切除,故根治性同步放化疗应该作为首选;目前争议的焦点主要集中在ⅢA3,即该患者所处的情况。根据国家卫生健康委员会2018年颁布的《原发性肺癌诊疗规范》,对于N2期单组纵隔淋巴结肿大并且直径<3cm或两组纵隔淋巴结肿大但没有融合,并且预期能完全切除的病例,推荐开展MDT讨论,推荐新辅助化疗+/-放疗+手术,或者手术+化疗+/-放疗的方案。因此,建议该患者首先进行术前新辅助化疗,然后进行手术或根治性同步放化疗。

放疗科:患者为中年女性,肺功能良好,经过PET/CT及右肺病灶穿刺活检,明确为右肺腺癌,纵隔淋巴结可疑转移,建议行EBUS-TBNA检查,明确纵隔肿大淋巴结的性质。若也为腺癌,则属于潜在可切除的右肺NSCLC,建议行新辅助化疗;若退缩明显,能够行根治性手术治疗,则选择右肺中叶切除加系统性淋巴结清扫术;若退缩不明显,无法行R0切除或者R0切除难度大,则可以选择同步放化疗。同步放化疗后若原发病灶及转移淋巴结均可控,可以选择德瓦鲁单抗维持治疗1年。根据INT-0139临床试验的结果,对于T1~3pN2M0的非小细胞肺癌患者,新辅助放化疗(EP方案2周期同步放疗45Gy)后选择手术治疗或者继续放疗至61Gy,两组之间的中位生存时间类似(MST为23.6个月 vs 22.2个月,P=0.24),5年的生存率上手术组略好于放疗组,但是差异未达到统计学意义(27.2% vs 20.2%,P=0.10),治疗相关死亡率上手术组高于放疗组(7.9% vs 2.1%),放疗组最常见的副反应为中性粒细胞下降和放射性食管炎。

内科:患者目前的分期是局部晚期,Ⅲ A期。外科医生首先评估手术的治疗价值,无潜在可切除时可考虑新辅助治疗。如无手术价值,则可行根治性放化疗,后期免疫维持治疗。新辅助治疗可选择免疫联合化疗来提高降期率。

2.1.2 讨论意见

经过团队的讨论,建议患者行新辅助化疗+手术、根治性放化疗或手术+术后辅助治疗。

2.2 第二次MDT讨论与治疗情况

2.2.1 病例汇报

患者强烈要求手术,拒绝行新辅助治疗。患者于2016-12-08在全麻下行胸腔镜下右肺中叶切除术+肺门纵隔淋巴结清扫,手术顺利。术后常规病理:(右中)肺结节型(瘤体2.6cm×2.5cm×2cm)低分化癌(结合特染及免疫组化,符合低分化腺癌,实性为主型),转移或浸润至(右中肺内支气管旁)0/2只、(第2组)0/2只、(第4组)1/2只、(第7组)0/3只、(第9组)0/1只、(第11组)1/2只淋巴结伴炭末沉着。支气管切缘阴性,未见明显脉管癌栓及神经侵犯。免疫组化:CK5/6(灶+)、TTF1(-)、P63(个别+)、P40(个别+)、Napsin A(-)、CK7(+)、c-Met(-)、ROS1(-)、Ki-67(+,40%)、CD56(-)、CHG-A\CgA(-)、Sy(-)。分子检测:肿瘤样本中检测到$EGFR$ $Ex19$ 缺失突变(弱阳)(ARMS)。

术后分期:右肺中叶腺癌,pT1bN2M0,Ⅲ A期,$EGFR$ $Ex19$ 缺失突变。

2.2.2 讨论情况

病理科:本例根治术标本与之前穿刺标本存在一定的形态差异,提示肿瘤具有异质性。根治标本内,肿瘤形态上分化较差,以实性生长方式为主,其余成分包括乳头及微乳头等。而免疫组化的结果为肺腺癌的诊断添加了干扰性,因为腺癌的主要证据TTF-1和NapsinA这两个指标均为阴性。此时,需要考虑与其他癌鉴别诊断,主要为大细胞癌及高级别的黏液表皮样癌。

首先，黏液表皮样癌属于涎腺源性肿瘤，在肺内一般与段以上大支气管关系密切，因为此处的支气管黏膜下仍然分布有涎腺组织，而该患者的病灶位置较接近外周位置。其次，若为黏液表皮样癌，则除了黏液细胞之外，通常伴有鳞状分化的上皮成分，而本例中，虽然黏液染色为散在阳性，但P40等鳞状细胞标记的表达中仅个别细胞为阳性，不符合黏液表皮样癌的特点，故排除。

肺大细胞作为一个排除性诊断，首先需要排除其他类型的恶性肿瘤。本例部分区存在乳头及微乳头状分化的癌细胞巢，而大细胞癌往往以实性片状生长方式为主，故形态上不符合。最重要的是，大细胞癌不应存在显著的胞浆内黏液滴，本例经过消化过碘酸雪夫染色，显示部分细胞存在胞浆内黏液滴。根据世界卫生组织肺癌分类标准（第四版）可排除大细胞癌的诊断。

此外，由于免疫组化神经内分泌标记CD56、CgA、Sy均为阴性，也可除外大细胞神经内分泌癌的可能。综上所述，此例应诊断为肺腺癌，实性生长为主型。

放疗科：患者选择直接手术切除治疗，根据淋巴结站数和个数以及纵隔最高站2组淋巴结阴性的原则，术式基本符合系统性淋巴结的清扫要求，术后病理发现肺门及纵隔4R组存在腺癌转移。虽然有中国医科院肿瘤医院以及欧洲LUNG ART的随机对照研究结果的陆续发表，均表明对于完全切除术后的ⅢA N2 NSCLC患者术后进行辅助放疗无法改善总生存情况，但是基于以往的回顾性试验证据，目前的指南仍然推荐对ⅢA N2患者进行行术后放疗。术后放疗需要在术后化疗完成后进行。2018年 *J Clin Oncol* 上发表的基于NCDB大型数据库的大样本回顾性试验显示对于R0切除的pN2期NSCLC患者，术后同步放化疗较术后序贯化放疗的生存时间缩短（MST=40.4个月 vs 58.8个月，*P*=0.001），因此，目前主张术后辅助治疗顺序为先化疗后放疗。

内科：该患者的术后分期为pT1bN2M0，ⅢA期，分子检测提示 *EGFR Ex19* 缺失突变（弱阳）（ARMS法）。对于 *EGFR* 基因敏感突变的患者，目前的术后辅助治疗可以选择奥希替尼辅助治疗3年或者埃克替尼靶向辅助治疗2年，也是基于ADAURA研究和EVIDENCE研究的结果。2021年，两个靶向药物都相继有NMPA获得的肺癌 *EGFR* 敏感突变辅助靶向治疗的适应证。但在2016年肺癌的辅助治疗上还是使用传统的含铂双药化疗4周期。

2.2.3 讨论意见

经过团队的讨论，建议患者行术后辅助放化疗。

2.2.4 治疗情况

患者于2017-01-03至2017-03-07予以培美曲塞+顺铂4周期静脉化疗：培美曲塞0.88g静滴d1+顺铂43mg静滴d1~3，Q3W。患者于2017-03-23开始行辅助放疗：右侧肺门及右侧纵隔淋巴引流区 PTV DT50Gy/25F。对周围正常组织限制剂量：双肺 $V_{20}=12\%$，$V_{30}=20.7\%$，心脏 $V_{40}=6.8\%$，脊髓 $D_{max}=41.5Gy$。2017-04-20复查胸部CT，右肺癌术后化疗后与2017-02-16CT片对比：①右肺术后改变。②右肺胸膜下类小结节，考虑良性，较前相仿；左肺有少许纤维灶。左侧胸膜稍增厚。患者开始进入随访。

2.3　第三次MDT讨论与治疗情况

2.3.1　病例汇报

患者于2017-09-01因"头晕2周"再次入院。入院查体：神志清，精神软，双瞳孔等大等圆，对光反射存在，肢体力及感觉无殊，病理征阴性。两肺呼吸音清，未及明显干湿啰音，双侧锁骨上颈部未及肿大淋巴结。PS=1。2017-09-04颅脑 MRI（图8.2）：左侧枕叶及小脑实质内见多发小结节灶，T1WI上呈低信号，T2WI上呈稍高信号，增强后，强化较明显；较大者的直径约为2.2cm，边缘见小片状水肿影；各脑室、脑池和脑沟形态无殊，中线结构无移位。颅骨无殊。提示：左侧枕叶及小脑实质多发转移性肿瘤。胸部+腹部增强CT、全身骨显像、颈部+锁骨上超声等检查均未见明显异常。

目前诊断：右肺腺癌术后，脑多发转移，rT0N0M1，ⅣB期。

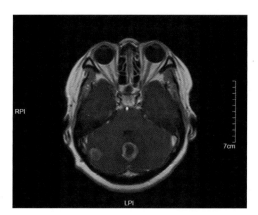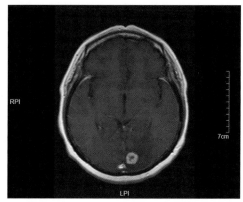

图8.2　2017-09-04颅脑 MRI

2.3.2　讨论情况

影像科：颅脑MRI示小脑蚓部、右侧小脑半球及左侧枕叶各见一结节灶，T1WI上呈低信号，T2WI上呈稍高信号，增强后，强化较明显，厚壁环形强化；较大者位于小脑蚓部，直径约为2.2cm×2.0cm，边缘见小片状水肿影；结合肺癌病史及结节特征，首先考虑多发（约3枚）转移瘤，中线结构未见移位。

外科：患者颅内出现了3枚转移病灶，伴头晕的症状。此时患者的治疗应以全身治疗为主。但是，有别于其余部位的转移，脑转移，尤其是有症状的脑转移还是需要加用局部治疗。在单个NSCLC脑转移病灶的处理上,手术与SRS有着相当的效果。手术在单个转移病灶的直径＞4cm时效果更优,而SRS更适合于多发转移的处理。该患者的脑部有3枚转移病灶,手术治疗不宜作为局部治疗的首选。

内科:患者术后出现了有症状的脑多发转移,治疗上首选三代EGFR-TKI奥希替尼靶向治疗。在Ⅲ期FLAURA试验中,将奥希替尼与一代靶向药(吉非替尼、厄洛替尼)作比较用于一线治疗*EGFR Ex19*缺失、*Ex21*敏感突变的患者。奥希替尼相比对照组的PFS分别为18.9个月和10.2个月,HR=0.46(95% CI: 0.37~0.57),疾病进展或死亡风险降低54%,*P*＜0.001,具有显著的临床价值。在脑转移亚组的疗效数据上,奥希替尼同样显示出非常卓越的疗效。在CNS全分析集中上,CNS mPFS分别为NR(未达到)vs13.9个月(HR=0.48; *P*=0.014);CNS ORR分别为66% vs 43%(*P*=0.011)。基于以上的疗效数据,对于基线合并CNS转移的患者,奥希替尼是最佳的一线治疗选择。

放疗科:患者的原发病灶携带有*EGFR*敏感突变,本身携带敏感突变的患者相较于野生型*EGFR*患者容易出现脑转移。也有研究发现,相比于*EGFR Ex21 L858R*点突变的非小细胞肺癌患者,*EGFR Ex19*号外显子缺失的非小细胞肺癌患者更易出现颅内粟粒状转移病灶。相比于化疗,*EGFR-TKI*的副反应更轻、疗效更佳,由于一代EGFR-TKI厄洛替尼在脑脊液中的浓度仅为血浆中浓度的5%,三代EGFR-TKI相较于一代或二代EGFR-TKI,其脑脊液的浓度更高,对颅内病灶的控制也更好,但是FLAURA研究的亚组分析发现,在接受奥希替尼治疗过程中,也有高达18.9%的患者的颅内病灶出现进展。因此,对*EGFR*敏感突变的肺癌脑转移患者来说,对颅内病灶应进行早期放疗,而不是延迟放疗,更不是忽略放疗。对于这个患者,放疗技术的选择首选立体定向放疗,次选全脑放疗。

病案DRG分析:患者出现脑继发恶性肿瘤,进行放疗,入恶性增生性疾患放疗(RC1)组,与采用哪种放疗技术和放疗频次无关。RC11＞RC13＞RC15,与并发症、合并症有关,杭州医保DRG参考费用56000元＞47000元＞45000元。特别的放疗技术,如TOMO技术、重离子技术、质子技术照射,需要提请特议,医生书写病历和疾病编码时提请注意。

2.3.3　讨论意见

经过团队的讨论,建议患者进行EGFR-TKI靶向药物治疗(优选第三代药物奥希替尼);或EGFR-TKI联合贝伐珠单抗;联合全脑放疗或SRS治疗。

2.3.4　治疗情况

患者于2017-09-09起行全脑放疗:处方剂量CTV为全脑组织,均匀外放5mm后形成PTV,PTV处方剂量 DT 30Gy/10F,以及脱水降颅压治疗。同时予易瑞沙250mg 口服QD靶向治疗。治疗后患者的症状得到改善。当地医院复查脑MRI提示:脑转移瘤有所缩小。疗效评价:SD。

2.4　第四次MDT讨论与治疗情况

2.4.1　病例汇报

患者于2017-12-12因"双下肢麻木伴行动不能进行性加重1周"再次入院。入院查体：轮椅入院，神志清，精神软，双瞳孔等大等圆，对光反射存在，双侧下肢肌力1~2级，感觉减退。病理征阴性。PS=3。外院胸椎MRI示：脊髓内约T12椎体水平异常强化结节，结合病史考虑转移瘤。外院胸部CT示：两肺多发转移病灶。经外院脑脊液细胞学检查发现腺癌细胞。外院脑脊液NGS分子检测提示*EGFR Ex19*缺失突变，丰度0.04%，EML4-ALK融合基因阳性。对2016-12-08术后组织标本重新进行免疫组化（Ventana法），结果显示：EML4-ALK(+)。

目前诊断：右肺腺癌术后脑转移、脑膜转移、脊髓内转移、双肺转移，rT0N0M1b，Ⅳ期（AJCC第七版，2009）。

2.4.2　讨论情况

影像科：全脑放疗后脑内多发的转移瘤较前略有缩小，但靶病灶的缩小比率小于30%，疗效评价为SD。（靶病灶选取标准：最多选两个单个器官，长径大于1.0cm，以典型且可重复测量病灶为佳，尽量排除坏死囊变明显者）。胸椎MRI示：脊髓内中央区域约T12椎体水平异常信号结节，T1WI上呈低信号，T2WI上呈稍高信号，增强后中等度强化，信号欠均匀，边界不清，周缘可见脑脊液环绕，提示起源于脊髓内病变，从患者的年龄及病灶部位、征象来看，需要考虑室管膜瘤、脊髓胶质瘤以及转移瘤，结合肺癌及脑转移病史，首先考虑转移瘤的可能性大。

外科：患者目前全身多发转移，应该以全身治疗为主。脊髓的压迫症状明显，可考虑局部治疗，但是暂无手术介入指征。

内科：患者在易瑞沙治疗后很快出现了疾病进展，脑膜转移，脑脊液NGS检测发现患者有*EGFR*、*ALK*双突变。因为考虑到患者术后标本仅做过*EGFR*单基因检测，对术后标本重新进行免疫组化（Ventana法），结果显示：ALK（+）。因此，提示该患者有原发双突变。2008年，科伊夫门等在305例NSCLC中第1次发现1例双突变患者，同时伴有19外显子缺失和EML4-ALK重排。在NSCLC中双突变属于少见或罕见基因改变事件，发生率为0.3%~1.3%。双突变多见于女性、亚裔、不吸烟、Ⅳ期的肺腺癌患者。关于双突变患者的治疗都是一些小样本的回顾性研究，韩宝惠教授的一项回顾性研究中筛选了5816例患者，其中26例患者同时伴有*EGFR*突变和*ALK*重排，22例患者符合生存分析。另外，随机选取95例*EGFR*突变患者和60例*ALK*重排患者进行分析。*EGFR/ALK*共变患者*EGFR-TKI*的ORR为63.2%（12/19），中位PFS为10.3个月，克唑替尼的ORR分别为66.7%（8/12），中位PFS分别为11.1个月，OS为36.8个月，*EGFR/ALK*共变亚组的生存期较*EGFR*突变组更长，但无统计学差异（*P*=0.12）。结论：第一代EGFR-TKI和ALK-TKI crizotinib均有效。

应将EGFR-TKI和ALK-TKI crizotinib的序贯治疗作为一种管理选择。考虑该患者在易瑞沙治疗后出现耐药，脑膜转移，建议更换为奥希替尼，同时联合克唑替尼或阿来替尼联合靶向治疗。考虑到当时的药物可及性，建议克唑替尼联合靶向治疗。

放疗科：脊髓内转移是非常罕见的恶性肿瘤转移。该患者甚至出现了局部神经受压的症状，建议在全身治疗的基础上对脊髓转移病灶进行姑息放疗，靶区包含脊髓转移病灶，定位时需要进行磁共振–CT图像融合，参照磁共振上的图像进行靶区勾画，PTV DT30Gy/10F。

2.4.3 讨论意见

经过团队的讨论，建议患者进行ALK-TKI靶向治疗；EGFR-TKI联合ALK-TKI双靶治疗；对脊髓转移瘤局部放疗。

2.4.4 治疗情况

患者自2017-12-20起予以250mg口服QD+克唑替尼250mg口服BID靶向联合治疗，予以相应脊髓转移瘤姑息放疗，GTV为MRI上显影的髓内转移病灶，CTV为GTV上下外放1cm，水平方向外放5mm，CTV均匀外放5mm而形成PTV，PTV处方剂量DT30Gy/10F。服用靶向药物+放疗第5天，肌力恢复至4级，能在家属搀扶下行走，治疗第3个月能独立缓慢行走。患者出院后，在外院继续随诊。持续服用靶向药物。当地医院复查胸部CT及颅脑MRI，提示肺部及颅内病灶缩小明显。疗效评价为PR。

2.5 第五次MDT讨论与治疗情况

2.5.1 病例汇报

患者于2018年7月在当地医院复查，胸部CT提示右侧肺门、右肺近纵隔、相邻纵隔、左侧肺门内多发软组织影，考虑肿瘤复发，右肺多枚小结节，考虑转移瘤。患者来我院门诊就诊。查体：神志清，精神软，双瞳孔等大等圆，对光反射存在，双侧下肢肌力3~4级，感觉正常。病理征阴性。PS=2。

目前诊断：右肺腺癌术后脑转移、脑膜转移、脊髓内转移、双肺转移，rT4N3M1c，ⅣB期（AJCC第八版，2017）。

2.5.2 讨论情况

影像科：取外院影像会诊，对照我院前片，本次CT示右侧肺门、右肺近纵隔、相邻纵隔、左侧肺门内多发软组织影，考虑肿瘤复发；右肺多枚小结节，考虑转移瘤。

内科：患者在易瑞沙联合克唑替尼靶向治疗后再次耐药，通常需再次行耐药基因检测以明确耐药基因的情况。广东省肺癌研究所探索了16名*EGFR/ALK*双变异患者的耐药机制,发现大部分*EGFR/ALK*双突变靶向治疗的耐药机制与典型的*EGFR*或*ALK*耐药机制相似,如T790M突变、MET通路激活、*EGFR*突变丢失、*ALK*基因二次突变等,*EGFR*突变丢失可能是双突变患者的重要耐药机制,但因样本量小,仍需更多的探索。

2.5.3 讨论意见

经过团队的讨论,建议患者行耐药基因检测。

2.5.4 治疗情况

患者拒绝行基因检测。于当地医院进行对症支持治疗,服用安罗替尼,疗效不佳。根据随访结果,患者于2018年9月因疾病进展死亡。

2.6 总 结

放疗科点评:初诊时诊断为右肺中叶腺癌,有可疑纵隔淋巴结转移。对于这样的患者,最好对纵隔肿大淋巴结进行有创检查,比如说纵隔镜或者气管镜超声引导下活检;对于明确有纵隔淋巴结转移的患者,可以进行新辅助化疗或者新辅助靶向治疗,待纵隔淋巴结缩小后进行根治性手术治疗。

这位患者的第二个特点是手术后很快就出现了脑转移,*EGFR*敏感突变肺腺癌是脑转移的高危因素,相比于野生型患者,有突变者的脑转移风险增加3倍以上,尤其是*EGFR Ex19*缺失突变的患者。虽然是多发脑转移,但是仍然推荐进行立体定向放疗,以减少全脑放疗带来的神经功能损伤。

后续全身治疗中出现了脊髓转移。脊髓是非常罕见的恶性肿瘤转移部位,以肺癌、恶性黑色素瘤以及乳腺癌为常见,通过血行转移或者脑脊液循环转移而来。对于脊髓转移的预后远差于脊椎骨转移的患者,治疗上以全身治疗为主。该患者有肿块压迫神经症状,出现了下肢瘫痪,局部姑息放疗让肿块快速退缩,能够起减轻症状的作用。

内科点评:该病例的最大特点应该是双驱动基因阳性,临床上非常少见,相关研究报道的数据也不多,但因为基因检测技术的进步和推广,对于双突变的人群数量可能会增加。*EGFR*和*ALK*作为最重要的两个NSCLC驱动基因,一般认为它们是相互排斥的。目前,对于双突变的分子假说有肿瘤异质性和同一肿瘤细胞双突变两种说法,也是多克隆起源和单克隆起源的两种解释方式。在治疗上,目前应该都是基于靶向药物治疗。是选择两种靶向药物序贯还是联合治疗,目前都是一些基于回顾性数据的分析。我们这例患者也是在靶向药物联合使用中获益。对于这类双突变的患者,还有许多问题值得思考和研究。

外科点评:该患者出诊时为ⅢA-N2期患者,属于局部晚期。此类患者有手术指征,但单独进行手术的效果不佳,需要综合治疗。传统的方式是在手术之后再接受术后辅助放化疗，但随着更多的临床证据的挖掘，目前NCCN指南和国内的诊疗规范，均推荐术前新辅助化疗，然后再考虑手术或根治性同步放化疗。该患者由于个人手术意愿强烈，术前未接受新辅助治疗，可能也是造成术后进展较快的影像因素之一。

病例9　*EGFR Ex20*突变肺癌患者的免疫维持治疗

病例9
二维码彩图

1.　初诊情况

1.1　病例汇报

患者，男，58岁，因"咳嗽、咳痰1个多月"于2008-10-18就诊。患者于2008年9月出现咳嗽、咳痰，痰白色黏稠，无痰血。入院后，完善相关检查。2008-10-26胸部CT（图9.1）：右上肺后段分叶状结节，首先考虑周围型肺癌，建议结合穿刺活检。纵隔及双肺门未见明显的肿大淋巴结。2008-10-29 CT引导下穿刺活检提示：（右肺上叶）非小细胞癌。支气管镜、腹部CT、骨ECT及颅脑MRI未见转移病灶。肿瘤标志物、心肺功能未见异常。

初步诊断：右肺上叶非小细胞癌，周围型，cT1cN0M0，ⅠA期（AJCC第七版，2009）。

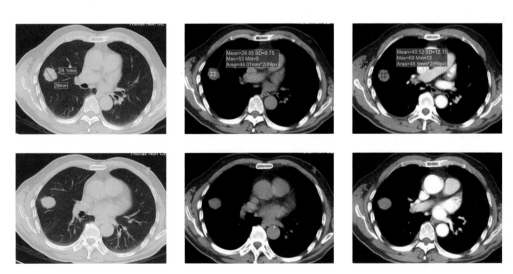

图9.1　2008-10-26胸部增强CT

2. MDT 讨论及治疗经过

2.1 第一次MDT讨论与治疗情况

2.1.1 讨论情况

影像科：右肺上叶肺门旁可见一大小约2.8cm×2.6cm的分叶状结节影，内密度大致均匀，增强后呈中等度强化，右肺上叶支气管显示狭窄闭塞，其外侧见片状模糊影，首先考虑右肺中央型肺癌伴右上肺阻塞性炎症；右肺门数枚小淋巴结显示，形态较饱满。影像分期：T1cN0M0。

病理科：右肺上叶活检标本形态符合非小细胞肺癌，但由于未行免疫组化且癌组织分化较差，无法进一步确定类型，建议必要时行免疫组化。

外科：该患者的临床诊断为Ⅰa期，若无心肺功能等特殊禁忌，首先选择手术切除病灶。手术方式可选择全麻胸腔镜下右肺上叶切除术+肺门纵隔淋巴结清扫术。

放疗科：除了手术以外，SBRT也是早期非小细胞肺癌的治疗选择。基于NCDB数据库的大宗人群回顾性研究以及随机对照研究（STARS/ROSEL）的分析结果提示SBRT不劣于手术治疗：3年OS上，SABR优于手术（95% vs 79%，P=0.037）；3年RFS上，SABR与手术类似（86% vs 80%，P=0.54）；在毒性方面，SBRT低于手术。即使有这样的结果，目前的NCCN指南仍然规定：除了做临床试验，不建议对早期可切除的NSCLC T1~2N0M0患者进行SBRT。因此，目前对早期非小细胞肺癌使用SBRT的方法主要应用在那些存在手术禁忌的患者身上：比如心肺功能差、高龄、体力状况评分差以及有严重的心血管疾病、糖尿病等。而本案例中患者相对年轻，有良好的心肺功能，能够承受肺叶切除加系统性淋巴结清扫，因此建议该患者接受肺癌根治手术，而不推荐进行立体定向放疗。

2.1.2 讨论意见

初始治疗方案：推荐行根治性手术治疗。

2.2 第二次MDT讨论与治疗情况

2.2.1 病例汇报

2008-11-06行剖右胸右肺上叶切除术+肺门纵隔淋巴结清扫术，手术及恢复过程顺利。术后病理：右上肺叶低分化腺癌（瘤体2.6cm×2.4cm×2.0cm），未见脉管瘤栓及神经侵犯，癌转移至（12组）0/3只、（11组）0/2只、（10组）2/6只、（7组）0/3只、（4R组）0/2只、（2组）0/3只淋巴结。

免疫组化结果：TTF-1（+），NapsinA（+），P63（−），P40（−），Ki-67（+），30%，CK7（+）。

术后病理分期：pT1bN1M0，ⅡA期（AJCC第七版，2009）。

2.2.2 讨论情况

病理科：对于剖右胸右肺上叶切除术+肺门纵隔淋巴结清扫术的标本，由于根治术的组织量丰富，故HE片在镜下呈现了比活检时更为丰富的形态，除了类似活检时的实性生长区，还有其他诸如微乳头状生长和腺泡状生长的区域，而后两者为典型的肺腺癌生长形态。由于实性区的存在（实性区生长形态类似鳞癌），我们仍需行免疫组化以排除实性区为鳞癌的可能性，否则无法排除腺鳞癌的可能。在免疫组化结果中可见无论哪种生长形态的癌，免疫组化指标的表达情况均相同，即都为肺腺癌表达模式。综上所述，此例可诊断为低分化腺癌（以实性为主型，部分为微乳头及腺泡状生长）。由于肿瘤的主要成分分化差，有微乳头的存在，并且存在纵隔淋巴结转移，考虑此例肿瘤侵袭性的可能性会较强，临床上应积极治疗并密切随诊以防止其术后快速进展。

内科：根据肺癌根治术后的辅助治疗，2008年LACE研究发现，术后辅助化疗可以给患者带来生存获益，5年OS的绝对获益率为5.4%。Ⅱ期和Ⅲ期患者有显著的生存获益，在亚组分析显示，只有长春瑞滨与铂类药物联合（NP方案）给患者带来OS获益。2019年ASCO会上，日本JIPANG研究探索了标准NP方案与目前针对非鳞非小细胞肺癌使用常见的培美曲塞联合铂类方案用于辅助化疗的差异：培美曲塞/顺铂vs长春瑞滨/顺铂，用于完全切除的Ⅱ~ⅢA期非鳞非小细胞肺癌辅助化疗的随机Ⅲ期临床研究。虽然这项Ⅲ期临床研究未达到终点，但是在Ns-NSCLC患者术后辅助化疗中培美曲塞联合顺铂和NP方案比具有相似的疗效与更好的耐受性。在NCCN指南中ⅡB及以上分期均需术后辅助治疗，方案推荐4周期含铂双药方案，对于非鳞非小细胞肺癌首先推荐培美曲塞联合顺铂，对于鳞癌首先推荐吉西他滨或多西他赛联合顺铂。如果不能耐受顺铂，也可以选择卡铂。在ⅠB~ⅡA期，具有高危因素的可考虑辅助治疗。高危因素包括低分化肿瘤[包括肺神经内分泌肿瘤（不包括高分化神经内分泌肿瘤）]、血管侵犯、楔形切除、肿瘤>4cm、脏器胸膜累及和淋巴结状态不明（Nx）。

随着精准治疗的深入开展，近年来针对*EGFR*敏感突变患者术后辅助靶向治疗也有研究开展，包括ADJUVANT、EVAN研究等，均可以提高患者的无疾病生存期（disease-free survival, DFS）。2020年ADAURA的Ⅲ期研究结果显示，在主要分析人群Ⅱ期和ⅢA期EGFRm非小细胞肺癌患者中，以及在关键次要研究终点的总研究人群ⅠB~ⅢA期患者中，奥希替尼均显示出具有统计学差异和临床意义的无疾病生存期获益。Ⅱ期和ⅢA期患者的DFS疾病复发或死亡风险降低83%[风险比（HR）0.17; 95%CI: 0.12~0.23; *P* <0.0001]。在总体试验人群里ⅠB~ⅢA期患者中，DFS结果显示奥希替尼可将疾病复发或死亡的风险降低80%（HR=0.20; 95%CI: 0.15~0.27; *P*<0.0001）。两年后，接受奥希替尼治疗的患者的DFS率为89%，而目前的治疗标准——术后安慰剂组的这一比例为52%。因此，目前的NCCN指南和CSCO指南均推荐*EGFR*敏感突变的Ⅱ期和ⅢA期与有高危因素的ⅠB及ⅢA期接受奥希替尼术后3年的辅助治疗。因此，这例患者术后分期

为ⅡB期,可考虑基因检测,根据分子分型考虑后续的辅助治疗方案,但因当时术后辅助靶向治疗并没有证据,按照传统的治疗模型应接受培美曲塞联合顺铂4周期辅助化疗。

放疗科:该患者完成了剖右胸右肺上叶切除术+肺门纵隔淋巴结清扫术,切除了肺门、纵隔6站1颗淋巴结,其中第10组淋巴结两颗阳性,纵隔2组淋巴结阴性,为R0切除术后,对于只存在肺门淋巴结转移的患者是没有必要进行术后辅助放疗的。因为根据对ANITA研究的亚组分析显示术后辅助放疗对进行R0切除的术后病理为N1的患者的生存是有负面影响的,中位生存时间分别为观察组的93.6个月vs放疗组的46.6个月。因此,对于这样R0切除又经历了肺门纵隔淋巴结清扫的非小细胞肺癌患者,不建议也不需要进行术后辅助放疗。

2.2.3 治疗情况

患者于2008-12-05至2009-02-10行4周期GP方案辅助化疗:吉西他滨1.8g 静滴 d1、8+顺铂45mg 静滴 d1~3,Q3W。

2.3 第三次MDT讨论与治疗情况

2.3.1 病例汇报

患者于2013-11-14当地医院复查胸部CT提示:纵隔多发淋巴结肿大,遂来院就诊。2013-11-18支气管镜检查:右上叶支气管手术残端未见新生物,第4组淋巴结EBUS-TBNA中找到非小细胞癌细胞。2013-11-25 PET/CT示:右肺癌术后,纵隔内淋巴结(4R组)转移(SUV=8.9)。颅脑MRI、肿瘤标志物等检查未见异常。

目前诊断:右肺腺癌术后,纵隔淋巴结转移,rT0N2M0,ⅢA期。

图9.2为2013-11-20胸部增强CT:右肺癌术后,纵隔4R区肿大淋巴结,明确转移(A,B)。

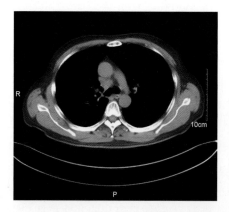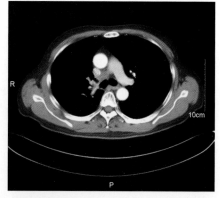

图9.2　2013-11-20胸部增强CT

2.3.2　讨论情况

影像科：右肺中央型肺癌术后，纵隔4R区见新发肿大的淋巴结影，结合病史，首先考虑转移性淋巴结。

外科：右上肺癌术后，目前4R组淋巴结出现了复发，病理明确为非小细胞癌。患者此处的淋巴结复发，不排除初次手术清扫不彻底，如奇静脉弓内侧残留部分淋巴结的可能性。患者目前的疾病处于区域复发状态，根据NCCN指南，可以选择手术切除及根治性放化疗。此时，应首先判断手术根治性切除的可能性。患者的右侧胸腔及4R组淋巴结处经前次手术，目前的解剖结构已改变且极有可能存在明显粘连，手术难度大；而且，CT提示4R组淋巴结与上腔静脉之间的间隙不清，有可能已侵犯腔静脉壁。以上两者均提示手术根治性切除病灶的难度较大，存在无法R0切除的可能性。因此，建议患者首选放疗。

内科：患者术后出现纵隔淋巴结转移，病理也进一步证实，如果能进一步免疫组化，可明确分型的具体类型。有条件可行PET/CT检查来完善疾病分期，考虑患者目前仍处于局部复发，治疗原则为根治性放化疗。现在，PACIFIC研究证实对于Ⅲ期非小细胞肺癌患者放化疗后可行Durvalumab免疫维持治疗。2021年1月，*JTO*杂志公布了该研究的最新数据。数据显示，免疫维持组vs观察组的中位OS分别为47.5个月和29.1个月（HR=0.71），48个月的OS率分别为49.6%和36.3%，两组的中位PFS分别为17.2个月和5.6个月（HR=0.55），48个月的PFS率分别为35.3%和19.5%。

放疗科：该患者目前出现了纵隔4R区淋巴结肿大，对于这样以往有肺癌病史并经过肺癌根治术的患者，此时仍然需要对这些肿大淋巴结进行病理活检以明确病理性质，并进行PET/CT或者其他检查来排除远处转移，准确进行疾病分期后安排下一步的治疗。该患者经气管镜下4R组淋巴结穿刺活检后被确诊为非小细胞肺癌，为右肺腺癌术后纵隔淋巴结转移，分期为rT0N2M0，Ⅲ A期。虽然是属于转移，但是疾病仍然是区域性疾病，有根治的可能性，手术或者放疗等局部治疗是第一选择。由于肿大淋巴结存在淋巴结包膜外侵犯，无法进行手术根治，同步放化疗成为治疗首选；放疗的趋势是选择调强放疗，针对纵隔内转移淋巴结进行累及野照射，由于是腺癌，同步化疗方案可以选择等效低毒的培美曲塞+顺铂/卡铂方案。

2.3.3　治疗情况

第一次治疗失败的最终治疗方案：2013-12-09至2014-01-23行同步放化疗，GTV为纵隔内淋巴结（4R组）转移病灶。CTV为纵隔2R区、纵隔4R区、右侧支气管残端和右侧肺门淋巴引流区，GTV均匀外放0.5cm而形成PGTV，CTV均匀外放0.5cm而形成PTV，PGTV剂量60Gy/30F/6w，PGTV剂量54Gy/30F/6w。危及器官剂量有肺平均剂量：762cGy，$V_{20}=15\%$，$V_{30}=9\%$，脊髓$D_{max}=4070cGy$，心脏$V_{40}=5\%$。

2013-12-09、2013-12-30、2014-01-21行同步化疗3周期：培美曲塞0.9g 静滴d1+卡

铂600mg静滴d1, Q3W。放疗后1个月复查胸部CT提示：淋巴结明显缩小, 疗效为PR。

图9.3为2014-02-06胸部增强CT：纵隔4R区淋巴结放疗后, 较前明显缩小, 疗效评价为PR(A, B)。

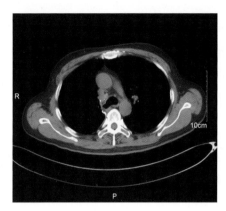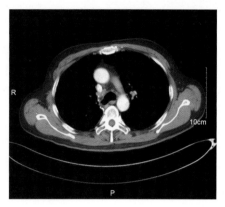

图9.3   2014-02-06胸部增强CT

治疗后进入门诊随访。

2.4   第四次MDT讨论与治疗情况

2.4.1   病例汇报

2018年7月, 患者于当地医院复查胸部CT, 结果提示两肺及纵隔淋巴结转移, 遂至我院就诊。查体：PS=0, 神志清, 精神可, 两肺呼吸音清, 未及明显干湿啰音, 腹软, 无压痛及反跳痛, 右侧锁骨上可扪及一枚质硬肿大的淋巴结, 大小为2cm左右, 难以推动。2018-07-15胸部增强CT示 (图9.4)：两肺有多枚小结节, 右肺明显, 考虑转移；双侧锁骨区结节, 纵隔内有数枚淋巴结影, 考虑转移。

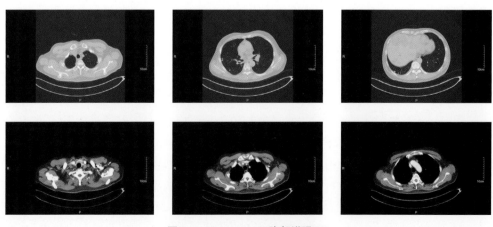

图9.4   2018-07-15胸部增强CT

2018-07-17 PET/CT示：右肺癌术后，双侧锁骨上窝、胸廓入口处气管右旁、前上纵隔区内多发肿大的淋巴结，符合转移性淋巴结表现；两肺多发小结节灶，其分布和形态较符合转移瘤。2018-07-18右侧锁骨上窝淋巴结穿刺活检病理示：(右锁骨上结节) 纤维组织内转移或浸润性低分化癌。分子检测结果：*EGFR*基因（ARMS法）(肿瘤样本中检测到*EGFR Ex20 ins*突变 (P.s768 D770dupSVD)。免疫组化：ALK (D5F3)(-)、TTF-1 (+)、P40(-)。颅脑MRI、肿瘤标志物等其余检查未见明显异常。

目前诊断：右肺腺癌术后，两肺转移、纵隔及锁骨上淋巴结转移，rT0N3M1a，ⅣA期 (AJCC第八版，2017)，*EGFR Ex20 ins*突变。

2.4.2　讨论情况

影像科：右肺癌术后纵隔淋巴结转移经放疗后复查双肺胸膜下新出多枚细小结节，结清；纵隔1区及2R区有多枚增大的淋巴结影，较前新出；结合病史，均考虑转移所致的可能性大。

病理科：右侧锁骨上窝淋巴结穿刺活检HE形态与之前的病理资料形态相似，考虑为低分化腺癌，而进一步的免疫组化结果也支持这一点，结合病史，考虑为肺腺癌转移。PD-L1 (22C3) 染色的结果显示弥漫的强着色，TPS > 50%，这提示患者很有可能在免疫治疗中获益。

内科：在肺癌靶点突变中最常见的一类基因突变类型是*EGFR*。中国非小细胞肺癌患者的突变率为35%~40%，常见突变位点发生在18、19、20和21号外显子上。其中，19号外显子缺失突变占45%，21号外显子L858R点突变占40%~45%，这两种突变为常见突变。除19与21号外显子外，在*EGFR*突变中有一种亚型，被称为*EGFR Ex20*插入突变 (*EGFR Ex20 ins*)，在*EGFR*突变中占4%~10%。此类患者使用传统的一代、二代EGFR-TKI的疗效均不理想，导致预后比较差。在中国，目前还没有针对*EGFR Ex20 ins*的靶向药物上市，所以当前针对*EGFR Ex20 ins*突变的患者，一线治疗上还是首选化疗治疗。通常选择培美曲塞联合铂类化疗，或者化疗联合抗血管生成靶向药贝伐珠单抗 (也属于常用方案)。三代EGFR-TKI奥希替尼用于*EGFR Ex20 ins*的研究也在开展。2020年ASCO报道了一项奥希替尼加量治疗*EGFR Ex20 ins*的Ⅱ期临床研究数据，20名患者接受奥希替尼160mg QD治疗，ORR为25%，SD患者为60%，PFS为9.7个月。这虽然与*EGFR*常见突变类型患者的PFS为18.9个月相比相差甚远，但目前也是一种较好的选择。二代的阿法替尼联合西妥昔单抗在临床当中的治疗也有了一定的数据。除此之外，也有一些新的靶向药物研究，目前，美国食品药品监督管理局 (Food and Drug Administration，FDA) 批准的有Mobocertinib (TAK-788)、Amivantamab。2019年FDA批准Mobocertinib有孤儿药资格，用于治疗*HER2*突变或*EGFR*突变 (包括外显子20插入突变) 的肺癌患者。一项开放标签的Ⅰ/Ⅱ期临床研究，共入组137名NSCLC患者，其中28名患者有*EGFR Ex20 ins*突变。研究显示的ORR为43% (12/28；95%CI：24%~63%)。DCR为86% (24/28；95%

CI：67%~96%）。中位 DoR 为 14 个月（未达到 95% CI）。中位 PFS 为 7.3 个月（95% CI：4.4% ± 15.6%）；12 个月 PFS 率为 33%（15%~52%）。Amivantamab 即 JNJ-61186372（JNJ-6372）。2020 年 3 月 10 日，FDA 授予其为肺癌新药突破性的治疗称号，用于治疗 *EGFR Ex20 ins* 插入突变且铂类化疗后持续进展的转移性非小细胞肺癌患者。JNJ-6372（JNJ-61186372）是一款靶向 *EGFR* 以及 *c-Met* 的人源化双特异性抗体，它能同时抑制 EGFR 及 c-Met 的磷酸化，以及下游信号的激活，并有较强的抗体依赖性细胞介导的细胞毒作用。在 2020 年的 ASCO 上，JNJ-6372 公布了其最新的治疗 *EGFR Ex20 ins* 插入突变的非小细胞肺癌的 Ⅱ 期临床研究结果。结果显示：39 例可评估疗效的患者的客观缓解率（objective response rate，ORR）为 36%，临床获益率为 67%，中位持续缓解时间为 10 个月，中位无进展生存期（progression-free survival，PFS）为 8.3 个月。在 29 例先前接受过含铂化疗的患者中，客观缓解率为 41%，临床获益率为 72%，中位无进展生存期为 8.6 个月。其他新药还有波奇替尼。ZENITH20-1 是一项多队列、多中心、Ⅱ 期研究，评估了 Poziotinib 在经治的 *EGFR Ex20 ins* 突变的晚期 NSCLC 患者中的疗效和安全性。2020 年 AACR 报道了该研究第 1 个队列的临床结果。研究共纳入 115 例经治的 *EGFR Ex20 ins* 突变的 NSCLC 患者，波奇替尼用法为：16mg，每天 1 次，口服。在队列 1 中的总体 ORR 为 14.8%，DCR 为 68.7%，中位 PFS 为 4.2 个月。

2.4.3 讨论意见

建议行培美曲塞联合铂类化疗，若经济条件允许，可联合贝伐珠单抗治疗。

2.4.4 治疗情况

2018-08-01 至 2018-08-22 予以行 PC+贝伐珠单抗方案治疗 2 周期：培美曲塞 0.9g 静滴 d1+卡铂 500mg 静滴 d1+贝伐珠单抗 600mg 静滴 d1，Q3W。

2.5 第五次 MDT 讨论与治疗情况

2.5.1 病例汇报

两次化疗加抗血管治疗后 2018-09-13 胸部 CT 示（图 9.5）：两肺转移瘤增多、增大。疗效评价：PD。

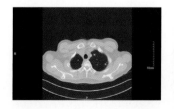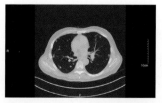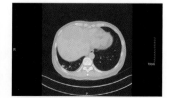

图 9.5　208-09-13 胸部增强 CT

患者在接受化疗之后，体力情况下降，PS=2，右侧锁骨上淋巴结仍肿大，大小质地同前。

2018-09-15对锁骨上淋巴结穿刺活检组织行PD-L1表达（22C3抗体）检测，示：TPS=80%。

2.5.2　讨论情况

病理科：将肺癌的PD-L1免疫组化应用TPS进行评估。TPS应对切片内所有的肿瘤细胞进行阳性率评估，阳性的肿瘤细胞应表现为线性的、可靠的细胞膜着色（胞浆可着色，可不着色）。其余的细胞，主要是炎症细胞和肿瘤间质细胞、血管内皮细胞等，即使为阳性，也不能被记入阳性细胞。因此，对于肺癌PD-L1阳性率的评估，除了对免疫组化片进行定量计数外，同时应结合HE形态，对无效细胞进行甄别。本例的肿瘤细胞着色清晰而明显，背景上的炎症细胞以及间质细胞基本为阴性，干扰较弱。本例的肿瘤细胞PD-L1的阳性率较高（＞50%），应被当做PD-L1高表达的病例，患者后期在免疫治疗中获益的可能性较高。

内科：化疗联合抗血管治疗的疗效不佳，并且出现了体力评分的下降，淋巴结穿刺PD-L1（22C3）提示患者属于免疫高表达人群。*EGFR*基因是免疫单药治疗的负性因子，免疫治疗的疗效不佳，但考虑该患者有*EGFR*耐药突变，目前这类患者能进行免疫治疗的获益数据并不多。在2018年，免疫PD-1药物已经在国内上市，考虑患者有多线化疗耐药，结合PD-L1 TPS≥50%，可考虑免疫治疗。KEYNOTE 024研究中，截至2020-06-01，经过5年的长期随访，帕博利珠单抗较化疗仍然体现出更好的OS和更持久的获益。尽管化疗组中近66%的患者接受后续PD-1/PD-L1抑制剂治疗（将化疗组55%的患者交叉至帕博利珠单抗治疗），帕博利珠单抗组5年OS较化疗组提升近1倍（31.9% vs 16.3%），中位OS分别为26.3（28.3~40.4）个月vs13.4（9.4~18.3）个月，HR 0.62（95% CI：0.48~0.81）。3年PFS更是化疗组的5倍（22.8% vs 4.1%），中位PFS分别为7.7（6.1~10.2）个月vs5.5（4.2~6.2）个月，HR=0.50（95% CI：0.39~0.65）。帕博利珠单抗单药组中，39例患者完成了2年35周期的治疗，其ORR高达82%[4例完全缓解（CR），28例部分缓解（PR）]，3年OS高达81%。同时，在治疗相关的不良反应上，帕博利珠单抗组明显低于化疗组（76.6% vs 90%），经过长期随访并未发现新的不良反应。

2.5.3　讨论意见

建议：①帕博利珠单抗或纳武利尤单抗免疫治疗；②化疗：多西他赛/白蛋白紫杉醇/紫杉醇等；③免疫联合化疗。

2.5.4　治疗情况

2018-09-28开始予以帕博利珠单抗200mg静滴Q3W治疗。用药后，患者的体力状态逐渐得到改善, PS=0。定期进行复查, 胸部CT (图9.6) 均提示双肺结节及淋巴结未见增大。疗效评价: SD。无不良反应。

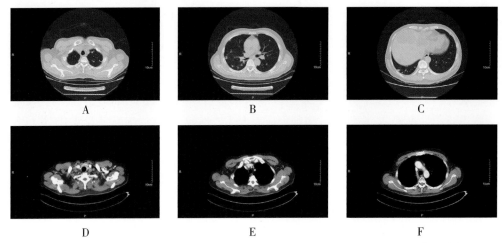

图9.6　胸部增强CT提示: 双肺转移瘤(A~C)、双锁骨上(D)及纵隔(E, F)淋巴结未见增大

根据随访, 患者于2019年10月死于非肿瘤事件。

2.6　总　结

外科点评: 对于局部及区域复发的患者, 手术是潜在的根治性治疗手段。但是需要详细评估手术的得与失。初次手术会造成术区的粘连及结构改变, 增加二次手术的风险, 降低二次手术的根治性切除的可能。因此, 在术前需详细评估手术可能给患者带来的获益, 避免不必要的损害。

内科点评: 该患者是一例*EGFR Ex20 ins*突变患者。这是EGFR-TKI耐药突变, 但同时该患者有PD-L1免疫高表达。既往的研究均显示*EGFR*敏感突变患者的PD-1/-PD-L1抑制剂的疗效不佳且易出现超进展, 因此, 大多数的免疫药物研究中均排除了*EGFR*敏感突变的人群, 仅IMPOWER150研究中显示*EGFR/ALK*突变患者在化疗联合贝伐珠单抗和免疫的四药联合方案中有获益, 但大部分也是TKI耐药后的患者。但临床中有部分为*EGFR*耐药突变的患者, 如*EGFR Ex20 ins*、*HER2*等。这部分人群的靶向治疗的疗效有限, 免疫治疗是否有获益也是值得探索的。2020年, 国内一项回顾性研究发现, EGFR 20外显子突变NSCLC患者有更高的PD-L1表达, 能够从PD-1/PD-L1免疫治疗中获益。该研究回顾性分析了1270例NSCLC患者, 其中35例携带*EGFR Ex20 ins*, 21例携带*HER2 Ex20 ins*。通过免疫组化进行PD-L1表达分析, 使用22C3抗体, 定义≥1%的肿瘤细胞膜染色为PD-L1表达阳性。携带*EGFR Ex20 ins*的NSCLC患者48.6% (17/35)PD-L1表达为阳性, 在*EGFR*和*HER2 Ex20 ins*患者中, PD-L1阳性亚组的中位OS要显著低于PD-L1阴性的亚组 (12.0个月vs28.6个月, $P=0.001$)。在*EGFR Ex20 ins*患者的OS为23.3个月。有

9例*EGFR Ex20 ins*接受了PD-1/PD-L1抑制剂治疗, ORR为22.2%, 1例患者有SD, PFS达到10.0个月。所以, 对于携带*EGFR Ex20 ins*的患者, 由于其较高的PD-L1表达, 这部分患者可能从免疫治疗中获益, 但仍需更多的研究数据来证实。

病例10 局部晚期肺腺癌患者的 新辅助靶向治疗

病例10
二维码彩图

1. 初诊情况

1.1 病例汇报

患者,女,61岁,因"咳嗽3个多月,痰血1周"于2020-01-15入院。患者3个多月前无明显诱因下出现咳嗽,咳伴少许白色黏痰,未见痰血。就诊于当地卫生院,考虑为"感冒",予对症支持治疗(具体不详)后稍缓解。因上述症状反复发作,于1个月前再次就诊当地医院,予中药(具体不详)治疗,未见好转。1周前患者出现痰中少许鲜红色血丝,第3次就诊当地医院,查胸部CT提示肺部肿块。为进一步治疗,就诊上级医院,2020-01-14查胸部增强CT:右肺肿块(77mm×74mm),考虑肺癌,累及右肺门。右下肺炎症伴少量的胸腔积液。入院后,完善相关检查。2020-01-16支气管镜示:右肺中叶外侧段内见隆起新生物。2021-01-16胸部增强CT示(图10.1):右肺上叶及中叶巨大占位(9.1cm×7.2cm),考虑肺癌,累及右肺上叶及中叶支气管,伴病灶远端阻塞性表现。纵隔小淋巴结显示。右侧胸腔有少许积液。2020-01-17支气管镜活检病理示:(右肺中叶)低分化非小细胞癌(倾向腺癌)。2020-01-21免疫组化示:NapsinA(+)、TTF-1(+)、CK5/6(-)、P40(-)、P63(-)、CK7(+)、Ki-67(+,70%),病理诊断:(右肺中叶)低分化腺癌。NGS结果提示:*EGFR Ex21 L858R*突变,丰度92.1%,*EGFR*基因扩增10倍。肿瘤标志物、腹部增强CT、颅脑MRI、心超、肺功能均未见明显异常。

初步诊断:右肺中叶腺癌,中央型,cT4N0M0,ⅢA期(AJCC 第八版,2017),*EGFR Ex21 L858R*突变。

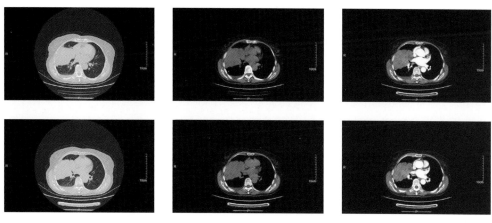

图10.1　2021-01-16胸部增强CT

2. MDT 讨论及治疗经过

2.1　第一次MDT讨论与治疗情况

2.1.1　讨论情况

影像科：右肺中上叶肺门旁见一约9.1 cm×7.2 cm的层面巨大占位，形态不规则，内密度略欠均，增强后中等度不均性强化右肺上叶支气管及中间段支气管，可见狭窄闭塞，其外侧见大片状实变影；右侧胸腔可见少量的弧形液性密度影。影像诊断：右肺中央型肺癌伴右肺中上叶阻塞性改变；右侧胸腔有少量的积液。影像分期：T4N0M0，ⅢA期。

病理科：右肺中叶支气管镜活检标本镜下的形态分化较差，以实性细胞团为主，但小区可见分化不良的腺体结构且此处的少量细胞似乎可见胞浆内黏液，故首先考虑为分化差的腺癌，同时需要免疫组化来排除大细胞癌的可能。之后的免疫组化结果显示肿瘤具有的显著异质性，腺样区域TTF-1阳性，NapsinA弱阳，但实性区域TTF-1仅有少量的阳性，NapsinA及其他鳞癌标志物均为阴性。故结合免疫组化结果，此例考虑为腺癌且部分区分化差。

NGS结果显示该肿瘤具有*EGFR*中常见的21外显子L858R突变，丰度达到92.1%，说明大部分的肿瘤细胞具有此突变，与此同时，我们也发现肿瘤细胞*EGFR*基因存在扩增。这些结果提示该患者有可能从EGFR-TKI治疗中获益。

外科：诊断明确为右中肺中央型肺癌，临床分期为T4N0M0，ⅢA期。患者的疾病存在根治性手术切除的机会。但肿块较大且累犯上叶。根据NCCN指南，建议先行新辅助治疗，然后根据肿瘤的退缩情况，考虑手术介入的时机及方式。

内科：目前的检查提示为ⅢA期肺腺癌，根据NCCN指南，如有条件，可行PET/CT检查以进一步完善疾病分期。目前，患者的肿瘤巨大，对于Ⅲ期肺癌，外科医生评估是否能进行手术是很重要的，如果为有可潜在手术机会的肺癌患者，可行新辅助治疗。目前，新辅助治疗指南上是推荐含铂双药化疗，化疗后再次复查后再次评估手术指征。

放疗科：经过胸部CT、气管镜及病理活检，该患者明确为右肺中叶腺癌，原发病灶较大，累及右上肺，由于目前的肿瘤较大，R0 切除难度大，建议行新辅助治疗。2008年，德国的一项Ⅲ期随机对照研究，296例ⅢA~ⅢB期NSCLC患者随机分入术前同步放化疗组和术前化疗组，两组的PFS时间差别无统计学差异（11.0个月 vs 9.5个月），术前放化疗可增加病理反应和纵隔淋巴结降期，但不能提高生存率，因此，对于这样的局部晚期NSCLC患者，建议行新辅助化疗。

2.1.2　讨论意见

经过团队的讨论，建议患者先接受新辅助治疗。

2.1.3　治疗情况

患者于2020-01-19行培美曲塞700mg静滴d1＋卡铂400mg静滴d1，Q3W化疗。患者化疗后，恶心、呕吐等副作用明显，伴血小板Ⅱ度降低。患者对化疗表示抗拒。复查胸部CT检查提示：右肺的肿块较前相仿。

2.2　第二次MDT讨论与治疗情况

2.2.1　讨论情况

外科：由于副作用明显，因此仅1周期新辅助化疗之后就面临着治疗方式的再次选择。但患者的肿块较大，根据经验，仅凭1周期化疗是无法使肿瘤明显缩小的，建议更换方式行新辅助治疗。患者为 *EGFR* 敏感突变的患者，可以考虑EGFR-TKI作为新辅助治疗的药物。

内科：患者化疗1周期后的化疗反应重，对继续化疗抗拒。目前可复查CT来初步评估1周期的化疗疗效，评估是否可行手术治疗。如仍未达到手术指征，考虑患者的基因检测提示 *EGFR Ex21 L858R* 突变。关于靶向新辅助治疗，目前已有的研究报道EMERGING研究（CTONG1103），比较了厄洛替尼和传统含铂双药作为ⅢA N2期非小细胞肺癌新辅助治疗的疗效及安全性，两者的疗效是有显著差异的。虽然研究未达到终点，但还是能看到两组在疗效上的差异，靶向治疗组和化疗组的客观缓解率（ORR）分别为54.1%和34.3%（$P=0.092$），中位无进展生存期（PFS）分别为21.5个月和11.4个月（HR=0.39；$P<0.001$）。两组的主要病理学缓解率分别为9.7%和0%。该患者有大的肿瘤病灶，缩小肿瘤达到能手术切除的程度是目前的主要目的，考虑靶向药物的有效率，可更换为EGFR-TKI靶向治疗，复查评估疗效后再定下一步的治疗策略。

放疗科：该患者无法耐受培美曲塞＋卡铂的化疗方案，主要表现为不可耐受的消化道反应,可建议加强止吐治疗或将两药联合治疗改为单药培美曲塞,假如患者拒绝所有的化疗,建议行新辅助EGFR-TKI靶向治疗,不推荐进行单纯的新辅助放疗。

2.2.2　讨论意见

经过团队的讨论,建议患者接受新辅助靶向治疗。

2.2.3　治疗情况

由于药物的可及性,患者选择同为一代药物的凯美纳治疗。患者于2020-02-10起开始口服凯美纳125mg口服进行TID靶向治疗。2020-03-02复查胸腹部增强CT示(图10.2):肺癌治疗后,对比2020-01-16胸CT及2020-01-19上腹CT:①右肺上叶及中叶近肺门软组织肿块伴病灶远端阻塞性炎症,较前明显好转。②纵隔小淋巴结显示,较前相仿;原右侧胸腔的少许积液被大致吸收。③上腹部CT检查未见明显异常。

图10.3为2020-04-13患者复查胸腹部增强CT。肺癌治疗后,对比2020-03-02 CT:①右肺上叶及中叶近肺门软组织肿块,较前有缩小;病灶远端阻塞性改变,较前有吸收。②考虑左肺上叶下舌段有少许炎症。③纵隔小淋巴结显示,较前相仿。④上腹部CT检查未见明显异常。

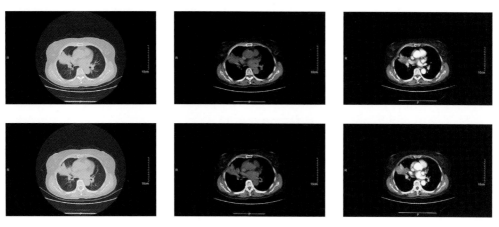

图10.2　2020-03-02复查胸腹部增强CT

2.3　第三次MDT讨论与治疗情况

2.3.1　讨论情况

影像科:右肺中央型肺癌新辅助治疗后复查,右肺门病灶较前持续缩小,有好转;右肺中叶支气管狭窄闭塞,外侧伴少许阻塞性改变;目前的影像诊断为右肺中央型肺癌伴右肺中叶阻塞性改变。影像分期:ypT2N0M0。

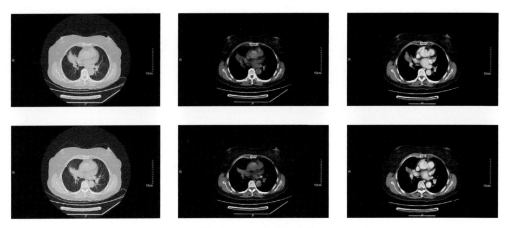

图10.3　2020-04-13复查胸腹部增强CT

外科：患者经1周期新辅助化疗及2个月靶向治疗后，肿瘤缩小明显，目前有手术根治性切除的机会。可以通过手术完整切除瘤床及剩余对靶向药物不敏感的肿瘤组织，为患者带来更好的生存体验。

内科：患者经过凯美纳靶向治疗后右肺病灶明显缩小，目前需外科医生再次评估手术指征。

放疗科：该患者经过1周期的新辅助化疗、3周的EGFR-TKI治疗，局部肿块缩小明显，由T4降为T2，达到了新辅助治疗前所设立的治疗目的。当前，患者的一般情况良好，其心肺功能良好，能够接受肺癌根治性手术治疗。故下一步建议患者进行手术；假如新辅助治疗后患者拒绝手术或者患者的心肺功能差到不能耐受手术，那么推荐进行同步放化疗或者序贯放化疗。

2.3.2　讨论意见

经过团队的讨论，建议患者接受手术治疗。

2.3.3　治疗情况

患者于2020-04-17全麻下行胸腔镜下右肺中叶切除术+右肺上叶部分切除术+肺门纵隔淋巴结清扫术。术后常规病理示肺恶性肿瘤化疗后：①（右中肺及部分右上肺右中肺肺叶）肺组织内见少量退变浸润性低分化腺癌伴大片纤维组织增生、炎症细胞浸润及泡沫样组织细胞反应（瘤床总体大小为5.5cm×4cm×3.2cm，符合治疗后的改变，肿瘤退缩程度＞90%）。②（2组）2只、（4组）2只、（7组）2只、（10组）2只、（11组）1只淋巴结慢性炎。（右上）肺断端及支气管切缘均为阴性。片内未见确切的脉管瘤栓及神经侵犯。

术后诊断：右中叶腺癌，中央型，ypT1N0M0，ⅠA期。

2.4 第四次MDT讨论与治疗情况

2.4.1 讨论情况

病理科：患者在经过新辅助化疗之后，获得了非常理想的疗效。对根治术标本的评估显示瘤床内绝大部分肿瘤细胞已经消失，仅残留少量的浸润性肿瘤细胞巢（约2%，MPR），瘤床的其他区域可见典型的化疗后改变，如泡沫样组织细胞反应及纤维组织增生伴炎症细胞浸润。纵隔淋巴结清扫均为阴性。

内科：术前靶向新辅助治疗的疗效佳，肿块缩小明显，目前顺利完成了手术，对于术后是否需辅助治疗，根据目前的证据和指南推荐，对于术后辅助靶向治疗可以选择奥希替尼治疗3年，考虑既往的凯美纳新辅助治疗对患者有效，患者的耐受性良好。在EVIDENCE的研究中，比较了埃克替尼与标准辅助化疗针对Ⅱ～ⅢA期肺癌*EGFR*突变患者术后辅助治疗的效果。截至2020年6月的数据显示：在疗效方面，埃克替尼治疗组与标准辅助化疗组作比较，患者的中位无病生存期（DFS）为46.95个月 vs 22.11个月；3年DFS为63.88% vs 32.47%。目前也在申请作为肺癌辅助治疗新的适应证。关于术后辅助靶向治疗时间，目前2年或3年都是可选择的。

放疗科：经过手术治疗，R0切除，术后分期为pT1N0M0，无术后辅助放疗指征。

2.4.2 讨论意见

经过团队的讨论，建议患者接受术后靶向药物维持治疗。

2.4.3 治疗情况

患者自2020-05-05开始继续进行凯美纳125mg口服的TID靶向辅助治疗。同时，患者定期随访。2021年9月截稿时，患者的疾病未见进展。

2.5 总 结

外科点评：这是一例新辅助靶向治疗的病例。患者初诊时分期为cT4N0M0，ⅢA期，属于局部晚期，有根治性手术的机会，但是首先需要进行新辅助治疗。培美曲塞联合铂类是临床针对肺腺癌的一线化疗方案，但患者对化疗的副作用较为敏感，1周期化疗后不耐受。此时，靶向治疗可以作为有效的新辅助治疗手段。目前，有关EGFR-TKI用于局部晚期肺腺癌新辅助治疗的研究结果不多，但已公布的结果均提示靶向药物用于新辅助治疗可以取得令人鼓舞的疗效和可接受的副作用。该患者在接受新辅助靶向治疗后，肿瘤明显缩小，取得了非常明显的降期效果，为后续手术切除创造了空间。而且，在手术过程中，未见病灶及周边组织明显纤维化，手术难度未明显增大。但有文献报道，新辅助靶向治疗会刺激病灶周边组织纤维化，增加手术风险以及术中出血。新辅助靶向治疗对手术的不利影响，可能与靶向药物的作用时间有关。具体需要更多的临床证据支持。

内科点评：该病例体现了在 *EGFR* 突变阳性患者治疗中新辅助靶向治疗的价值，虽然目前的 EMERGING 研究未能达到预测的研究终点，但还是能看到靶向治疗比含铂化疗在有效率上有优势，特别是我们这例患者的肿块大，影像未提示淋巴结转移，在治疗上新辅助治疗的价值则更为突出一些，所以在患者不耐受化疗的情况下，果断选择靶向药物治疗体现了治疗的个体化原则。

病例11 *EGFR Ex21* 敏感突变肺癌患者的综合治疗（比赛案例展示）

病例11
二维码彩图

本案例为团队于2019年6月参与中国癌症基金会肺癌MDT经典案例示范项目首站——杭州站的展示过程，以及在场各位专家的点评实录。特此与各位同道分享。

1. 初诊情况

患者，男，52岁，因"体检发现右肺占位半个月"于2014-06-07入院。患者入院前半个月于当地医院体检，胸部CT提示存在右上肺肿物。吸烟史：吸烟指数400支/年。ECOG评分为0分。入院后完善相关检查。2014-06-11胸部增强CT示（图11.1）：右肺上叶占位，首先考虑恶性肿瘤；右肺门及纵隔肿大淋巴结移转的可能性大。支气管镜、全身骨显像、颅脑MRI、颈部+锁骨上超声、肺功能均未见明显异常。

初步诊断：右上肺癌，周围型，cT1bN2M0，ⅢA期。

2. MDT 讨论及治疗经过

2.1 第一次MDT讨论与治疗情况

2.1.1 讨论情况

影像科：从CT图像中可以在右上肺前段见一约2cm的软组织结节，边缘可见浅分叶，边界清晰，纵隔窗显示，病灶呈中等度强化，右肺门（10区），以及纵隔（4R区、3A区）均可见肿大的淋巴结，亦呈中等度强化，边界清晰。按照第八版肺癌TNM分期，病灶大小为2cm，属于T1b；10区、4R区、3A区均见肿大的淋巴结，其中3A区淋巴结位于气管中线右侧，分期在N2b，此患者的影像分期为T1bN2bMx。

外科：根据术前CT检查，目前考虑为右上肺癌伴纵隔淋巴结转移。临床分期为

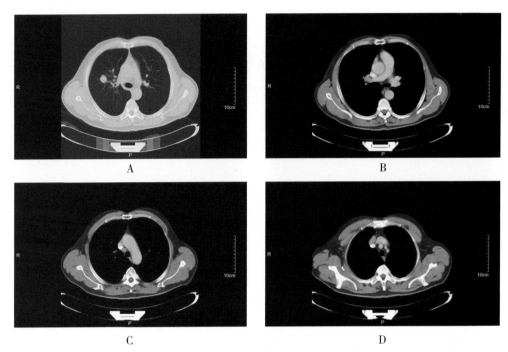

图 11.1　2014-06-11胸部增强CT。A：右肺上叶占位。B~D：肺门及纵隔肿大淋巴结

T1N2M0，Ⅲa期。对于Ⅲa期N2阳性的非小细胞肺癌，第8版TNM分期将N2分为N2a1、N2a2、N2b三个亚型，各亚型的治疗及预后有所差异。根据我院统计数据，N2a1、N2a2、N2b三类患者的中位生存期分别为14、24和12个月，N2a1和N2b复发风险有显著性差异。本例患者应属于N2b，治疗难度较大，要引起重视。国家卫生健康委员会2018年颁布《原发性肺癌诊疗规范》：对于N2期单组纵隔淋巴结肿大并且直径＜3cm或两组纵隔淋巴结肿大但没有融合，并且预期能完全切除的病例，推荐开展MDT讨论，推荐新辅助化疗+/-放疗+手术，或者手术+化疗+/-放疗的方案。本例患者第4组、第3组两组纵隔淋巴结肿大，考虑转移，符合此类。但是最新版NCCN指南中指出，对于N2阳性患者，建议行同步放化疗。诱导化疗后可以进行手术的患者，也可以选择化疗+手术的治疗方案。故综合此两类指南，推荐本例患者采用新辅助化疗+手术±放化疗的治疗方案。著名的INT0139研究在新辅助放化疗后，对比了手术与根治性放疗的效果。虽然在总体OS上，两组无明显差异，但是在肺叶切除的患者中，手术组的OS长于放疗组。当然，在采取下一步治疗之前，明确病理诊断是必要的。建议行肺部肿物穿刺活检，纵隔淋巴结采用TBNA、EBUS或纵隔镜来明确病理诊断。

　　内科：目前的临床诊断为ⅢAN2，目前这类分期的患者在NCCN指南上对下一步的检查有明确的推荐，该患者除了已经完成的检查之外，需要通过纵隔淋巴结穿刺或者纵隔镜检查来明确淋巴结的性质以进一步明确ⅢAN2的诊断，最好能通过PET/CT检查进一步排除是否有远处的转移。以上是对患者下一步检查诊断的推荐。如果这位患者被评估不能手术，那么在NCCN指南上是以1类证据推荐根治性同步放化疗，用免疫维持治疗。如果这个患者有潜在的手术机会，预期可进行手术，那同意外科医生的意见行诱导化疗，即新辅助治疗。那么，新辅助治疗除了传统的化疗之外，目前还有免疫和靶向新辅助治疗。最近的免疫治疗特别热门，从CHECKMATE159、nivolumab单药免疫新辅助治疗开始，到现在的免疫双药治疗NEOSTAR研究，还有免疫联合化疗新辅助治疗，这些免疫新辅助治疗研究从肿瘤的缓解率、病理缓解率上与化疗比起来有明显的提高，但我们还需要OS的数据来进一步支持。如果这位患者的病理证实是*EGFR*敏感突变，那我们还可以考虑新辅助靶向治疗，从CTOG1103研究证实靶向新辅助治疗也是有优势的。但目前这位患者的病理和基因状态都不明确，因此还是首先推荐新辅助化疗，有条件的话可以考虑免疫新辅助治疗。

放疗科：该患者有两站N2淋巴结肿大，看上去可能完全切除，在决定手术还是非手术之前，建议进一步评估：若患者具备相关条件，推荐PET/CT检查，因为多站淋巴结转移的患者出现N3、远处转移的风险较大；明确病理，如果组织量足够多，最好明确EGFR/PD-L1的状态，对于是手术还是非手术治疗的选择有一定的指导意义。在治疗方面，如果排除其他部位的转移，明确为两站N2的ⅢA患者，那么根治性同步放化疗+免疫是目前循证学证据最充分的一个选择。因为迄今为止多项放化疗与手术比较的随机对照研究，总体上没有生存差异。同时，PACIFIC研究显示放化疗联合免疫治疗，疗效提升显著，3年OS从43%提高到57%。因此，NCCN指南等把它列为目前的1类推荐。我们医院也正参与了中国版PACIFIC研究，目前入组了20多例患者，在治疗耐受性方面还是不错的。但是，是不是所有的患者都要完全按照NCCN指南？我想并不一定。在亚组分析中，我们看到PD-L1＜1%的患者似乎在安慰剂组中获得的治疗结果更好，但没有统计学差异。另外，由于入组患者数很少，*EGFR*突变患者能否从免疫治疗中获益也是不明确的。在晚期患者中EGFR突变患者的免疫治疗的有效率比较低。因此，从目前循证学证据讲，根治性同步放化疗+免疫是第一选择，特别是PD-L1高表达、*EGFR*野生型患者。而对于*EGFR*阳性、PD-L1不表达的患者，需要进一步研究。对于这个患者，当时免疫的PACIFIC研究还没出来。另外，免疫治疗在可及性方面也存在一定的问题，基于INT0139的亚组分析，以及一些回顾性研究，我倾向于以手术为主的综合治疗，首先推荐新辅助化疗+手术。

专家点评一：我认为在这个讨论过程中跳过了一些环节。这个患者还没有取得病理检查结果。还不知道到底是小细胞肺癌还是非小细胞肺癌；是非小细胞肺癌中的哪个类型，分化怎样，到底是否存在转移也不明确。PACIFIC研究的对象和讨论的这个患者有些不同，它是研究Ⅲ期放化疗治疗后稳定且不能进行手术的患者中有免疫治疗获益的。我觉得针对这个患者，前两位同志的讨论比较到位，首先要明确到底是否存在远处转移。我觉得刚刚讨论到的PET/CT是很重要的。这个患者属于边缘状态，如果没有远处转移，那么应尽量做转化性治疗，从一个潜在可切除的患者转化为一个可手术切除的患者，这一点非常重要。要完成这个过程。在这个阶段主要还是讨论诊断,在明确诊断的前提下,再去评估患者的营养状态、心肺功能等是否能够耐受手术治疗。我认为这些点是我们在遇到这样的患者时首先要考虑的问题。

专家点评二:我很同意前一位教授的意见。我觉得就这个病例来讲,下一步的治疗方案的考虑需要基于充分的诊断。没有充分的诊断,包括全身肿瘤状况和分子诊断等,下一步的治疗讨论起来就有点没底气。

专家点评三:刚刚我看了一下CT片,3A区淋巴结是蛮大的。从我个人而言,给这样的患者做手术,我会比较慎重。在术前明确了诊断,进行了新辅助化疗之后,若化疗有效,我认为可以尝试一下;如果化疗无效,那做手术的意义可能也不是很大。我在做手术方面是激进派,但对于3A区淋巴结这么大的患者,我可能会选择保守治疗。

专家点评四:我也觉得先明确诊断是更重要的。对于这位患者,虽然按概率而言非小细胞肺癌的可能性更大,但如果根据病理考虑为小细胞肺癌,那我们就没有讨论下去的必要了。从目前循证医学的角度出发,对于多站转移的患者,同步放化疗的证据等级更高。当然,对于这种目前仍存在争议的问题,征求患者的意见是很重要的。患者的意愿对于治疗策略的制定,还是有很重要的作用的。

2.1.2　治疗情况

患者进行了进一步的检查。2014-06-16 EBUS检查,病理示:(4R组) 纤维、淋巴组织内见转移性低分化腺癌。患者的诊断明确为:右上肺腺癌,周围型,cT1bN2M0,Ⅲ A期。但患者因自身原因要求回当地医院治疗。

患者于2014-06-26在当地医院接受剖右胸右肺上叶切除术+肺门纵隔淋巴结清扫术。手术及恢复过程顺利。术中探查未见胸腔积液及胸膜转移结节,肿块位于右上肺前段,约2cm×2cm×2cm大小,未累及脏层胸膜,肺门纵隔淋巴结肿大。术中直接行右上肺叶切除,标本送冰冻示:(右上肺) 腺癌。清扫纵隔及肺门淋巴结多枚,约0.5~2cm大小,质硬,尤其3A区淋巴结,约2cm×2cm。术后病理示:右上肺结节型 (瘤体2cm×1.8cm×1.5cm) 浸润性腺癌 (以腺泡为主型,部分为实性及微乳头状生长),累犯肺内支气管,浸润或转移至 (第10组)1/4只、(第12组)0/1只、(第2组)0/1只、(第4组)2/4只、(第7组)0/3只、(第11组)0/1只、(3A组)1/6只淋巴结。支气管切缘阴性。免疫组化示:CK5/6和P63阴性, TTF-1和NapsinA阳性。分子检测结果:*EGFR*基因 (*ARMS*)(肿瘤样本中检测到*EGFR Ex21　L861Q*突变,未发现其他已知突变)。

术后诊断:右上肺腺癌,周围型,pT1bN2M0,Ⅲ A期,*EGFR Ex21　L861Q*突变。

2.2　第二次MDT讨论与治疗情况

2.2.1　讨论情况

病理科：本例患者的病理组织学形态及免疫组化表达均符合肺腺癌的诊断标准，故诊断结果为腺癌明确。本例肺腺癌的组织学特点：①原发病灶的主要成分为腺泡状生长，伴有实性及微乳头的生长方式；②具有多站及多个淋巴结的转移，而且转移病灶的癌成分均为实性及微乳头状生长。基于本例的病理学特征，有必要探讨具有少量的低分化腺癌（实性及微乳头状生长）的存在是否会影响患者的预后？肺腺癌中存在少量的实性或微乳头状的癌成分，即可显著增加纵隔淋巴结的转移范围及数量，并且影响患者的生存预后，这种影响程度与实性或微乳头状成分的占比多少无关。综上所述，我们认为对本例患者后续的治疗应采取更加积极的态度。

内科：该患者在当地医院做了肺癌根治手术，术后病理分期是ⅢAN2，分子分型是*EGFR Ex21 L861Q*突变。对于ⅢAN2肺癌患者术后辅助治疗，不管是中国指南还是NCCN指南都是推荐术后辅助化疗。对于有*EGFR*敏感突变的患者，中国CSCO指南可以选择行EGFR-TKI靶向辅助治疗。数据来源于中国两项研究——ADJUVANT和EVAN研究。这两项研究都显示了辅助靶向治疗2年使DFS时间明显延长。但是我们要注意到我们这例患者有一个比较特殊的L861Q非经典突变。这两项研究入组的都是*EGFR Ex19*缺失和*Ex21 L858R*经典突变的患者。对于非经典突变，我们的数据不是很多，发生率在10%左右，多的话有报道在23%，数据可能源于目前NGS检测技术的广泛应用，非经典突变的发现率会高一些。一项回顾性研究发现在男性和吸烟患者中非经典突变的发生率要稍高一些。我们都知道，非经典突变EGFR-TKI靶向治疗的疗效是不如经典突变的，因此，这位患者的新辅助靶向治疗的证据不足。还是推荐含铂双药的联合化疗，对于是否需要行辅助放疗，需要请教放疗科医生。对于化疗药物的选择，2021年ASCO报道的日本的一线研究显示，术后辅助培美曲塞联合顺铂与经典的NP方案（长春瑞滨联合顺铂）作对比，两组RFS曲线是重叠的，但是培美曲塞联合组的安全性和完成率更高，基于这例腺癌患者，我会首先推荐培美曲塞联合顺铂的术后辅助方案。

放疗科：关于术后辅助放疗，目前确实存在很大的争议。因为前几年的荟萃分析结果都显示术后放疗没有生存获益，但是这些分析都基于20世纪60~90年代的研究结果，那时的设备比较落后（很大部分为Co60），技术都是采用二维放疗，对正常器官使用的剂量较高，心肺损伤较大；而且靶区剂量欠佳，可能影响疗效。因此，这些结果不能代表现代术后放疗技术的价值。相对近期的一个荟萃分析显示，采用直线加注器的术后放疗是可以提高生存质量的。近期，国际上几项大样本回顾性分析显示：术后放疗可以提高N2患者的生存质量。国内，医科院、肿瘤医院也进行了大样本的回顾性分析，N2患者的5年OS提高了12%，不仅减少了区域复发，而且减少了远处转移。上海肿瘤医院的回顾性分析，对于N2患者，采用三维适形术后放疗，提高5年生存率超过20%。另外，这个患者的年龄小于60岁,其有多站淋巴结转移,行肺叶切除手术,有部分回顾性研究提示,这样的患者术后放疗的价值可能更大。因此,我的意见是在术后化疗基础上,行序贯放疗。

专家点评五:之前提到的ADJUVANT研究和EVAN研究的研究对象的突变类型不包括Ex21 L861Q,因此不能直接套用。CSCO治疗指南里有辅助靶向治疗,但是国家卫生健康委员会的非小细胞肺癌治疗指南中尚未把它收入。因此,总体而言,针对该患者行术后辅助分子靶向治疗还是不太适合的。对于术后的化疗方案,我也同意使用培美曲塞的化疗方案。虽然日本有研究认为培美曲塞和长春瑞滨的化疗效果一致,但我们对2003—2013年之间在医科院、肿瘤医院接受了腺癌术后辅助化疗的患者进行了回顾性分析,发现培美曲塞组患者的治疗效果优于非培美曲塞组的患者。不过,两个研究中一个是前瞻性的,一个是回顾性的,两者还是存在差异。该患者为52岁,有淋巴结且存在多站转移。术后辅助放疗也是合理的。若切缘为阳性,还应该行同步放化疗。

专家点评六:关于该患者的术后辅助治疗,我个人的意见是辅助化疗和辅助放疗都需要。靶向治疗能够控制局部,延迟复发和转移,但是对于OS无明显帮助。而且靶向治疗之后会出现耐药情况,耐药之后肿瘤细胞的各项分子通路会变得更复杂。因此,我个人建议术后还是应该先用化疗。对于术后辅助放疗,我也认为应该进行,尤其是该患者有多站N2淋巴结转移。根据个人经验,我认为N2多站淋巴结转移的患者能够从术后辅助放疗中获益。所以,我认为该患者术后应该进行辅助化疗和辅助放疗。

2.2.2 治疗情况

患者于2014-07-22、2014-08-18、2014-09-09和2014-09-30行4周期PC方案术后辅助化疗:培美曲赛950mg d1+顺铂45mg d1~3。化疗过程顺利,未见骨髓抑制等严重并发症。患者于2014-10-31起行术后辅助放疗:CTV包含右侧支气管残端、右侧肺门及右侧纵隔淋巴引流区,CTV均匀外放5mm后形成PTV,PTV处方剂量为5040cGy/28F/5.5w,肺V_{20}=20%,MLD=998cGy,心脏V_{40}=5%,脊髓D_{max}=3925cGy。放疗过程顺利。放化疗结束后,患者定期随访。

初次治疗结束约22个月后,患者于2016-10-10自行发现右侧锁骨上肿块,遂来院就诊。患者无明显不适主诉。入院后查体:一般可,生命体征平稳,身高175cm,体重74kg,体温37.0℃,呼吸20次/分,脉搏83次/分,血压117/83mmHg,右侧锁骨上可及肿大的淋巴结,较大一颗约有4cm,质硬,边界不清,无压痛,心肺无殊。ECOG评分为0分。辅助检查:2016-10-19胸部+上腹部增强CT示(图11.2)右肺癌治疗后复查,对照前片,右肺术后改变,术区索条影较前稍吸收。右侧锁骨上新发、多发肿大淋巴结,考虑转移。2016-10-19超声引导下穿刺细胞学示:转移或浸润性(腺)癌伴坏死。2016-10-21穿刺常规病理示:(右锁骨上)纤维组织内见转移性腺癌。全身骨显像及颅脑MRI未见异常。患者诊断:右肺腺癌术后伴右锁骨上转移,rT0N3M0,ⅢB期。

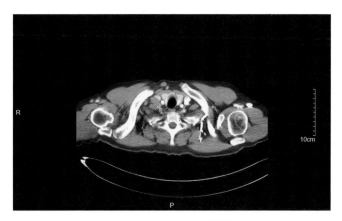

图11.2　2016-10-19胸部增强CT

2.3　第三次MDT讨论与治疗情况

2.3.1　讨论情况

影像科：右锁骨上区（1R区）可见多枚强化的肿大淋巴结，每个淋巴结都比较饱满，强化程度为中等强化，根据病史以及淋巴引流途径，首先考虑为转移性肿大淋巴结。

外科：右侧锁骨上出现了转移性淋巴结。若别的地方都没有出现转移，那么这个转移病灶还是比较局限的，局部治疗存在意义。这个位置出现多发淋巴结肿大，没有手术价值。

放疗科：患者初次治疗2年后出现右侧锁骨上淋巴结转移，排除了其他部位的转移，而且这个位置前面没有接受过放疗，推荐根治性剂量放疗联合化疗。在这个位置，同步放化疗的治疗耐受性应该没有问题。

内科：这位患者术后出现了颈部局部淋巴结转移，治疗上同意放疗科医生的根治性同步放化疗，考虑含铂双药的化疗。

2.3.2　治疗情况

患者于2016-10-21、2016-11-11、2016-12-02和2016-12-23接受4周期GP方案化疗：吉西他滨1.8g d1/8+顺铂45mg d1~3。化疗过程顺利。2周期化疗结束后，患者于2016-12-02开始接受右侧锁骨上淋巴引流区放疗。GTV为右侧锁骨上肿大淋巴结，CTV为GTV外放0.8cm并包含高危淋巴引流区，处方剂量为60Gy/30F/6w。放疗过程顺利。ECOG评分为1分。化疗结束后，2017-03-10复查胸部+上腹部增强CT提示（图11.3）：右侧锁骨上多发肿大淋巴结，考虑转移，较治疗前缩小。疗效评价：PR。治疗结束后，患者继续定期复查。

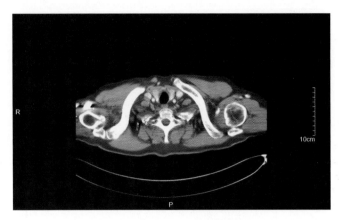

图11.3　2017-03-10胸部增强CT

末次治疗结束17个月后，患者于2018-07-27于我院复查胸部CT提示（图11.4）：右肺癌治疗后复查，两肺多发结节灶，首先考虑转移瘤。全身骨显像及颅脑MRI未见异常。查体：一般可，生命体征平稳，身高175cm，体重75kg，体温36.8℃，呼吸18次/分，脉搏86次/分，血压99/67mmHg，心肺听诊无殊。ECOG评分为0分。患者诊断：右上肺腺癌术后伴右锁骨上转移；双肺转移。rT0N3M1a，ⅣA期，*EGFR Ex21 L861Q*突变。

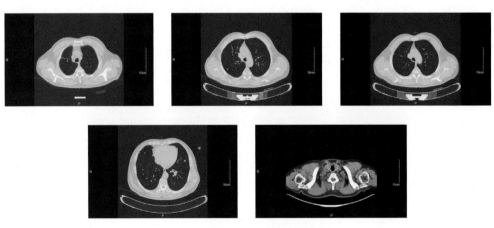

图11.4　2018-07-27胸部增强CT

2.4　第四次MDT讨论与治疗情况

2.4.1　讨论情况

放射科：两肺新发多枚小结节影，以肺中外带分布为主，符合血行转移的特点，所以首先考虑为双肺内多发转移瘤。

外科：出现了双肺多发转移，已经属于晚期。此时局部治疗的意义已经不大，应以全身治疗为主，主要治疗还是在内科。

内科：该患者经过局部治疗17个月后出现了双肺多发转移瘤考虑，从ⅢB期变成了晚期Ⅳ期，考虑这位患者有*EGFR Ex21 L861Q*敏感突变，不管是NCCN指南还是CSCO指南都首先推荐EGFR-TKI靶向治疗。比较特殊的是这位患者有非经典突变。目前比较大的样本的非经典突变治疗的数据来源于LUX-LUNG系列2/3/6研究的回顾性分析，在非经典突变亚组分析75例患者中就有我们这例患者的L861Q突变类型，研究显示阿法替尼治疗的ORR为56.3%，PFS为8.2个月，OS为17.1个月。其实，我们可以看到相对经典突变而言，非经典突变治疗的效果要相对差一些。因为该研究的数据比较少，我们也查阅了其他的数据。中国台湾的一项回顾性研究对比了一代和二代EGFR-TKI治疗非经典突变的疗效，显示二代的疗效要优于一代。因此，基于LUX-LUNG系列等其他数据，FDA也批准了阿法替尼用于*EGFR*非经典突变的治疗。对于这例患者，我会推荐二代阿法替尼的靶向治疗。我们也知道目前奥希替尼在*EGFR*突变治疗上的地位也越来越高，在2020年WCLC上有一项将小样本的奥希替尼用于非经典突变的Ⅱ期研究，结果显示ORR为50%，DCR为88.9%，PFS为8.2个月。2020年也没有关于OS的数据报道。因此，我还是推荐二代阿法替尼的靶向治疗。

2.4.2　治疗情况

患者自2018-08-10开始服用阿法替尼40mg QD。治疗过程中，出现Ⅱ度皮疹及Ⅱ度腹泻，经对症治疗可改善。ECOG评分为1分。服药后，患者定期复查肿瘤标志物及胸部CT。肿瘤标志物均未见异常。胸部CT均提示两肺多发转移病灶，较前相仿，部分结节略缩小。疗效评价：SD。截至2019年6月，患者的疾病未见进展。

2.5　总　结

专家点评七：此病例在诊治过程中MDT发挥了较好的作用，但仍然有些问题值得反思，值得我们将诊疗规范更深入推行。问题1：关于治疗前的分期，在首次治疗和二次治疗中均没有行PET/CT检查，使分期的精准性受到影响。问题2：在前两次治疗上均重点关注局部，第一次在基层医院选择对ⅢA（N2b）实施直接手术治疗，使治疗欠合理；第二次治疗在出现右侧锁骨上淋巴结转移行同步放化疗后，未对其疗效作全面评估，后续未行维持治疗。问题3：此患者处于局部晚期，我们没有将分子检测充分地应用在肿瘤发展和治疗的各时段中，以及在全程管理中发挥作用。

第三部分

肺癌综合治疗

病例12　小细胞肺癌患者的免疫治疗

病例12
二维码彩图

1. 初诊情况

1.1 病例汇报

患者，女，56岁，因"确诊右肺小细胞癌1年多，发现骨转移6天"来院。2018年5月，患者在当地医院查CT提示右肺占位，穿刺病理提示小细胞肺癌。遂就诊于外院，诊断为右肺小细胞癌，局限期，后行EP放疗6次，期间行胸部放疗同步（治疗结束时间：2018年11月）。结束后行全脑预防性照射（治疗结束时间：2019年1月）。后定期复查，2019-11-01 ECT未见明显异常。2020-02-15腰椎MRI示：腰椎退行性变，L5椎体上缘有许莫氏结节，不能排除L5椎体异常信号转移。L5水平椎管内髓外占位。入院后，完善相关检查。2020-02-19查胸腹部CT：右肺小细胞肺癌放化疗后复查，右上肺门软组织增厚，右肺上叶多发纤维化病灶伴支扩，局部胸膜增厚粘连，建议对照外院前片。双肺散在微小结节；左肺下叶斑片磨玻璃影，建议复查。肝脏多发囊性灶，考虑囊肿的可能性大，复查。部分腰椎骨质密度欠均，请结合其他检查。2020-02-19腰椎MRI会诊：L5椎体有异常信号伴后缘软组织结节及椎体有压缩性改变，考虑转移瘤。腰椎退行性变，L5椎体上缘许莫氏结节。脑MRI未见明显异常。

初步诊断：右肺小细胞肺癌放化疗后，腰椎转移，rT0N0M1b，ⅣA期，广泛期（AJCC第八版，2017）。

图12.1为胸部CT增强（A~H）和腰椎MRI（I~K）：右肺上叶纵隔旁放射性改变，L5椎体转移瘤及压缩性改变。

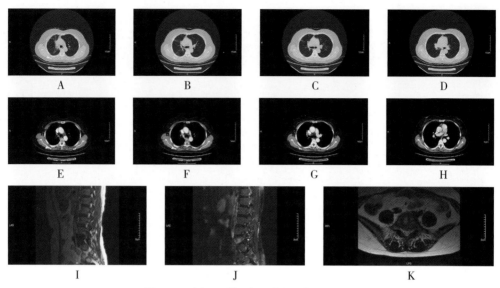

图 12.1　胸部CT增强(A~H)和腰椎MRI(I~K)

2.　MDT 讨论及治疗经过

2.1　第一次MDT讨论与治疗情况

2.1.1　讨论情况

影像科：患者的右肺小细胞癌放化疗后复查右上肺纵隔旁条片状影，放疗后改变考虑，目前未见明显的实质性占位灶；L5椎体异常信号伴后缘软组织结节及椎体有压缩性改变，考虑转移瘤。

病理科：根据原单位右肺穿刺切片在我院的会诊结果，肿瘤细胞形态上表现为细胞核小而圆，染色质细腻，核仁不明显或具有小核仁，细胞为略短梭形，核浆比高而异型性大。其免疫组化结果为：CKpan(+/-), TTF-1(部分+), NapsinA(-), P40(-), Syn(+), CgA(+), CD56(+), Ki67(+,80%)。CKpan弱阳性表明其并非常见的腺癌或者鳞癌；TTF-1散在阳性而NapsinA阴性，表明肿瘤为腺癌的可能性较小，加之神经内分泌标记均为阳性，故结合形态和免疫组化结果，可符合低分化神经内分泌癌(首先考虑小细胞肺癌)。

外科：小细胞肺癌骨转移，无法进行手术切除，无外科干预指征。

内科：局限期小细胞肺癌患者在一线根治性放化疗后15个月后出现腰椎转移。完善相关检查，目前仅腰椎的孤立转移，临床分期为Ⅳ期，治疗原则是全身治疗的基础上可联合局部治疗。患者为小细胞肺癌敏感耐药性复发，可选择原方案进行化疗。目前，免疫联合化疗在2项Ⅲ期临床研究(IMpower 133、CASPIAN)中得到验证。研究提示，与化疗相比，免疫治疗+标准化疗可改善患者的OS。免疫治疗的加入可使患者的OS延长约2个月，可使死亡风险降低约25%。有条件的话可以选择免疫联合化疗方案。

放疗科：患者既往有右肺小细胞癌病史，经过放化疗后疾病控制良好，此次发现L5椎体有异常信号入院，根据病史及磁共振检查结果，首先需要考虑的是右肺小细胞癌骨转移，并排除其余脏器转移的可能。结合其疼痛症状、寡转移性质，强烈建议行该处转移病灶放疗，首选SBRT，考虑其部位，放疗时需要考虑脊髓等神经耐受剂量。

2.1.2 讨论意见

经过团队的讨论，建议腰椎转移病灶穿刺活检，可选择EP方案联合免疫治疗。腰椎姑息放疗。

2.1.3 治疗情况

患者拒绝腰椎转移病灶穿刺活检，2020-02-21、2020-03-13、2020-04-08、2020-04-30行二线第1~4周期EP方案化疗联合免疫治疗：依托泊苷150mg 静滴d1~3+顺铂38mg 静滴d1~3，度伐利尤单抗1500mg 静滴d1，Q3W。后续度伐利尤单抗1500mg静滴Q4W。治疗后患者的腰痛消失。2020-04-02复查胸腹部CT及腰椎MRI病灶均稳定。

患者在2020-06-01至2020-06-12进行的腰椎转移病灶姑息调强放疗计划已完成，CTV包括L5椎体转移瘤，PTV=CTV+0.5cm，PTV=30Gy/10F。

2020-08-21至外院行"经皮L4/5椎间盘髓核摘除术+L5椎体活检术+网袋辅助椎间盘融合术+经皮椎体成形术+射频消融术+化学消融术"。2020-08-26病理示：（腰椎）退变的髓核纤维软骨组织伴钙化，未见明确异性上皮细胞。疗效为CR。

继续进行伐利尤单抗注射液1500mg免疫维持治疗。

2.2 第二次MDT讨论与治疗情况

2.2.1 病例汇报

2021年5月，患者开始出现腰痛加重。2021-05-12腰椎MRI：①L4、5成骨改变，目前未见异常的强化灶。②L5椎体后缘异常强化软组织灶，考虑为转移瘤，相应水平椎管变窄。2021-05-17查颅脑MRI示：右侧顶叶深部结节，首先考虑转移瘤。2021-05-19 PET/CT示：L4、5椎体骨水泥术后改变，L5椎体后缘高代谢软组织增厚灶突向椎管内，不排除肿瘤存活。提示疾病进展。

目前诊断：右肺小细胞癌，腰椎、脑转移，rT0N0M1c，ⅣB期，广泛期。

图12.2为腰椎（A~E）和颅脑（F~I）MRI增强：L5椎体后缘转移瘤伴相应水平椎管变窄，右侧顶叶转移瘤。

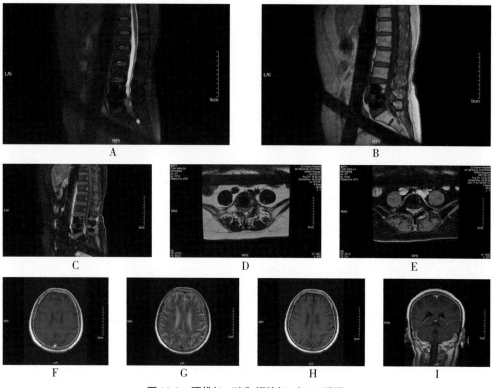

图12.2　腰椎(A~E)和颅脑(F~I)MRI增强

2.2.2　讨论情况

影像科:腰椎骨水泥治疗后复查,L4、5椎体成骨改变,目前未见异常强化灶,治疗后改变考虑。L5椎体后缘异常强化软组织灶,考虑为转移瘤,相应水平椎管变窄。颅脑MRI示:右侧顶叶深部结节,结合病史,首先考虑转移瘤。

外科:患者处于小细胞肺癌广泛期,腰椎手术后,出现脑转移,而且考虑腰椎尚有肿瘤活性,无手术指征。

内科:患者进行二线免疫联合化疗的疗效佳,腰椎经过局部治疗后获得了CR的疗效。治疗15个月左右,患者的腰椎病灶复发,脑部出现了转移病灶。提示疾病再次进展。治疗上全身治疗方案中可以更换化疗药物,如伊立替康等。对于免疫治疗是否可以跨线治疗,目前没有更多的数据。从临床角度出发,患者的免疫获益时间长,未出现不可耐受的不良反应,虽然在免疫维持治疗期间出现了疾病进展,但如果联合化疗或其他抗肿瘤药物,是否有可能逆转免疫耐药? 因此,三线治疗中是否继续进行免疫治疗,需进行充分告知,征求患者及家属的意见。

放疗科:患者处于Ⅳ期肺小细胞癌,度伐利尤维持治疗中出现了腰椎、脑转移,考虑疾病进展,建议行腰椎病灶穿刺活检,进行NGS检测,明确免疫治疗继发耐药的原因,根据原因进行下一步的全身治疗；假如无法行穿刺活检，建议进行伊立替康二线治疗。目前的脑转移病灶未产生明显的临床症状，可以继续观察化疗效果；若出现脑转移症状，建议行局部治疗。

2.2.3　讨论意见

经过团队的讨论，建议患者更换化疗方案，家属同意继续进行联合免疫治疗。

2.2.4　治疗情况

患者于2021-05-21、2021-06-25开始予二线第1、2周期IC方案化疗：伊立替康90mg静滴d1、8、15+卡铂500mg静滴d1，Q4W，继续进行度伐利尤单抗1500mg Q4W免疫维持治疗。

2021-06-16复查胸腹部CT：右肺小细胞肺癌治疗后复查，对比2021-05-13 CT，右上肺门软组织增厚，右肺上叶多发纤维化病灶伴支气管扩张，局部胸膜增厚粘连，较前相仿。腰椎MRI示：①L4、5治疗后改变，较前（2021-05-12）相仿。②L5椎体后缘软组织灶，较前范围缩小。③腰椎骨质增生，L4、5椎间盘膨隆。脑MRI示：考虑脑多发小缺血灶，较前（2021-05-14）相仿。前片所示的右侧顶叶深部转移瘤现已显示不清。患者的腰痛明显减轻，疗效为PR。

图12.3为颅脑（A）和腰椎（B~D)MRI增强：右侧顶叶转移瘤已不明显，L5椎体后缘转移瘤较前缩小。

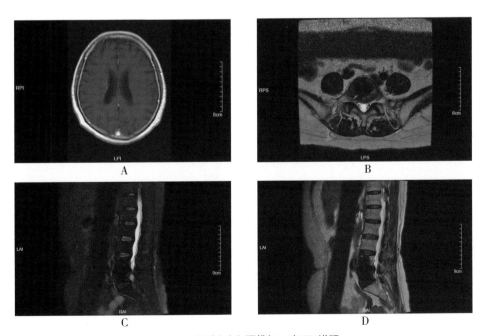

图12.3　颅脑(A)和腰椎(B~D)MRI增强

患者后续继续进行原方案化疗联合免疫治疗2周期后,继续进行度伐利尤单抗免疫维持治疗。2021年9月截稿时,患者的疾病未见进展。

2.3 总 结

内科点评:该小细胞肺癌患者初治时处于局部晚期,接受了标准的放化疗及PCI治疗,获得了15个月的一线PFS,疗效非常不错,后期虽然出现了腰椎转移,但肺部原发病灶的控制一直很好。患者在二线免疫联合化疗以及腰椎转移病灶局部治疗中再次获得了CR的疗效,并且二线PFS也长达15个月。三线免疫跨线联合化疗后,疗效佳,腰痛症状得到控制,生活质量得到改善。目前,免疫治疗已长达18个月且还在获益中。对于小细胞肺癌患者,从初治到现在已长达33个月的生存时间,在治疗上可能获益于一线的标准治疗、后线的免疫治疗和局部治疗的联合作用。特别是二三线免疫跨线治疗,仍然获得了PR的疗效,也是免疫耐药及跨线治疗成功的案例,也期待后续的疗效和生存数据。

放疗科点评:肺小细胞癌的恶性程度高,广泛转移者常见,寡转移者罕见,少见针对寡转移肺小细胞癌的临床研究报道,治疗经验主要来自其他癌种寡转移的治疗策略。该患者就诊我院时仅存在L5腰椎骨转移病灶,遗憾的是没有取得病理活检结果。免疫联合放化疗后进行手术治疗,病灶却未见肿瘤残余,有两种可能:第一,真正的病理完全缓解;第二,不排除不是骨转移的可能性。后期又出现了单发脑转移,此时无明显脑转移症状,可以针对该病灶进行立体定向放疗,以增加颅内病灶的局部控制率,并尽可能将免疫治疗的疗效最大化。

病例13　小细胞肺癌患者局部复发的手术治疗

病例13
二维码彩图

1. 初诊情况

1.1 病例汇报

患者，男，60岁，因"乏力1个月，发现肺部肿块3天"于2015-07-06入院。患者1个月前在无明显诱因下感乏力，自觉发热，但未测体温，无盗汗。2015-07-03当地医院行胸部CT增强检查示：右肺中叶中央型肺癌（5.5cm×6.7cm）伴肺不张，右侧胸腔有少量的积液。入院后，完善相关检查。2015-07-08胸腹部CT示（图13.1）：①首先考虑右肺中叶中央型肺癌（5.5cm×6.7cm），伴右肺中叶肺不张；②右侧胸腔有少量的积液；③肺气肿；④肝脏小囊肿。2015-07-08支气管镜示：右肺中叶开口内见新生物。活检病理示：(右肺中叶) 黏膜内见重度挤压伤异型细胞 (组织学形态上考虑小细胞癌)。颅脑MRI、全身骨显像、心超、肺功能等均未见明显异常。

初步诊断：右肺中叶小细胞癌，中央型，cT2bN0M0，ⅡA期，局限期（AJCC第七版，2009）。

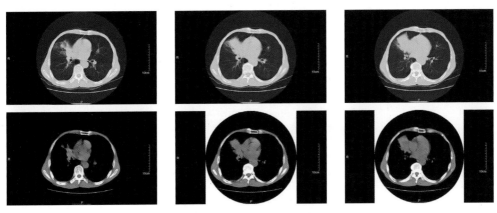

图13.1　2015-07-08胸腹部CT

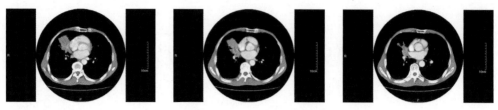

图13.1(续) 2015-07-08胸腹部CT

2. MDT 讨论及治疗经过

2.1 第一次MDT讨论与治疗情况

2.1.1 讨论情况

影像科：右肺门增大伴软组织肿块影，增强后内见团块状软组织影，大小约为5.5cm×6.7cm，强化大致均匀，右肺中叶支气管略狭窄，内壁大致光整，其外侧见斑片状不张肺组织影；右侧胸腔可见少量的积液。影像诊断：考虑右肺中央型肺癌伴右肺中叶阻塞性不张。右侧胸腔有少量的积液。影像分期：T2bN0M0。

病理科：(右肺中叶) 活检组织内局部见深染、核浆比极高的异型增生小蓝圆肿瘤细胞团巢。肿瘤细胞的挤压伤严重，挤压细胞具有明显的"发丝"样拖尾现象，这是小细胞癌在活检标本中经常表现出的现象。加上肿瘤细胞的核浆比高，胞浆几乎不可见，而细胞核染色深，染色质细腻，核仁几乎不可见，种种证据均提示小细胞癌的可能性大。本例免疫组化示TTF-1阴性，但TTF-1的表达对于诊断小细胞肺癌并非一个必要条件。事实证明，有小部分的小细胞肺癌TTF-1为阴性，而对于Sy、CgA及CD56这三个神经内分泌免疫组化标志物，只要其中一个能进行可靠表达 (表达量＞10%)，就可认为有神经内分泌分化。本例虽然为活检标本且TTF-1阴性，但由于形态学较为典型且CD56+、Ki-67高表达 (约80%)，再加上CK表现为典型的核旁逗点状阳性，可诊断为小细胞肺癌。

外科：目前诊断为局限期小细胞肺癌，建议以内科治疗为主，暂不建议外科手术治疗。

内科：目前诊断考虑为小细胞肺癌局限期。目前对局限期SCLC患者仍以同步放化疗+脑预防照射作为标准治疗模式，对于极早期SCLC予以手术+术后辅助治疗。化疗方案上可以选择依托泊苷联合铂类方案治疗，如病灶较大，可2周期化疗后再评估疗效；如病灶缩小，则尽早开始同步放化疗。如患者不能耐受同步放化疗，也可考虑序贯放化疗。

放疗科：经气管镜及组织活检明确右中肺的新生物为小细胞肺癌，其余影像学检查明确为局限期小细胞肺癌。放化疗是小细胞肺癌的主要治疗模式。1964年，英国医学研究委员会将适合手术的144例小细胞肺癌患者随机分为手术组和放化疗组，之后的生存统计分析都发现无论是5年生存率还是10年生存率，放化疗组均优于手术组；但是也有许多研究表明对于早期小细胞肺癌 (T1~2N0M0) 患者，手术治疗能够带来长期生存，但是这样的患者在临床上仅占5%左右,因为小细胞肺癌极容易在疾病的早期就出现淋巴结或远处转移,目前认为对于分期超过T2N0M0的小细胞肺癌,放化疗是标准治疗;该患者有局限期小细胞肺癌,同步放化疗是治疗金标准。JCOG9104比较了同步放化疗和序贯放化疗在局限期小细胞肺癌中的疗效差别,总共231例患者入组。放疗采用超分割治疗45Gy/BID/1.5Gy,为4周期EP方案化疗。同步放化疗组在化疗的第二天就开始放疗,而序贯放化疗组则在4周期后进行胸部超分割治疗,结果发现两组的中位生存时间分别为27.2个月和19.7个月(P=0.097),同步放化疗组的2年和5年生存率均优于序贯放化疗组。该研究确立了同步放化疗在局限期小细胞肺癌中的地位。

该患者的局部病灶较大,由于肺剂量的限制,无法在治疗初期就完成同步放化疗的放疗计划,故建议2周期EP方案化疗后复查胸部CT。若肺部肿块退缩明确,则尽早开始同步放化疗。

2.1.2 讨论意见

经过团队的讨论,建议患者首先接受化疗。

2.2 第二次MDT讨论与治疗情况

2.2.1 病例汇报

患者于2015–07–13至2015–08–03行2周期EP方案化疗:依托泊苷160mg静滴d1~3+顺铂40mg静滴d1~3,Q3W。

2015–08–24复查胸部CT示(图13.2):右肺癌化疗后,对照2015–07–08 CT:①右肺中叶病灶较前明显减小;伴右肺中叶段性膨胀不全,较前好转。②前片所述右侧胸腔有少量的积液,本次扫描中已不明显。③肺气肿,两肺多发肺大泡。疗效评价:PR。

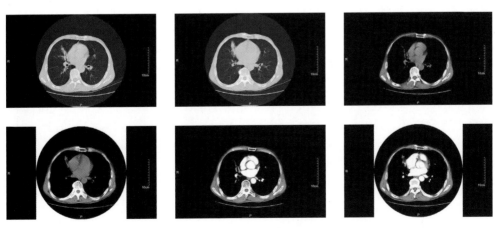

图13.2 2015–08–24复查胸部CT

2.2.2　讨论情况

影像科：右肺小细胞肺癌化疗后复查，右肺中央型肺癌病灶，较前明显缩小好转，伴右肺中叶有少许阻塞性改变。疗效评价：PR。

外科：虽然在化疗后病灶缩小明显，但不建议通过手术切除。

内科：患者接受2周期化疗后复查，肺部肿块明显缩小，疗效评价为PR。如患者可耐受同步放化疗，则应尽快开始同步放化疗。

放疗科：患者经2周期化疗后肺部病灶缓解明显，建议尽早开始进行同步放化疗。INTERGROUP 0096研究是首项探讨局限期肺小细胞癌的放疗剂量，结果表明局限期小细胞肺癌中45Gy/BID的超分割方案较60Gy/QD方案能显著延长LS-SCLC患者的OS（中位生存时间23个月 vs 19个月，5年生存率26% vs 16%，P=0.04），但是超分割方案由于Ⅲ度以上食管炎的发生率较高，在临床实践中也并未成为常规方案；2017年，法维尔等学者发起的CONVERT研究，也并未证实45Gy/BID的超分割方案优于60Gy/QD方案，中位OS无显著差异（25个月 vs 30个月），两组2年OS差值为5.3%，未达到优效性界值（12%）。因此，临床上可以选择常规分割放疗60~70Gy/30~35F，也可以选择45Gy/BID的超分割方案。胸部放疗结束后，若患者的胸部病灶达到CR或者PR且未出现颅内病灶，建议进行脑预防性照射，以求进一步延长患者的生存时间，PCI剂量为25Gy/10F。

病案DRG分析：患者进行同步放化疗，入放疗组恶性增生性疾患放疗，伴一般并发症与合并症（RC13），参考杭州医保DRG标准点数373。治疗过程中，伴严重并发症的话入RC11组，标准点数440。治疗难度越大，入组的点数更高，标杆费用也更高。

2.2.3　讨论意见

经过团队的讨论，建议患者接受同步放化疗。

2.2.4　治疗情况

患者于2015-08-28起进行肺部调强放疗。GTV包含右肺内原发病灶以及右侧肺门、纵隔7区肿大淋巴结。CTV为GTV均匀外放0.6cm并包含右侧肺门以及右侧纵隔高危淋巴引流区。GTV均匀外放0.5cm而形成PGTV。CTV水平方向均匀外放0.5cm，上下方向均匀外放0.5cm而形成PTV。95%PTV体积剂量为DT60GY/30F/6w。危及器官剂量的实际限量情况：脊髓D_{max}=3148cGy；双肺：V_5=46.31%，V_{20}=17.26%，V_{30}=9.49%，MLD=752cGy；心脏：V_{40}=12.28%，平均剂量为2063cGy。于2015-08-29行第3周期EP方案化疗。患者出现4度骨髓抑制，予停同步化疗，改序贯化疗。2015-10-27第4次EP方案化疗，考虑患者的骨髓抑制明显，考虑减量化疗。顺铂32mg静滴d1~3+依托泊苷124mg静滴d1~3，Q3W，化疗后4度骨髓抑制，患者及家属考虑无法耐受第5次化疗，要求停化疗。

2015-11-22再次复查胸部CT（图13.3），右肺癌化疗后，对照2015-08-24CT：①右肺中叶病灶较前略缩小;伴右肺中叶段性膨胀不全,较前好转。②肺气肿,两肺多发肺大泡,较前大致相仿。疗效评价:PR。

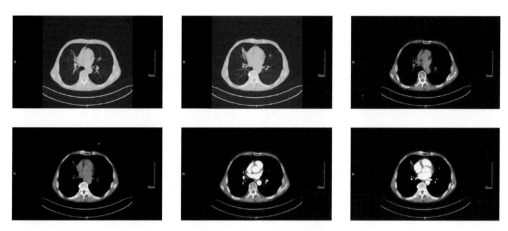

图13.3　2015-11-22再次复查胸部CT

患者于2015-12-21起接受预防性脑部放疗:26GY/10F/DT。2016-02-02复查胸腹部CT(图13.4),右肺癌化疗后:①右肺中叶病灶较前略缩小,伴右肺中叶段性膨胀不全,较前相仿,肺内出现炎性病变。②肺气肿,两肺多发肺大泡。③上腹部未见明显实质性肿块。

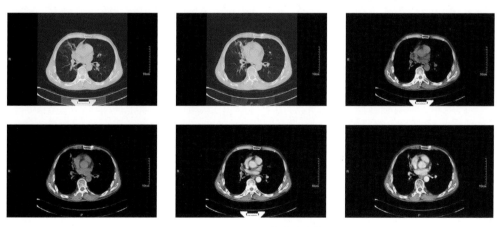

图13.4　2016-02-02复查胸腹部CT

治疗结束后,患者开始随诊。

2.3　第三次MDT讨论与治疗情况

2.3.1　病例汇报

患者于2018-03-24在当地医院查胸部CT示:右侧中央型肺癌伴中叶肺不张,较前有进展,右侧气胸(右肺压缩约10%),慢性支气管炎,肺气肿,肺大泡,右侧胸腔有少量的积液,两侧胸膜增厚粘连,心包有少量的积液。患者为求进一步诊治来我院就诊。入院后,2018-04-24胸腹部CT(图13.5),右肺癌化疗后复查,对照2017-04-25 CT:①右肺中叶肺不张,右肺中叶支气管狭窄闭塞,范围较前略增大。②两肺肺气肿,多发肺大泡,右侧胸腔有少量的气胸。③双肺上叶胸膜下结节影,建议随访。④上腹部未见明显的实质性肿块。2018-04-25支气管镜示:右肺中叶开口内见外压性隆起,黏膜略粗糙。刷检病理示:弥漫散在的小圆细胞恶性肿瘤,核浆比高,染色质细腻,核仁不明显,结合病史,可符合小细胞肺癌。颅脑MRI、全身骨显像、心超、肺功能等均未见明显异常。

目前诊断:右肺中叶小细胞癌,rT2N0M0,ⅡA期,局限期(AJCC第八版,2017)。

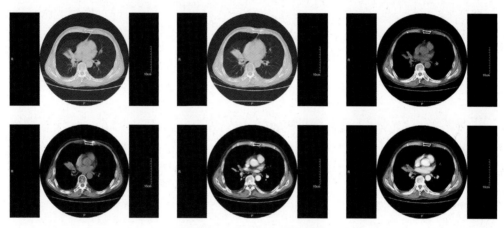

图13.5　2018-04-24胸腹部CT

2.3.2　讨论情况

影像科:小细胞肺癌放化疗后随访中,右肺门软组织影的范围较前增大,增强后呈轻中度强化,大致均匀,右肺中叶支气管略狭窄,伴其外侧片状不张表现;综上所述,符合小细胞肺癌复发影像表现;右侧胸腔有少量的积气,肺组织被压缩约20%。

外科:在初次治疗结束近3年之后,局部疾病复发。对于小细胞癌的复发,仍然首先建议内科治疗。外科手术仅作为补充治疗。

内科:患者在一线放化疗后2年多出现疾病复发,考虑原化疗方案敏感,根据指南推荐,可选用原化疗方案来减低剂量治疗,依托泊苷联合铂类治疗,考虑患者对一线放化疗骨髓抑制明显,本次可予减量化疗。

放疗科:患者首次治疗后2年多出现局部病灶增大,建议首先进行原EP方案姑息化疗,化疗后根据患者的身体情况可酌情进行二程放疗。

2.3.3　讨论意见

经过团队的讨论,建议患者先接受化疗。

2.4　第四次MDT讨论与治疗情况

2.4.1　病例汇报

患者于2018-04-18至2018-05-09行2周期EP方案化疗:依托泊苷120mg静滴d1~3+顺铂30mg静滴d1~3,Q3W。化疗后出现骨髓Ⅲ度抑制,予对症治疗后好转。2018-05-25查胸腹部CT(图13.6),右肺癌化疗后复查,对照2018-04-23 CT:①右肺中叶肺不张,右肺中叶支气管狭窄闭塞,范围较前略缩小。②两肺肺气肿,多发肺大泡,右侧胸腔有少量的气胸,较前好转。③双肺上叶胸膜下结节影,建议随访。④脾脏低密度灶,建议复查。

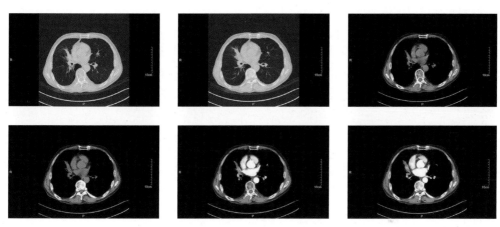

图13.6　2018-05-25查胸腹部CT

2.4.2　讨论情况

影像科:右肺中央型小细胞肺癌复发化疗后复查,右肺门肿块较前略缩小,右肺中叶阻塞性不张表现较前好转,疗效评价为PR。原片中的右侧胸腔积气,目前已基本被吸收。

外科:患者在接受2周期EP方案化疗之后,病灶略有缩小。由于患者的小细胞肺癌仍处于局限期,在全身治疗有效的情况下,有局部治疗的指征。NCCN指南推荐局限期ⅡA期小细胞肺癌接受放化疗。但对于右中肺门,在初始治疗时已行放疗,二次放疗的风险较大。手术可以作为这一情况下的局部治疗备选方案。手术方式可以选择胸腔镜下右肺中叶切除术+肺门纵隔淋巴结清扫术。

内科:在2周期EP方案治疗后复查右肺病灶缩小,疗效佳。考虑患者既往已接受过根治剂量的放疗,二次放疗的适应证有待评估。可继续化疗2~4周期。

放疗科:2周期EP方案化疗后,肺部病灶略有缩小,但是出现了Ⅲ度骨髓抑制,虽然经对症支持治疗后能够缓解骨髓抑制,但是患者表示无法耐受化疗,下一步可以考虑进行二次放疗,但是需要关注二次放疗所带来的副反应,尤其是气管、支气管、脊髓等正常器官的受量问题,也可以选择进行手术治疗。

2.4.3　讨论意见

经过团队的讨论,建议患者接受局部治疗。但患者对二次放疗的风险有疑虑,手术意愿强烈。在充分沟通之后,患者要求进行手术。

2.4.4　治疗情况

患者于2018-05-31行胸腔镜下右肺中叶切除术+肺门纵隔淋巴结清扫术。手术及术后恢复过程顺利。

术后常规病理(图13.7)示(肺恶性肿瘤化疗、放疗后):①(右中)肺组织内见退变异型细胞巢伴周围纤维组织增生及炭末沉着(结合病史及形态,考虑小细胞癌化疗后的反应,残留肿瘤约占20%)。②(右中肺叶根部)破碎纤维、血管及软骨组织。③(2组)3只、(4组)2只、(7组)5只、(9组)1只、(10组)2只、(11组)3只淋巴结慢性炎。

患者于2018-06-30至2018-07-21再行2周期EP方案辅助化疗:依托泊苷120mg静滴d1~3+顺铂30mg静滴d1~3,Q3W。患者进入随诊。

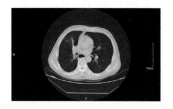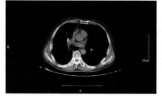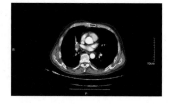

图13.7　术后常规病理

2.5　第五次MDT讨论与治疗情况

2.5.1　病例汇报

患者于2019-06-24在我院复查胸部CT(图13.8),右肺癌术后、化疗后复查,对照2019-02-25 CT:①右肺中叶术后,右肺门软组织增厚伴强化,较前大致相仿。②两肺肺气肿,多发肺大泡,较前大致相仿。③双肺散在结节,部分(如se4im40)较前增大,建议复查。2019-07-09我院PET/CT,右肺癌术后、化疗后:①右肺门旁软组织增厚伴FDG代谢增高,考虑肿瘤活性灶;右肺下叶有多枚结节,对照2019-02-25 CT增大,伴FDG代谢增高,考虑转移。②双上肺胸膜下结节,伴FDG代谢轻度增高,考虑炎性病变;双侧肺大泡;双侧胸膜轻度增厚。③左锁骨上、纵隔多发小淋巴结,部分伴FDG代谢增高,考虑炎性增生。④前列腺钙化。⑤脊柱退行性改变。颅脑MRI、心超、肺功能等均未见明显异常。

目前诊断:右肺中叶小细胞癌放疗后术后,rT4N0M0,ⅢA期。

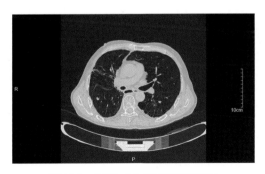

图13.8 2019-06-24复查胸部CT

2.5.2 讨论情况

影像科:右肺小细胞肺癌术后复查,右肺门片中软组织影,与前相仿,考虑术后改变,PET/CT轻度代谢增高,建议随访观察。右肺下叶结节,较前增大,考虑转移的可能性大。

外科:肺癌出现右下肺多发转移,目前无手术指征。

内科:患者复发后采取了积极的手术治疗,术后病理提示PR。术后1年复查再次提示右肺门复发、右肺内结节转移。治疗的原则还是先考虑全身化疗,考虑原化疗方案治疗敏感,可以再次使用,继续依托泊苷联合铂类化疗。

放疗科:患者手术治疗后出现了肺门软组织肿块增大,并出现了两肺多发结节,影像科判断无法排除肺多发转移,因此建议行二线姑息化疗。

2.5.3 讨论意见

经过团队的讨论,建议患者接受化疗。

2.5.4 治疗情况

患者于2019-07-16至2019-09-18行4周期EP方案化疗:依托泊苷120mg静滴d1~3+顺铂30mg静滴d1~3,Q3W。

2019-08-26复查胸部CT,右肺癌术后、化疗后复查,对照2019-06-24 CT:①右肺中叶术后,右肺门软组织增厚伴强化,较前大致相仿。②两肺肺气肿,多发肺大泡,较前大致相仿。③双肺散在结节,较前相仿。

2019-10-14复查胸部CT(图13.9),右肺癌术后、化疗后复查,对照2019-08-26 CT:①右肺中叶术后,右肺门软组织增厚影,较前大致相仿。②两肺肺气肿,多发肺大泡,较前大致相仿。③双肺散在结节,较前相仿。疗效评价:SD。患者开始随诊。

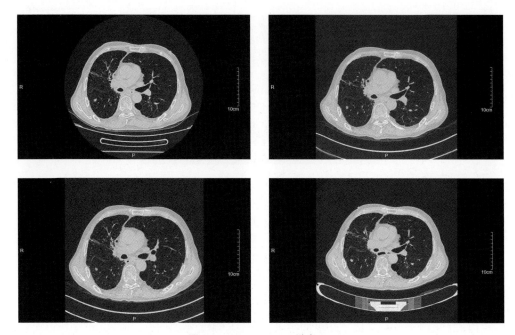

图13.9 2019-10-14胸部CT

2.6 第六次MDT讨论与治疗情况

2.6.1 病例汇报

患者于2020-04-18在我院复查胸部CT（图13.10），右肺癌术后、化疗后复查，对照2019-12-17 CT：①右肺中叶术后，右肺门软组织增厚影，较前大致相仿。②右肺下叶背段结节较前增大，右肺下叶内基底段新发结节，考虑转移瘤。③两肺肺气肿，多发肺大泡，右上肺纤维结节灶，较前大致相仿。颅脑MRI、全身骨显像、腹部超声、心超、肺功能等均未见明显异常。患者拒绝穿刺活检。

目前诊断：右肺中叶小细胞癌放化疗后术后，rT4N0M0，ⅢA期。

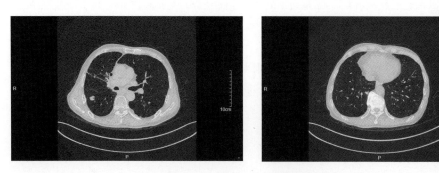

图13.10 2020-04-18复查胸部CT

2.6.2　讨论情况

影像科：小细胞肺癌术后复发转移化疗中复查，右下肺转移瘤较前增大、增多。疗效评价：PD。

外科：经过全身治疗并随访半年之后，右下肺2枚结节继续增大，可考虑局部治疗。但手术并非此时的首选。

内科：患者目前面临第3次复发，以右肺下叶结节为主要增大、新发的病灶。全身治疗的方案可更换为二线治疗方案。目前，因为拓扑替康引起骨髓抑制严重，临床上很少使用它，可选择其他，如伊立替康等。近几年，免疫治疗发展迅速，2018年8月17日，纳武利尤单抗（Opdivo）获FDA批准作为二线疗法，用于接受过铂类药物化疗以及至少接受过一种其他疗法后有疾病进展的小细胞肺癌患者。不过，作为获批依据的CheckMate 032研究中小细胞肺癌队列患者的有效率仅为12%，在产生缓解的患者中的中位持续应答时间为17.9个月。2019年6月17日，FDA加速批准PD-1抑制剂帕博利珠单抗以用于治疗既往接受过以铂类为基础的化疗和至少一种其他疗法后有疾病进展的小细胞肺癌（small cell lung cancer, SCLC）患者。其他新的药物也有涌现，2020年6月16日，FDA批准小细胞肺癌新药Lurbinectedin（鲁比卡丁）上市，将其用于治疗接受铂类药物化疗后出现疾病进展的复发性小细胞肺癌成人患者。FDA的此次批准基于一项开放标签单臂Ⅱ期试验报道的数据，总体来看，Lurbinectedin的疗效优异。结果显示，Lurbinectedin的总缓解率（overall response rate, ORR）为35.2%，疾病控制率为68.6%，研究者评估的Lurbinectedin的中位缓解持续时间为5.3个月。独立审查委员会评估的总体缓解率和中位缓解持续时间分别为30%和5.1个月。如果有适合的临床研究，也可考虑参加。另外，在全身治疗有效的基础上可考虑局部放疗。

放疗科：小细胞肺癌向两肺转移，右肺下叶背段结节较前增大，右肺下叶内基底段新发结节，均考虑为转移瘤。目前，其余脏器未出现转移病灶，建议对该两个病灶进行姑息放疗，由于两个病灶均位于肺外周带，故推荐行立体定向放疗。

2.6.3　讨论意见

经过团队的讨论，建议患者接受二线化疗联合局部SBRT。

2.6.4　治疗情况

患者于2020-04-23至2020-05-14予2周期化疗：伊立替康100mg静滴d1、8, Q3W。患者于2020-06-04复查CT。疗效评价：SD。

患者遂于2020-06-11起行右肺下叶背段结节SBRT（308308P），95%PTV体积剂量为50Gy/5F。周围危及器官的实际限量如下：肺V_{20}=3.62%，$V_{12.5}$=285.8cm^3，$V_{13.5}$=263.0cm^3，心脏D_{max}=2298cGy，脊髓D_{max}=573cGy，食管D_{max}=1034cGy，支气管树D_{max}=1280cGy，胸

壁V_{30}=0.10cm^3。于2020–07–01起行右肺下叶基底段结节SBRT，95%PTV体积剂量为50Gy/5F。周围危及器官的实际限量如下：肺V_{20}=1.10%，$V_{12.5}$=136.6cm^3，$V_{13.5}$=121.7cm^3，心脏D_{max}=1854cGy，脊髓D_{max}=855cGy，食管D_{max}=1970cGy，支气管树D_{max}=67cGy，胸壁V_{30}=0.53cm^3。

2020–07–30复查胸腹部CT，右肺癌术后、化疗后复查，对照2020–04–18 CT：①右肺中叶术后，右肺门软组织有增厚影，较前大致相仿。②右肺下叶背段结节、右肺下叶内基底段新发结节，均较前缩小。③两肺肺气肿，多发肺大泡，右上肺有纤维结节灶，较前大致相仿。④上腹部平扫未见明显异常。疗效评价：PR。患者继续进行伊利替康化疗4周期，然后开始随诊。

末次随访截止时间为2021年9月，疾病未见进展。

2.7 总 结

外科点评：此为局限期小细胞肺癌，经过多轮治疗，取得了近6年的生存时间，并且截至发稿时，疾病仍处于控制状态，对于小细胞肺癌的患者而言已是非常好的治疗效果。与非小细胞肺癌不同，在小细胞肺癌的治疗过程中，全身治疗扮演了主要角色，手术仅是配角。NCCN指南仅推荐对T1~2N0M0的局限期小细胞肺癌行手术治疗，而对于疾病分期更晚的局限期小细胞肺癌，则建议以放疗作为局部治疗。但是，放疗存在剂量的限制。该患者在初始治疗近3年后出现局部病灶复发，而此时放疗由于剂量限制，无法局部加量。手术即可作为合适的治疗手段，在全身疾病控制良好、发病3年仍未出现远处转移病灶、仅有局部病灶未控的前提下，切除原发病灶，为患者带来更久的生存时间。

放疗科点评：同步放化疗是局限期小细胞肺癌的标准治疗，JCOG9104确立了同步放化疗在小细胞肺癌中的地位。目前推荐尽量早时间进行放疗介入，CSCO指南推荐胸部放疗应在化疗的第1~2周期尽早介入；局限期SCLC患者胸部放疗总剂量为45Gy/1.5Gy，BID/3周或总剂量为60~70Gy，1.8~2.0Gy，QD/6~8周；原发病灶应按照化疗后残留肿瘤勾画，对于诱导化疗后完全缓解的淋巴结，也应照射淋巴结所在的整个节区，而不仅仅是其化疗前体积；局限期（T1~2，N0）：预防性脑放疗（Ⅱ级推荐；1类证据），局限期[超过T1~2，N0；PS=0~2或3~4(SCLC所致)]：CR或PR患者进行预防性脑放疗（Ⅱ级推荐；1类证据）。当然也依然存在着诸多问题有待解决，比如说同步放化疗的化疗方案问题，伊立替康联合铂类与依托泊苷联合铂类哪个是更佳的同步化疗方案，胸部放疗的剂量超分割剂量达60Gy的效果是否优于45Gy的效果，在免疫治疗时代如何进行细胞放疗等，均有待前瞻性临床试验给出答案。

内科点评：首诊是局限期小细胞肺癌，在经历了同步放化疗+PCI后控制时间长，复发后化疗敏感，接受了积极的手术治疗，手术后再次复发在全身治疗有效的基础上又结合了局部复发病灶的SBRT，目前的疾病控制良好。从这例患者的治疗经历来看，患者对化疗是非常敏感的，控制时间也比较长，后期的反复复发也仅局限在肺部，对于这类相对肿瘤发展慢的患者,在全身治疗控制的基础上联合积极的局部治疗是有意义的。特别是现在小细胞肺癌新药的研究也有所突破,后期还有很多药物可以选择,也期待最后的随访结果。

病例14 肺癌患者术后脑膜复发的 综合治疗

病例14
二维码彩图

1. 初诊情况

1.1 病例汇报

患者,女,65岁,因"反复咳嗽1周"于2014–08–03入院。患者1周前开始反复咳嗽,以干咳为主。于当地医院就诊,发现右上肺占位。入院后,完善相关检查。2014–08–04胸部+上腹部增强CT示(图14.1):右侧肺尖结节灶,大小约为2.8cm×2.3cm,首先考虑肺癌,右侧肺门、纵隔多发肿大淋巴结。2014–08–05 CT引导下穿刺病理示:(右上肺结节)非小细胞肺癌,首先考虑腺癌。2014–08–05支气管镜未见明显异常,TBNA病理示:(第2组)低分化非小细胞癌伴坏死。肿瘤标志物、颅脑MRI、腹部超声、全身骨显像、心肺功能等均未见明显异常。

初步诊断:右上肺腺癌,周围型,cT2aN2M0,ⅢA期(AJCC第七版,2009)。

2. MDT 讨论及治疗经过

2.1 第一次MDT讨论与治疗情况

2.1.1 讨论情况

影像科:右肺尖区见一大小约为2.8cm×2.3cm的结节灶,边缘分叶状,可见毛刺,局部见胸膜牵拉,增强后中等度强化,界大致可辨;纵隔2R、4R区见肿大淋巴结,大者的短径约为1.4cm,轻中度强化,边界可辨;右肺门见小淋巴结影,界清。综上考虑右上肺尖周围型肺癌,疑有累及胸膜,伴纵隔2R、4R区肿大淋巴结转移;右肺门小淋巴结显示。影像分期:T2N2Mx。

病理科:(右上肺)穿刺组织示低分化非小细胞癌形态,有细小的乳头状结构及融合的腺管样结构,故首先考虑腺癌,由于这是外院会诊病例,需要进一步的免疫组化验证

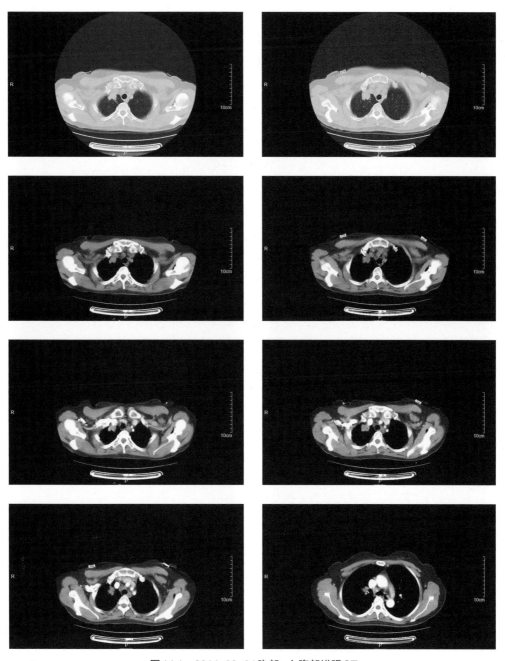

图14.1　2014-08-04胸部+上腹部增强CT

或结合临床综合考虑下一步的处理。

外科：目前诊断为右上肺腺癌，临床分期为cT2N2M0，ⅢA期，患者有潜在手术根治切除的机会。根据NCCN指南，ⅢA-N2的非小细胞癌患者，若有潜在手术根治切除的机会，则可以选择新辅助化疗，在评价疗效后考虑手术治疗。CSCO指南也将新辅助治疗作为ⅢA-N2患者的首选治疗方式。

内科：目前根据影像学及纵隔淋巴结穿刺病理提示为ⅢA期，有条件的话可行PET/CT检查以进一步进行精准分期。ⅢA期患者的手术指征需要外科医生来评估，对于有潜在手术机会的，可行新辅助治疗，降期后再评估手术价值。对于不能手术的ⅢA期，需行根治性放化疗，后续免疫维持。不过，在2014年，免疫维持治疗并没有证据。对于Ⅱ期肺癌是否需要基因检测一直也是临床中争议的话题。在2021年WCLC中，一项多国观察性、非干预研究KINDLE针对现实世界中的TKI治疗和治疗结果进行分析，研究发现不论*EGFR*的突变状态如何，同步化放疗后续durvalumab是目前不可切除的Ⅲ期NSCLC的标准治疗方案。不可切除*EGFR*突变患者与*EGFR*野生型患者接受同步放化疗的预后相似。不可切除*EGFR*突变非小细胞肺癌患者在初始单药治疗时接受TKI而不接受放疗，其OS比接受同步放化疗患者的OS更差。正在进行的LAURA研究（NCT03521154）将有助于明确TKI在经同步放化疗的*EGFR*敏感突变Ⅲ期NSCLC中的作用。

放疗科：确诊为右肺腺癌，ⅢA-N2期，为局部晚期病变，假使外科认为不能完全切除，建议行同步放疗，建议进行基因检测。若驱动基因为阴性，则强烈推荐同步放化疗后进行德瓦鲁单抗免疫巩固；若驱动基因为阳性，根据PACIFIC研究的入组情况及获益情况，也可以同步放化疗后进行免疫巩固治疗。

2.1.2 讨论意见

经过团队的讨论，建议患者首先接受新辅助化疗。

2.2 第二次MDT讨论与治疗情况

2.2.1 病例汇报

患者于2014-08-22接受第1周期AP方案化疗：培美曲塞0.8g静滴d1+顺铂37mg静滴d1~3，Q3W。化疗后第5天出现明显的肝功能损伤，AST 410U/mL，ALT 336U/mL，暂停化疗，静脉护肝降酶，转氨酶缓慢下降。2014-09-15、2014-10-09改以AC方案化疗：培美曲塞0.8g静滴d1+卡铂450mg静滴d1，Q3W，过程中转氨酶基本正常。2014-10-07复查胸部CT示（图14.2）：右肺尖原发病灶较前明显缩小，右侧肺门及纵隔肿大淋巴结较前明显缩小。疗效评价：PR。

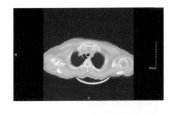
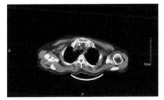
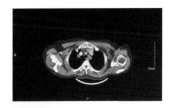
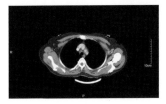
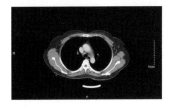

图14.2　2014-10-07复查胸部CT

2.2.2　讨论情况

影像科：右肺癌伴纵隔淋巴结转移化疗后复查，右上肺肺癌病灶及纵隔转移性肿大淋巴结，均较前有明显缩小。疗效评价：PR。

外科：经过3周期新辅助化疗，肿瘤及肺门、纵隔淋巴结缩小明显，为手术切除创造了机会。建议该患者首先选择手术治疗。手术方式可考虑胸腔镜下右肺上叶切除术+肺门纵隔淋巴结清扫术。

2.2.3　讨论意见

经过团队的讨论，建议患者接受手术治疗。

2.3　第三次MDT讨论与治疗情况

2.3.1　病例汇报

患者于2014-11-14在全麻下行胸腔镜下右上肺叶切除+肺门纵隔淋巴结清扫术。手术及恢复过程顺利。术后病理示：(右上)肺结节型浸润性腺癌(瘤体2.5cm×2cm×1.5cm)，以乳头状为主，部分呈腺泡型，有少量的微乳头生长，侵犯脏层胸膜，转移或浸润至(第2组)1/4只、(第3a组)0/2只、(第4组)3/5只、(第7组)0/7只、(第10组)0/6只、(第11组)0/2只。免疫组化：CEA(+)，CK7(+)，NapsinA(+)，ALK(D5F3)(−)，TTF-1(+)，P63(+)，ER-PR(−)，HER2(−)，ALK(NC)(−)。分子检测发现*EGFR Ex21 L858R*突变。

目前诊断：右上肺腺癌，周围型，ypT2aN2M0 Ⅲ A期，*EGFR Ex21 L858R*突变。

2.3.2　讨论情况

病理科：根据右上肺癌根治标本，将病变形态结合免疫组化结果，诊断为腺癌。癌组织有蜕变及治疗反应,但评价未达MPR。纵隔淋巴结2组和4组有转移,转移癌的类型与原发病灶相同。

内科:患者的术后分期为ⅢA期,复发风险高,指南均推荐行术后辅助治疗,传统的治疗为4周期含铂双药化疗,患者的病理类型为腺癌,首先进行培美曲塞联合顺铂方案的化疗。如果顺铂不利于手术,也可以选择卡铂。患者有*EGFR*敏感突变。2020年ADUARA研究结果显示ⅠB~ⅢA期术后奥希替尼辅助治疗的DFS和OS均有明显获益。目前,NCCN指南已经推荐奥希替尼作为用于完全切除、既往接受过辅助化疗或不适合接受铂化疗的ⅡB~ⅢA期或有高危因素的ⅠB~ⅡA期*EGFR*敏感突变的NSCLC患者的辅助治疗。

放疗科:经手术治疗后发现纵隔2区淋巴结转移,为不完全性系统性淋巴结清扫,而且纵隔2区、4区均存在多发淋巴结癌转移,虽然LUNGART以及中国医科院肿瘤医院组织的3期随机临床试验结果表明,对术后病理N2期的完全切除非小细胞肺癌患者进行辅助放疗并不改善生存情况,但是由于患者的这两点特殊性(淋巴结清扫不完全、纵隔多站多个淋巴结转移),局部区域复发的可能性极大,故建议对该患者进行术后辅助放疗。

病案DRG分析:右肺上叶恶性肿瘤手术治疗入胸部大手术组(EB1);手术后辅助放疗同放疗组(RC1);手术后辅助化疗同化疗组(RE1)。根据有无并发症与合并症,进行严重程度区分。

2.3.3 讨论意见

经过团队的讨论,建议患者接受术后辅助放化疗。

2.3.4 治疗情况

患者于2015-01-05至2015-02-20接受术后辅助放疗:CTV包含支气管残端、右侧纵隔、右侧肺门,CTV均匀外放5mm后形成PTV,PTV处方剂量为DT50Gy/25F;95%PTV体积剂量为50Gy。危及器官剂量的实际限量情况:脊髓D_{max}=3432cGy;双肺V_{20}=13.2%,V_{30}=5.46%,MLD=675cGy;心脏V_{40}=6.74%,MHD=2321cGy。于2015-02-25行辅助化疗:培美曲塞0.8g静滴d1+卡铂450mg静滴d1。患者随后进入随访。

2.4 第四次MDT讨论与治疗情况

2.4.1 病例汇报

患者于2017年4月无明显诱因下出现头痛症状,遂来院就诊。2017-04-13颅脑MRI示(图14.3):左侧额叶转移病灶,长T1稍长T2信号影,大小为1.2cm×1.0cm,局部累及脑膜。肿瘤标志物、胸腹部CT、全身骨显像、支气管镜、心肺功能等均未见明显异常。腰穿抽取脑脊液样本后对其进行细胞学检查,未见肿瘤细胞。

目前诊断：右上肺腺癌术后，脑转移（1枚），rT0N0M1，Ⅳ期，*EGFR Ex21 L858R*突变。

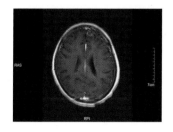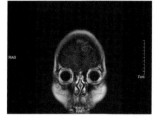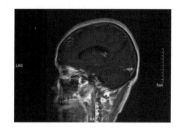

图14.3 2017-04-13颅脑MRI

2.4.2 讨论情况

影像科：肺癌术后放化疗后复查，左侧额叶（额下回）紧贴脑膜区域见异常信号结节影，T1WI序列呈稍低信号，T2WI+FS序列呈混杂稍高信号，周缘见小片状长T2信号水肿影，增强后结节灶呈较明显的花环状强化，壁的厚薄不均，边界大致可辨，结合病史，首先考虑转移瘤，局部累及脑膜的可能性大。

外科：该患者出现单发脑转移，伴随头痛的症状。因此，在全身治疗的基础上，还需要对脑部病灶进行局部治疗。手术是脑部寡转移患者可选择的局部治疗手段之一。但是，手术一般适用于预后较好的患者。该患者的脑部转移病灶局部累及脑膜，虽然目前在脑脊液中未见癌细胞，但是其后续出现脑膜转移的风险较高；另外，初治时原发病灶为T1N2，处于局部进展期，后续再次复发进展的概率较高。因此，该患者属于脑转移患者中预后不佳的，手术不作为该患者脑部病灶局部治疗的首选。

内科：术后放化疗后2年，患者出现有症状的脑转移，术后病理提示*EGFR Ex21 L858R*突变。目前，脑部病灶局部累及脑膜，但脑脊液细胞病理中未找到肿瘤细胞，目前暂无证据提示脑膜转移。完善其他检查后仅发现脑部孤立转移，预计穿刺的难度大，无法再次行组织病理明确及基因检测，如有条件，可行外周血NGS检测以再次明确基因突变的状态。治疗上首选透过脑膜屏障能力强的奥希替尼，FLAURA研究中对于基线合并稳定脑转移的患者，奥希替尼降低了53%的疾病进展或死亡风险（中位PFS：15.2个月 vs 9.6个月，HR=0.47）。CNS全分析集：ORR两组分别为66% vs 43%。两者均提示无论是一线还是二线使用奥希替尼，均对脑转移患者有可靠的疗效。因为奥希替尼一线使用未纳入医保，如经济上不允许，也可尝试一代/二代EGFR-TKI联合脑部局部治疗，以及贝伐珠单抗的联合治疗。

放疗科：随访中发现头痛明显，颅脑磁共振发现左侧额叶单发病灶，考虑转移。该病灶局部累及脑膜，结合其病史考虑肺腺癌脑转移。该患者有*EGFR*敏感突变，存在脑转移瘤引起的头痛症状，故建议在EGFR-TKI的基础上进行脑转移瘤姑息放疗，推荐使用立体定向放疗以减少正常脑组织的损伤。

2.4.3 讨论意见

经过团队的讨论,建议患者接受颅脑放疗及EGFR-TKI药物治疗(首选奥希替尼)。

2.4.4 治疗情况

由于经济原因,患者选择凯美纳125mg口服TID靶向治疗。同时于2017-04-17开始行脑转移瘤伽马刀治疗。2017-07-16复查颅脑MRI示(图14.4):左侧额叶转移瘤病灶较前缩小好转。患者持续服用凯美纳,并定期随访。

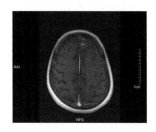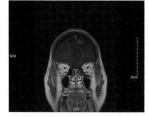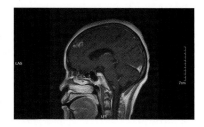

图14.4 2017-07-16复查颅脑MRI

2.5 第五次MDT讨论与治疗情况

2.5.1 病例汇报

患者于2018-11-05突发出现头晕、视物模糊症状,遂来院就诊。2018-11-10查颅脑MRI示(图14.5):左侧额叶转移瘤,大小为1.6cm×1.3cm,基本同前,右侧顶叶大脑镰旁可见长T1、T2信号,横径约为1cm,脑膜未见增厚。2018-11-13予以腰穿收集脑脊液8mL以送检,脑脊液中找到腺癌细胞。基因检测提示*EGFR Ex20 T790M*突变。肿瘤标志物、胸腹部CT、全身骨显像、支气管镜、心肺功能等均未见明显异常。

目前诊断:右上肺腺癌术后,脑转移,脑膜转移,rT0N0M1c,ⅣB期(AJCC第八版,2017),*EGFR Ex20 T790M*突变。

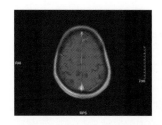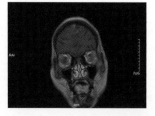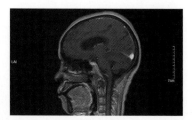

图14.5 2018-11-10查颅脑MRI

2.5.2 讨论情况

影像科：脑转移复查，脑内病灶与前大致相仿。疗效评价：SD。请结合临床症状及其他的检查情况。

病理科：脑脊液标本中找到异型细胞，结合病史及形态，考虑为肺腺癌转移。*EGFR* 基因检测提示其已发生了耐药突变。

内科：凯美纳联合脑部伽马刀治疗后出现了耐药，脑脊液提示脑膜转移，脑脊液基因检测也提示T790M继发突变。软脑膜转移的患者的预后极差，一旦被确诊，如不进行治疗，OS仅为3~10个月。所有NSCLC的患者中，软脑膜转移的发病率大约为3%~4%，而在*EGFR*突变阳性的NSCLC患者中，其发病率可上升到9%~16%，这可能与由EGFR-TKI治疗导致患者的生存时间延长有关。最近一项来自AURA研究的软脑膜转移瘤的患者的影像学证据回顾性分析报告称，对于患有*EGFR Ex20 T790M*突变的患者，用160mg剂量的奥希替尼治疗的中位总生存期为18.8个月。在BLOOM研究中，奥希替尼160mg治疗既往经TKI治疗进展的脑膜转移患者，获得了11个月的中位生存时间。

放疗科：肺腺癌敏感突变，颅脑单发转移一代EGFR-TKI治疗后，目前出现了颅内病灶进展，有脑膜转移，脑脊液NGS检测证实了存在*EGFR*耐药突变，治疗上以入脑浓度高的三代药物奥西替尼治疗为主。若使用奥西替尼治疗后头晕、视物模糊等症状持续存在，而且影像学检查中发现颅内病灶退缩不理想，可以再次进行颅脑转移瘤的立体定向放疗，姑息改善这些症状的严重程度。

2.5.3 讨论意见

经过团队的讨论，建议患者接受三代EGFR-TKI治疗。

2.5.4 治疗情况

患者于2018-11-23停用凯美纳，改用奥希替尼80mg口服QD治疗。患者的症状逐渐得到缓解，多次复查MRI提示病灶较前相仿。疗效评价：SD。

患者于2019年6月再次出现头痛症状，症状迅速进展，未来我院就诊。根据随访结果，患者于2019年7月死亡。

2.6 总 结

外科点评：初治时此为一例典型的ⅢA-N2非小细胞肺癌患者。有关这一期的患者，其治疗常存在争议。NCCN指南首先推荐此类患者接受根治性同步放化疗，随后是新辅助化疗+手术。但在临床工作中，我们需要根据患者的病灶及淋巴结情况，以及治疗后病灶变化的情况，评估手术根治性切除的可能性。对于有根治性切除机会的患者，应该及时进行手术治疗。手术也是脑转移患者可选择的局部治疗手段之一。但由于脑部手术的风险及创伤远远高于放疗,故而需要仔细对患者进行评估。回顾性研究认为,肺部及区域淋巴结的分期较早、颅脑转移病灶的数量少且受到药物的良好控制,全身无其余转移病灶,一般情况良好,是适合手术切除脑内病灶的指征。但该患者初治时即处于局部进展期,预后不佳;脑内病灶累犯脑膜,后续出现脑膜转移的可能性大。因此,手术不适合作为该患者脑内病灶局部治疗的首选。

内科点评:该患者在术后放化疗后出现了首次转移,即为脑转移,提示预后不良,第一次脑脊液穿刺中未找到肿瘤细胞,但我们知道在脑脊液中找癌细胞通常需要多次检测,单次腰穿有约50%的可能性找到,两次腰穿可提高到75%~85%。此外,增加CSF标本量(≥10mL)和及时(30分钟内)有效的标本处理也有利于获得阳性诊断。但若有明确的肿瘤病史、新发的神经系统症状及体征,再加上典型的颅脑MRI表现(如脑膜及神经根的强化、硬膜内结节等),也可诊断为脑膜转移,的确是与脑实质转移难以鉴别。脑膜转移患者通常也提示预后差,治疗上也很棘手。脑膜转移治疗的目的是改善或稳定患者的神经系统症状,改善生活质量和提高生存率。一项研究表明,脑膜转移经积极治疗可提高生存时间(积极治疗vs支持治疗:中位OS为6.0个月vs1.9个月,$P < 0.001$)。脑膜转移治疗后的中位生存时间为3~11个月,1年生存率为19%。$EGFR$敏感突变NSCLC较$EGFR$野生型更易发生脑膜转移,TKI治疗是敏感驱动基因阳性NSCLC患者的一线治疗方案。临床前及Ⅰ/Ⅱ期临床研究表明,奥希替尼比第一代和第二代治疗具有更高的脑通透性。奥希替尼治疗$EGFR$突变的NSCLC脑膜转移优于第一代、第二代。无论是否有T790M突变,均首选奥希替尼治疗,前面讨论里也提到以奥希替尼加量至160mg po QD治疗。除此之外,放疗能有效缓解脑膜转移引起的局部症状,根据ESMO专家的建议也可考虑全脑放疗。另外,我们还有传统的鞘注治疗,氨甲蝶呤、阿糖胞苷是鞘内治疗的常用药物。ESMO专家共识推荐鞘内化疗应该用于大部分结节有脑脊液阳性结节型或线型(IA/C型)、CSF中肿瘤细胞负荷较大的脑膜转移患者,Ommaya囊内给药优于腰椎穿刺给药,培美曲塞是新的选择。但是,目前在临床上我们使用得不多。最后,诊断明确后对脑膜转移进行预后评估,发现预后良好的亚群并及时给予准确的临床干预。目前NCCN指南指出RPA、molGPA是预测实体瘤脑/中枢系统转移的经典预测模型。吴一龙教授根据基因状态、KPS、颅内转移(extracranial metastasis, ECM)将肺癌脑膜转移患者分为三类:高风险类、中风险类和低风险类。高风险类包括$EGFR/ALK$突变、KPS < 60、有ECM。脑膜转移属于中枢系统转移,但有别于实质转移,因此,脑膜转移的预后可适用上述模型,基因状态、KPS、ECM是脑膜转移的预后因子。

放疗科点评:初始治疗时证实有纵隔第2站淋巴结转移,对于ⅢA-N2期非小细胞肺癌,多项随机对照研究探讨各种新辅助治疗联合手术模式与传统根治性放化疗作优劣势对比。EORTC 08941比较了新辅助化疗3周期后随机接受手术或根治性放疗的生存差别,入组了579例患者,诱导化疗后达CR/PR患者共322例,将其随机分配至手术组或者放化疗组。结果发现两组之间的PFS时间(9.0个月 vs 11.3个月,$P=0.605$)和OS时间(16.4

个月 vs 17.5个月, *P*=0.596) 差异均无统计学意义; INT 0139研究比较了新辅助同步放化疗后接受手术vs根治性同步放化疗的结果, 手术组有PFS延长的趋势 (12.8个月 vs 10.5个月, *P*=0.017), 然而两组之间OS也无差别 (23.6个月 vs 22.2个月, *P*=0.24), 亚组分析显示新辅助同步放化疗后接受肺叶切除的患者可能具有一定的OS获益 (33.6个月 vs 21.7个月, *P*=0.002), 由此看来对于局部晚期非小细胞肺癌患者, 根治性同步放化疗仍然是标准的治疗方案。

对于手术标本基因检测证实为*EGFR*敏感突变的患者, 对于驱动基因阳性的局部晚期非小细胞肺癌, 也可以进行新辅助靶向治疗。CTONG1103研究比较了厄洛替尼与吉西他滨+顺铂方案作为新辅助治疗的疗效区别, 厄洛替尼组和吉西他滨联合卡铂化疗组的PFS分别为21.5个月和11.4个月 (*P* < 0.001)。然而研究未达到终点, 厄洛替尼和新辅助化疗的ORR分别为54.1%和34.3%(*P*=0.092), 差异未达统计学意义。

这个患者后来选择了手术治疗, 虽然经历了3周期培美曲塞联合铂类的诱导化疗, 原发病灶和转移淋巴结均缩小明显, 但是新辅助治疗后未降期, 纵隔2组淋巴结仍然是阳性, 为不完全切除病患, 术后辅助放疗的必要性显而易见; 患者接受术后辅助放疗后治疗失败模式为脑转移、脑膜转移, 原发病灶及区域淋巴结均未见复发迹象, 足可见对于这种病患来说术后辅助放疗的重要意义。

病例15 肺癌患者再发淋巴瘤的综合治疗

病例15
二维码彩图

1. 初诊情况

1.1 病例汇报

患者,男,64岁,因"体检发现右上肺占位2周"于2013-08-19入院。患者2周前在当地医院体检,查胸部CT提示(图15.1):右上肺占位,背侧贴近胸壁,约为2.0cm×1.8cm,考虑周围型肺癌,建议穿刺。入院后,完善相关检查。2013-08-21胸腹部CT示:①右肺上叶结节,有恶性肿瘤的可能,不能排除炎症,建议穿刺检查。②上腹部CT扫描未见明显占位灶。颅脑MRI、全身骨显像、支气管镜、心超、肺功能等均未见明显异常。

初步诊断:右上肺占位性病变,cT2aN0M0,ⅠB期(AJCC第七版,2009)。

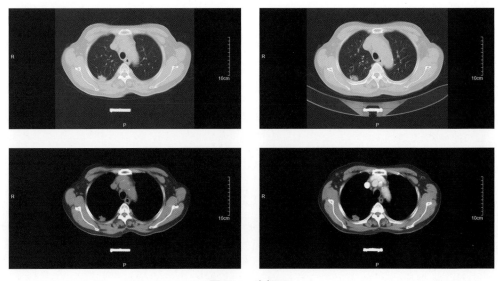

图15.1 胸部CT

2. MDT 讨论及治疗经过

2.1 第一次MDT讨论与治疗情况

2.1.1 讨论情况

影像科：右肺上叶后段胸膜下见一约1.3cm×2.4cm的分叶状结节，与胸膜宽基底相连，局部见胸膜牵拉，病灶相邻区域胸膜下脂肪间隙可见轻度增宽（提示侵袭性强而收缩力较弱的肿瘤，如黏液腺癌或鳞癌等的可能性大），边缘欠光整，界尚清。增强后中度均匀强化。增强后：双侧肺门及纵隔未见肿大的淋巴结。影像诊断：首先考虑右肺上叶周围性肺癌，疑有累及壁层胸膜。影像分期：T2N0Mx。

外科：胸部CT中发现右上肺占位，首先考虑为原发性肺癌，各项检查未见手术禁忌。根据NCCN指南，首先建议外科手术切除。术中先进行冰冻活检，若确诊为肺癌，则行胸腔镜下右肺上叶切除术+肺门纵隔淋巴结清扫术。

内科：结合患者的CT影像，考虑周围型肺癌，完善其他相关检查，考虑分期较早，因肿块靠近胸壁，外科医生评估手术指征，也能以穿刺来先明确病理情况。

放疗科：患者为中年男性，有良好的心肺功能，体检发现右上肺结节，影像学判断上首先考虑恶性肿瘤，建议对该结节进行穿刺活检以明确其病理类型。目前的影像学判断是非小细胞肺癌，也可以直接进行手术切除，进行术中冰冻病理检查，根据术后常规病理结果进行术后辅助治疗。

2.1.2 讨论意见

经过团队的讨论，建议患者首先接受手术治疗。

2.2 第二次MDT讨论与治疗情况

2.2.1 病例汇报

患者于2013-09-02行胸腔镜下右肺上叶切除术+肺门纵隔淋巴结清扫术。术中见肿块位于右上肺后段外周，大小约为3cm×2cm×2cm，浸出脏层胸膜，与后胸壁部分粘连。切除右肺上叶及部分胸壁组织，清扫肺门及纵隔淋巴结。

术后病理示：①（右上）肺结节型（瘤体2cm×1.8cm×1cm）中分化鳞状细胞癌，累犯壁层胸膜纤维、脂肪组织。②（第2组）11只、（第4组）9只、（第7组）6只、（第8组）2只、（第10组）4只、（第11组）10只、（第12组）1只淋巴结慢性炎伴结内炭末沉着及胶原化。

术后诊断：右肺上叶鳞癌，pT3N0M0，ⅡB期。

2.2.2 讨论情况

病理科：（右上）肺根治术标本HE形态局灶可见细胞间桥及肿瘤胞浆内的角化现象，

符合中分化鳞状细胞癌。低倍镜下可见局部区域肿瘤已浸润至肺周围纤维结缔组织，与脂肪及横纹肌组织之间未见明显的胸膜组织，可见肿瘤已突破脏层胸膜，而累及胸壁组织。淋巴结未见肿瘤转移。

内科：术后分期ⅡB期是需要接受术后辅助化疗的，荟萃分析显示辅助化疗5年生存的获益约为5%。病理为鳞癌，可选择含铂双药化疗，考虑NP方案的骨髓抑制明显，可选择吉西他滨/紫杉醇/多西他赛联合顺铂方案4周期辅助化疗。

放疗科：经过右上肺癌根治术，术后病理提示为右肺早期非小细胞癌，R0切除，无肺门、纵隔淋巴结转移，区域淋巴结清扫充分，无明显术后辅助放疗指征。

2.2.3 讨论意见

经过团队的讨论，建议患者接受术后辅助化疗。

2.2.4 治疗情况

患者于2013-09-27、2013-10-18、2013-11-9、2013-11-30行4周期GP方案化疗：吉西他滨1.80g静滴d1、8+顺铂40mg静滴d1~3，Q3W。化疗过程顺利。化疗结束后，，患者开始随诊。

2.3 第三次MDT讨论与治疗情况

2.3.1 病例汇报

患者于2020-05-19在我院复查胸腹部CT（图15.2），右肺癌术后，对比2019-05-29 CT：①左肺上叶舌段新见结节，考虑转移的可能性大。②两肺内有少许的炎性灶，左下肺钙化灶，均较前相仿。③两下肺淡薄小结节灶，与前相仿，随访。④左侧胸腔有少量的积液；主肺动脉增粗。⑤腹主动脉末端、髂血管起始处有肿块，建议结合增强扫描及CTA检查。入院后，2020-06-04髂动脉CTA示：腹膜后肿块包绕双侧髂总动脉，考虑淋巴瘤较腹膜后纤维化的可能性大。肺功能示：FEV1=1.65，占预计值的66%。查颅脑MRI、支气管镜、心超等均未见明显异常。

2020-06-10穿刺活检病理示：（左上肺舌段）鳞状细胞癌。2020-06-17穿刺活检病理示：（腹膜后肿块穿刺）小B细胞性淋巴瘤（结合免疫组化结果，倾向淋巴结边缘区淋巴瘤）。免疫组化：CD20（+）、CD79a（+）、PAX5（+）、CD3（−）、CD5（−）、CD21（FDC网破坏）、CD23（FDC网破坏）、CD43（−）、CD19（+）、CD10（−）、bcl-2（+）、bcl-6（−）、CyclinD1（−）、SOX11（−）、Ki-67（+，5%）、ZAP70（部分+）、Mum-1（−）、Kappa（−）、Lambda（−）、P53（−）、EBER（−）。

目前诊断：①右肺上叶鳞癌术后，左肺上叶鳞癌，rT0N0M1b，ⅣA期（左肺病灶为转移）或cT1aN0M0，ⅠA期（左肺病灶为原发）(AJCC 第八版，2017)。②腹膜后结内边缘区淋巴瘤。

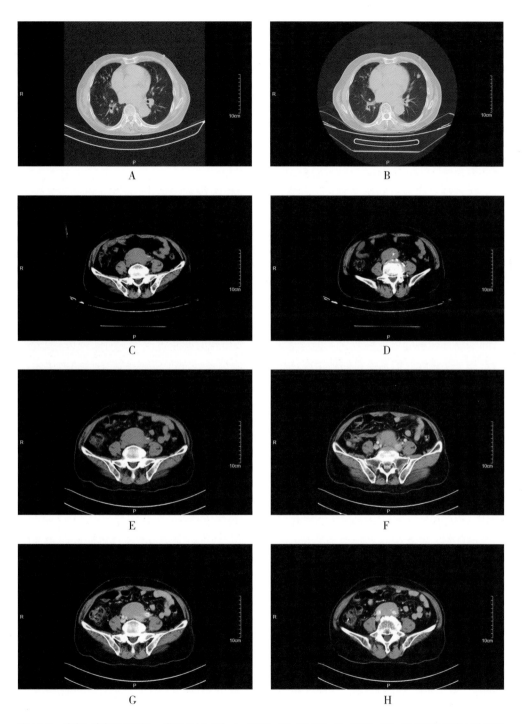

图15.2 胸部、腹部CT平扫＋增强示(A~H)：A，2019-05-29 CT；B，2020-05-19 CT示左肺上叶舌段新见一枚结节，界清；C~H为腹主动脉末端、髂血管起始处新见团块状软组织影，增强后中等度均匀强化，病灶包绕相邻血管

2.3.2　讨论情况

影像科： 右肺癌术后化疗后复查，左肺上叶舌段新见一枚约 1.3cm×1.0cm 的结节影，边缘略欠光整，界清。后腹膜下部约髂血管分叉区域见团块状软组织影，大小约为 6.1cm×3.6cm，内密度均匀，增强后中等度均匀强化，病灶包绕相邻血管，血管走形、大小显示尚可，边界欠清。影像诊断：结合患者的肺癌病灶，左肺上叶舌段新出结节，转移瘤或原发肺鳞癌均有可能。后腹膜新出团块状软组织肿块，第二原发肿瘤的可能性大，首先考虑淋巴瘤，建议结合穿刺活检。

病理科：（腹膜后肿块穿刺）低倍镜下可见淋巴组织弥漫增生，未见正常的生发中心结构，增生淋巴细胞具有异型性，形态弥漫一致。高倍镜下可见核深染，核仁不明显，异型淋巴细胞的体积中等偏小，不似典型的大细胞淋巴瘤的形态且核分裂象不多见。免疫组化结果显示为典型的 B 淋巴细胞标志物阳性，考虑为小 B 细胞淋巴瘤。在排除了套细胞淋巴瘤（CyclingD1−，SOX11−）、滤泡性淋巴瘤（CD10−,BCL6−，未见滤泡结构）以及弥漫大 B 细胞淋巴瘤（细胞偏小，核分裂象低）之后，结合形态特点，可符合结内边缘区淋巴瘤。

外科： 有左上肺结节，病理明确为鳞癌，其和右肺病灶的病理类型相同。该病灶为右肺鳞癌寡转移的可能性较大。但考虑到该结节出现时间距首次手术时间较久，原发肿瘤可能无法排除。但不论是何种情况，若患者的身体条件允许，对左肺病灶均可行手术切除。考虑到该患者的肺功能情况，可以妥协性地选择胸腔镜下左肺上叶舌段切除术。

肿瘤内科： 右肺癌术后 6 年后复查发展左肺结节，穿刺提示鳞癌，结合影像考虑转移。腹膜后多发淋巴结病理提示小 B 细胞性淋巴瘤（结合免疫组化结果，倾向淋巴结边缘区淋巴瘤）。两个肿瘤的治疗应该是根据预后来选择的，考虑肺癌转移的预后相对差，小 B 细胞性淋巴瘤相对惰性，患者目前也无立即进行治疗的相关指征。因此，目前的治疗先以肺癌为主。患者处于孤立性转移状态，在治疗上应采取更积极的态度。如有手术切除指征，建议手术切除。后续进行全身治疗。如不能手术，则可行放化疗。

放疗科： 患者在右上肺癌术后 6 年多出现了左肺上叶新发结节，穿刺病理明确为鳞癌，影像学首先考虑是右上肺鳞癌左肺转移，目前无其余脏器转移的证据，属于寡转移状态，建议行全身治疗。全身化疗联合免疫治疗，序贯行左肺转移病灶局部治疗，可选择手术切除或者立体定向放疗。

淋巴瘤内科： 腹膜后淋巴结穿刺病理提示结内边缘区淋巴瘤。边缘区淋巴瘤（marginal zone lymphomas, MZLs）是一组起源于滤泡边缘区 B 细胞恶性肿瘤性疾病，按累及部位的不同，可以分成 3 种亚型：结外黏膜相关淋巴组织边缘区淋巴瘤（mucosa associated lymphoid tissues, MALT）、脾 B 细胞边缘区淋巴瘤（splenic marginal zone lymphoma, SMZL）和淋巴结边缘区淋巴瘤（nodal marginal zone lymphoma, NMZL）。NMZL 多数的分期较晚，以播散性淋巴结侵犯为主（＞95%），主要为颈部、腹腔淋巴结，易出现骨髓侵犯（30%~40%）和外周血侵犯（10%），10%~20% 有 B 症，25% 有贫血，10% 有血小板减少。因NMZL相对罕见，故需排除MALT侵犯淋巴结（1/3MALT伴淋巴结播散），应行骨髓穿刺涂片活检流式检查、胃肠镜、纤维支气管镜、眼科检查（眼MRI）、PET/CT检查等来了解全身情况。如确诊为NMZL早期，可以考虑先处理肺部病灶，再针对NMZL行局部放疗；如为晚期，根据是否存在治疗指征再决定是否观察或免疫化疗。

2.3.3　讨论意见

经过团队的讨论，建议患者明确淋巴结分期。若考虑为NMZL早期，则先接受肺部转移病灶手术切除。

2.4　第四次MDT讨论与治疗情况

2.4.1　病例汇报

骨髓穿刺示：片中未见明显肿瘤细胞累及，胃肠镜、眼科检查等未见异常。遂于2020-07-16行胸腔镜下左上肺舌段切除术。术中见左肺与胸壁部分纤维条索状粘连，病灶主要位于左肺上叶舌段，直径约为1cm，质韧，未累犯脏层胸膜。手术及恢复过程顺利。

术后病理示：(左肺舌段) 肺组织内见中分化鳞状细胞癌 (瘤体1.1cm×1.0cm×0.5cm)，结合病史及形态，不排除右肺鳞癌转移的可能。

目前诊断：①右肺上叶鳞癌术后，左肺转移病灶切除术后，rT0N0M1b，ⅣA期。②腹膜后结内边缘区淋巴瘤。

2.4.2　讨论情况

病理科：(左上肺舌段) 肿瘤形态符合鳞状细胞癌，但位于外周，部分紧邻胸膜，镜下可见肿瘤延肺泡腔播散性生长。这种生长方式在原发性肺鳞癌中相对少见，鉴于患者有右肺鳞癌病史，考虑转移性鳞癌的可能较左肺原发性鳞癌更大一些。客观上，对于有一侧肺鳞癌病史的患者，当另一侧肺也出现鳞癌时，病理学无法提供是否为转移病灶的可靠证据，请结合临床及影像学综合判断。

肿瘤内科：患者目前的左肺结节术后病理为鳞癌，考虑转移的可能，从临床分期上仍更倾向考虑Ⅳ期，全身治疗可选含铂双药化疗，或联合免疫治疗，但考虑患者后续的淋巴瘤可能需要接受相关治疗，免疫联合治疗是否会对后续的淋巴瘤治疗有影响暂时未有更多的证据，因此，目前还是考虑传统的含铂双药化疗，如紫杉醇联合卡铂等方案。

放疗科：经过左上肺转移癌的手术切除，进一步明确病理为鳞癌，后续建议进行全身治疗，可选择化疗联合免疫治疗或者单纯化疗，腹膜后肿大淋巴结穿刺证实为淋巴结边缘区淋巴瘤，属于惰性淋巴瘤，建议行根治性放疗。

淋巴瘤内科：可在肺癌治疗结束后，针对NMZL行全身化疗及局部放疗。

2.4.3 讨论意见

经过团队的讨论,建议患者先接受化疗,然后接受腹膜后局部放疗。

2.4.4 治疗情况

患者于2020-08-12、2020-09-13行2周期TP方案化疗:紫杉醇300mg静滴d1+卡铂450mg静滴d1,Q3W。2020-09-24复查CT(图15.3),对比2020-08-11盆腔及2020-08-07胸部CT:右肺下叶有少许的慢性炎症,较前明显吸收。右肺下叶有磨玻璃密度结节,建议随诊。右肺尖胸腔有少量的包裹性积液,较前相仿。左侧胸腔积液基本得到吸收。主肺动脉增宽改变,较前相仿,请结合临床。双肺慢支改变,肺气肿。腹主动脉末端、髂血管起始处有肿块,较前稍退缩。疗效评价:SD。

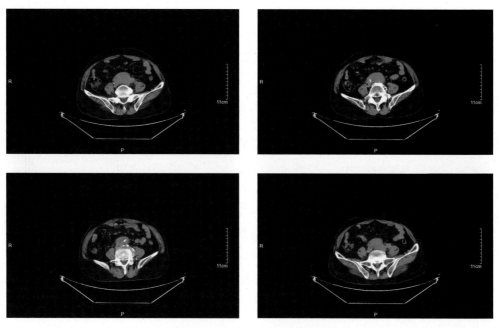

图15.3 2020-09-24复查CT

患者于2020-09-24、2020-10-16再行2周期TP方案化疗:紫杉醇300mg 静滴d1+卡铂450mg静滴d1,Q3W。

患者于2020-10-28开始行放疗,采用IMRT技术,靶区范围包括:GTV包含髂血管分叉旁肿块;外放1cm形成PGTV,处方剂量:95%PGTV为36Gy/20F/4w。危及器官的限量:脊髓D_{max}=2954cGy;左肾:$V_{12.5}$=0.00%,$V_{22.5}$=0.00%;右肾:$V_{12.5}$=0.00%,$V_{22.5}$=0.00%;小肠:V_{35}=30.2cm^3,V_{40}=0.0cm^3,V_{45}=0.0cm^3,D_{max}=3868cGy。

放疗期间患者出现白细胞Ⅱ度下降,血小板Ⅱ度下降,给予升白细胞、升血小板针对症治疗,放疗按期完成。患者随后开始随诊。

2021-01-07复查胸腹部CT,右肺、左上肺术后,对比2020-09-23胸部及2020-08-07上腹部CT:①右肺下叶有少许的慢性炎症,较前大致相仿。②右肺下叶有磨玻璃密度结节,较前相仿,建议复查。③右肺尖区胸腔有少量的包裹性积液,较前相仿。④主动脉及肺动脉增粗,请结合临床。双肺慢支改变,肺气肿。⑤胸骨高密度结节,较前相仿,请随诊。⑥上腹部未见明显的实质病灶。

2021-04-06复查胸腹部CT,右肺、左上肺术后,对照2021-01-07片:①右肺下叶有少许的慢性炎症,较前大致相仿。②右肺下叶磨玻璃密度结节,较前相仿,建议年度复查。③右肺尖区胸腔有少量的包裹性积液,较前相仿。④主动脉及肺动脉增粗,请结合临床。双肺慢支改变,肺气肿。⑤胸骨高密度结节,较前相仿,请随诊。⑥上腹部CT平扫未见明显的实质病灶。

图15.4为腹部CT平扫+增强示(A~F):A~C,2020-09-24盆腔CT示腹主动脉末端、髂血管起始处肿块;D~F,2021-01-07及2021-04-06复查CT示腹部CT扫描未见明显的实质病灶。

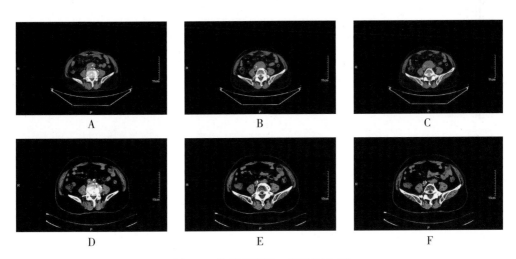

图15.4　腹部CT平扫+增强示(A~F)

患者定期复查。至2021年9月截稿时,患者的疾病未见进展。

2.5　总　结

外科点评:这是一例寡转移伴第二原发肿瘤(淋巴瘤)同时出现的病例。对于该患者而言,通过病理明确诊断是所有后续治疗开展的前提。该病理提示我们,在临床工作中,不能因为预约周期长、患者不愿意等非医学因素而免去穿刺活检,不然极易造成误诊。对于寡转移患者,手术切除是非常有效的治疗手段。在治疗之前,一定要详细评估患者全身的病灶情况来明确为寡转移状态，同时评估患者的心肺功能，排除手术禁忌。在手术方案的制定上，也要根据患者的具体情况，确定切除的范围，在切除肿瘤的同时，尽可能保留肺功能，为患者接受后续治疗提供条件。

放疗科点评：此为异时性双原发恶性肿瘤、右上肺鳞癌和腹腔淋巴瘤。因此，在肺癌治疗后出现新发病灶时，假如有能获取组织的条件下，应当进行必要的病理活检以排除第二原发恶性肿瘤的可能性，而不是一味地认为是转移病灶。右肺鳞癌手术后，左上肺寡转移，对于这样的寡转移患者，非常有必要进行局部治疗，无论是手术切除或者立体定向放疗，均可以大大延长患者的局部控制时间，从而提高生存率。

内科点评：这是肺癌术后对侧肺转移，同时合并腹膜后多发淋巴结肿大，病理提示淋巴瘤。给我们的启示是肺癌腹膜后淋巴结转移在临床中也是常见的。因此，病理的明确仍然很重要。如果这例患者没有明确腹膜后淋巴结的病理，可能就漏诊了淋巴瘤。临床疾病的复杂性往往都会超出我们的想象，特别是在疾病诊疗越来越精细、分科越来越细化的现在，在临床中严格按照诊疗规范实行的同时，也更加强调了多学科会诊的重要性。

淋巴瘤内科点评：对于惰性淋巴瘤，第一追求缓解，第二追求延长PFS。选择方案时要考虑患者的经济状况和避免损害器官功能，尤其是避免损害骨髓功能。故而确定这类患者的疾病分期尤其重要。而早期可以进行放疗的患者选择局部放疗是最合适的。

病例16 局部晚期肺鳞癌患者的新辅助免疫治疗

病例16
二维码彩图

1. 初诊情况

1.1 病例汇报

患者,男,63岁,因"胸闷、气促1周"于2020-07-13入院。患者自诉1周前在无明显诱因下出现胸闷、气促,活动后加剧。当地医院胸部CT示左肺下叶占位伴周围渗出,考虑肺癌,纵隔淋巴结转移。患者遂来我院就诊。门诊拟"肺恶性肿瘤"收治入院。入院后,完善相关检查。2020-07-14胸部+上腹部增强CT示(图16.1):①左肺下叶分叶状肿块,考虑恶性肿瘤,纵隔淋巴结肿大。②左下肺内前基底段类结节,考虑良性病变,建议复查。③肝囊肿、肾囊肿。2020-07-16 CT引导下肿块穿刺病理示:(左肺)鳞状细胞癌。2020-07-21 PET/CT示:①左下肺有软组织肿块,FDG代谢异常增高,考虑恶性;纵隔4L、5、7区和左肺门有肿大淋巴结,FDG代谢增高,考虑转移。②双颈部、左侧锁骨上、纵隔2R、右肺门、双侧腋窝小淋巴,FDG代谢增高,考虑炎性增生。③右侧水平裂小结节,FDG代谢不高,考虑增殖灶;左下肺类结节,FDG代谢不高,考虑良性;双侧上胸膜轻度增厚。④食管末端管壁不厚,FDG代谢增高,倾向炎性摄取。⑤肝脏多发小囊肿;右肝钙化灶/肝内胆管结石;左侧肾上腺增生;双肾多发小囊肿;胃壁弥漫性FDG代谢增高,倾向生理性或炎性摄取。⑥前列腺增生;左侧腹壁疝。⑦脊柱轻度退行性改变。2020-07-23 EBUS病理示:"7组淋巴结EBUS-TBNA",凝血块内见少量的散在的淋巴细胞、异形细胞及坏死细胞,癌待排。肿瘤标志物、支气管镜、颅脑MRI、心超、肺功能均未见明显异常。

初步诊断:左下肺鳞癌,周围型,cT3N2M0,ⅢB期。(AJCC第八版,2017)。

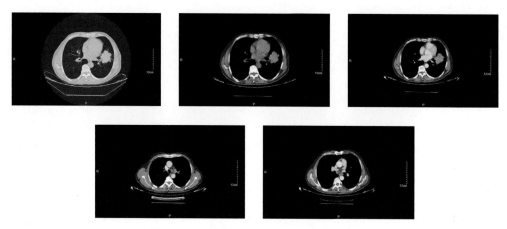

图16.1 2020-07-14胸部+上腹部增强CT

2. MDT 讨论及治疗经过

2.1 第一次MDT讨论与治疗情况

2.1.1 讨论情况

影像科:左下肺见一约5.8cm×5.0cm的软组织肿块影,边缘有较明显的分叶,毛刺不明显,平时的CT片里呈软组织密度,大致均匀,增强后有较明显的强化,略欠均,边界清晰;左肺门与纵隔7区、5区见多枚肿大淋巴结影,最大者位于隆突下,约为2.8cm×1.8cm,环形强化,边界清晰可辨。影像诊断:左下肺周围型肺癌,伴左肺门、纵隔多发肿大淋巴结转移。影像分期:T3N2M0。

病理科:左肺穿刺标本,穿刺标本里的部分细胞具有典型的角化,形态符合鳞状细胞癌。

外科:确诊为鳞癌,临床分期为cT3N2M0,ⅢB期。对于手术无法实现根治性切除的患者,应行根治性同步放化疗。但纵隔淋巴结无融合,与周围组织界限清,有潜在完整切除的可能性。因此,根据NCCN和CSCO指南,可以先行新辅助化疗,然后根据患者病灶的退缩情况,行根治性手术切除或根治性放化疗。

但是近年来,免疫检查点抑制剂已被逐渐推广应用,并且在晚期肺鳞癌患者群体中取得了优于单纯化疗的效果。NADIM等研究的结果提示,对于局部晚期患者,免疫检查点抑制剂联合化疗能够取得比单纯化疗更好的疗效。因此,该患者也可考虑参与相应的临床研究,将免疫联合治疗作为新辅助治疗的方式。

内科:目前检查完善,考虑为ⅢB期肺鳞癌,纵隔淋巴结为多站,外科医生评估是否能手术是很重要的,如果为有潜在手术机会的肺癌患者,可行新辅助治疗。随着免疫检查点抑制剂的出现,免疫治疗应用于非小细胞肺癌的新辅助治疗极具潜力,已经开展的

Ⅱ期临床研究证实新辅助免疫治疗能够使20%~85%的患者获得主要的病理学缓解,优于既往新辅助化疗的数据。但基于目前免疫新辅助治疗都还在临床阶段,尚有待进一步观察疗效,推荐参加肺癌新辅助治疗的临床研究。

放疗科:确诊为左下肺鳞癌,分期为cT3N2M0,ⅢB期,PET/CT提示纵隔淋巴结多发转移,其为潜在可切除患者,建议先行诱导治疗,诱导治疗后再复查CT,观察肿瘤的退缩情况,后续可以行手术治疗或者同步放化疗。至于是选择手术还是选择放化疗,既往有数项临床研究试图回答这个问题。2000年,EORTC 08941研究纳入ⅢA–N2期患者,3周期含铂方案诱导化疗后随机分为手术组(167例)或放疗组(165例)。术后30天的死亡率为4%(全肺切除为7%)。手术组和放疗组的中位OS分别为16.4个月和17.5个月,5年生存率分别为15.7%和14%(HR=1.06,P=0.596)。另一项Ⅲ期随机RTOG89-01研究中,病理确诊为N2患者在含铂方案诱导化疗后被随机分为手术治疗组或放疗组,计划入组224例,最终只入组73例,纳入EORTC08941和RTOG89-01研究来比较"化疗+手术"和"化疗+放疗"的Meta分析,两种治疗方式无差异(HR=1.01,P=0.954)。另一项标志性临床研究是INT 0139,纳入潜在可切除T1~3pN2M0患者396例,所有患者接受EP方案同步放化疗(45Gy,第一天开始)。手术组术后再进行2周期EP方案化疗;放疗组继续放疗至61Gy,再行2周期EP方案化疗。中位OS无差异(23.6个月 vs 22.2个月)。亚组分析,90例肺叶切除患者较放化疗患者的OS较长(33.6个月 vs 21.7个月)(P<0.002);近期的Ⅲ期随机对照ESPATUE试验纳入可手术ⅢA–N2和部分ⅢB期患者,经新辅助同步化放疗后,比较根治性手术和根治性化放疗的疗效。246例患者中,161例经诱导治疗后再评估为可切除,随机分为手术组和放化疗组(增量至65~71Gy)。两组的5年OS率分别为44%和40%,PFS率分别为35%和32%,差异无统计学意义。因此,鉴于以上随机对照的研究结果,建议患者先进行新辅助治疗,若手术根治性切除的难度较大,建议进行同步放化疗。

2.1.2 讨论意见

经过团队的讨论,建议患者先接受新辅助治疗,可考虑参与免疫联合新辅助治疗的临床研究。

2.2 第二次MDT讨论与治疗情况

2.2.1 病例汇报

患者决定参与免疫联合新辅助治疗的临床研究。于2020-07-23至2020-09-03行3周期新辅助化疗联合免疫治疗:白蛋白紫杉醇400mg静滴d1+卡铂650mg静滴d1+临床研究免疫药物(PD–L1抑制剂)静滴d1,Q3W。2020-09-23胸部增强CT见图16.2,左肺癌复查,对照2020-07-13 CT:①左肺斜裂旁结节较前明显缩小。②纵隔及左肺门淋巴结

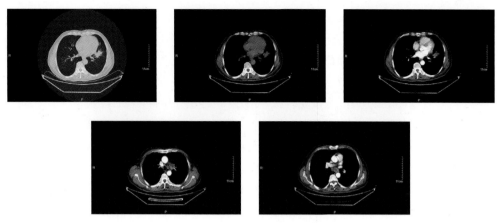

图16.2　2020-09-23胸部增强CT

肿大,较前增大,坏死较前明显。③左下肺内前基底段类结节,较前大致相仿。

2.2.2　讨论情况

影像科:左肺癌3周期新辅助化疗联合免疫治疗后复查;左下肺肺癌病灶,较前明显缩小好转;纵隔5区有肿大淋巴结,范围较前增大,内实性部分仍较明显;纵隔隆突下淋巴结的范围亦较前增大,内以坏死为主,周缘环形薄壁强化,界清。整体的疗效评价:PR。但纵隔5区淋巴结,有较前进展的趋势,提示肿瘤异质性所致的可能性大,需提请临床重点关注。

外科:患者在3周期新辅助免疫联合治疗后,原发病灶缩小明显;第5组、第7组淋巴结增大,其内部以低密度影为主,可能是免疫治疗引起的淋巴结反应,或淋巴结内部肿瘤细胞的坏死,可能不能排除淋巴结内部的疾病进展。3周期新辅助免疫联合治疗取得了明显的效果。根据CT图像判断,患者的原发病灶和肺门、纵隔淋巴结均可实现根治性切除,因此,建议患者下一步接受根治性手术切除。手术方式可选择全麻胸腔镜下左下肺叶切除术+肺门纵隔淋巴结清扫术。若肿瘤累及上肺叶,可考虑切除上肺受累的部分肺组织。

内科:患者在接受免疫联合化疗新辅助治疗后,出现肺部病灶明显缩小,但纵隔及肺门淋巴结增大,根据iRECIST评价标准,可以判断为IUPD。免疫治疗有存在假性进展的可能性,机制包括免疫反应延迟,由免疫治疗引发的大量免疫细胞和炎性细胞浸润,进一步引起局部显著的组织反应,造成影像学上有增大,其实并不是肿瘤成分增大。实体瘤发生假性进展的概率为10%左右,尽管发生率较低,但会影响临床治疗的选择,临床医生仍需要给予充分关注和警惕。目前判断是否是假性进展,还要关注患者的症状改善是否加重、生活质量是否下降等。该患者的一般情况得到改善,无症状加重,结合影像淋巴结增大的程度,可考虑为假性进展。可继续原方案治疗1周期后再次评估疗效。

或者是否尽早手术介入以避免发生进一步的疾病进展而延误手术时机,应充分听取外科医生对手术评估的意见。

放疗科:患者经3周期新辅助化疗联合免疫治疗后出现了影像学原发病灶和转移淋巴结的截然不同的变化评价,原发病灶缩小明显,而转移淋巴结有增大的趋势,这需要考虑两者之间PD-L1表达的时空异质性。2016年,美国梅奥诊所肿瘤内科艾伦S.曼斯菲尔德等学者研究发现肺癌原发病灶及其转移病灶上PD-L1表达与肿瘤淋巴细胞浸润程度存在着不一致的现象。研究者纳入了73例肺癌患者,10例患者的两病灶(原发病灶和脑转移病灶)肿瘤细胞的PD-L1表达不一致(14%,κ=0.71),19例患者的两病灶TIL的PD-L1表达情况不一致(26%,κ=0.38),使用PD-L1或者PD-1抑制剂时需要考虑到这个现象。因此,对于这例患者,可以进行纵隔及原发病灶的再次穿刺活检,明确对新辅助治疗反应不一样的原因,后续治疗建议进行手术或者放疗。

2.2.3 讨论意见

经过团队的讨论,建议患者接受手术治疗。

2.3 第三次MDT讨论与治疗情况

2.3.1 病例汇报

患者于2020-09-28全麻下行胸腔镜下左肺下叶切除术+左上肺楔形切除术+肺门纵隔淋巴结清扫术。术中见肿瘤跨叶生长,主体位于左下肺,累犯部分左上肺舌段,肺内、肺门、纵隔多发肿大淋巴结。完整切除病灶及淋巴结,剖开5组、7组,可见淋巴结中有大量的坏死组织。

术后常规病理示(左肺恶性肿瘤新辅助治疗后):①(左下)肺结节型(瘤体4.5cm×3.5cm×3cm)中-低分化鳞状细胞癌伴退变,紧贴脏层胸膜,间质纤维组织增生、炎症细胞浸润、泡沫样组织细胞反应(符合新辅助治疗后轻度反应),转移或浸润至(左下肺支气管根部)0/2只、(左下肺内支气管旁)0/2只、(第4L组)0/3只、(第5组)1/1只、(第6组)0/1只、(第7组)1/1只、(第10组)1/6只淋巴结伴炭末沉着。②(纵隔胸膜结节)纤维、脂肪组织。免疫组化:ROS1(-)、c-Met(-)、NapsinA(-)、TTF-1(-)、CK5/6(+)、P40(+)、P63(+)、CK7(-)、Sy(-)、CD56(-)、CgA(-)、Ki-67(+,60%)、ALK(D5F3)(-)。备注:①(左下)肺支气管切缘及(部分左上肺舌段)肺断端均为阴性。②片内未见明确的神经侵犯及脉管瘤栓。

2.3.2 讨论情况

病理科:(左下)肺癌根治标本,肿瘤实性、片状分布,部分细胞有角化,结合形态及免疫组化结果,可诊断为肺鳞癌(中-低分化)。肿瘤局部紧邻脏层胸膜,但未累及胸膜表面。

由于前期经过了新辅助化疗,故瘤床内的肿瘤组织发生了退缩(实际的肿瘤组织占比约为30%,未及MPR),形态上也有退变,间质内见较多的炎症细胞浸润、泡沫样组织细胞反应,这些均为新辅助化疗后的反应性改变。

此外,本例患者有鳞癌且经新辅助化疗,但肿瘤的增殖指数仍然较高,Ki-67达60%,表明肿瘤的增殖能力强。多站多枚纵隔淋巴结转移,也提示其具有显著的侵袭性。故我们可以根据这些线索,推测此例患者术后早期复发的可能性较大。

纵隔淋巴结清扫标本中5组及7组淋巴结为阳性并伴有显著的化疗后反应。淋巴结中央区有大量坏死、囊性变,淋巴结被膜下区仍有不少存活的肿瘤组织,随着组织退变坏死而形成乳头状的分布结构。该两枚淋巴结残余肿瘤组织占比约为30%~40%,考虑中等化疗后的反应。

内科:手术后的分期为ⅢA期,有辅助治疗的指征,考虑患者术前曾行3周期免疫联合化疗,肺部肿块缩小,考虑治疗有效,围手术期化疗已结束。关于是否进行免疫辅助治疗,目前的数据都还在研究探索中,可反复征求患者及家属的治疗意愿。考虑到临床研究要求,可继续进行免疫单药辅助治疗。

放疗科:虽然2020年欧洲LUNGART随机对照临床试验结果提示非小细胞肺癌纵隔淋巴结转移患者术后进行辅助放疗后没有改善生存,但是该患者有多个局部复发高危因素——鳞癌、纵隔多站、多颗淋巴结转移,对于这样的患者,我们依然建议进行术后辅助放疗。但是患者目前入组临床研究,根据研究要求继续进行免疫药物维持治疗也是可行的选项。

2.3.3 讨论意见

经过团队的讨论,建议患者根据临床研究要求,接受术后免疫单药辅助治疗1年。

2.3.4 治疗情况

患者自2020-10-29开始接受免疫药物静滴Q3W治疗。2021年9月截稿时,患者的疾病未见进展。

2.4 总 结

外科点评:对于有潜在根治性切除机会的局部晚期非小细胞肺癌患者而言,新辅助治疗是受到高度推荐的治疗方式。有许多研究对于新辅助治疗的方式进行了探索,如新辅助化疗、新辅助放化疗和新辅助靶向治疗等。最终,新辅助化疗以其在疗效、副作用和对围手术期影响等方面的优势成为指南首先推荐的新辅助治疗方式。但随着抗肿瘤治疗逐渐进入免疫时代,免疫检查点抑制剂在非小细胞肺癌的治疗中逐渐获得了应用。免疫治疗最早应用于晚期非小细胞肺癌,免疫治疗联合化疗的疗效明显优于传统的单纯化疗。在这之后,免疫治疗逐渐将目标人群转向局部晚期患者。根据NADIM研究,免疫联合化疗能够使超过70%的患者达到病理学完全缓解，85%的患者达到主要病理缓解。这一效果明显优于传统的单纯新辅助化疗。因此，免疫治疗在局部晚期非小细胞肺癌患者中的前景值得期待。

影像科点评：对于实体瘤的疗效评价，我们一般运用RESIST标准来评价疗效。在实际工作中我们也发现其也有一定的局限性，比如治疗后病灶出现坏死、空洞形成等因素，都会对疗效评价有影响。需要我们注意的是，在临床治疗过程中患者的症状体征都有好转，但影像上提示病灶有增大。此时应特别注意此类情况，需结合临床情况来综合评价疗效；而对于免疫治疗后的疗效评价，我们要关注延迟反应和假性进展的情况，当依据RESIST标准评价PD时，就需启用iRECIST标准评价体系，疗效评价为IUPD（未确认的PD），需重新选择新靶病灶，再次随访1周期，如果新靶病灶继续增大超过20%或绝对径增加＞5mm，则评价为ICPD（经确认的PD）。同时，我们在做疗效评价时，一定要关注肿瘤异质性的问题，比如对于这例患者，化疗+免疫新辅助治疗后肺内病灶明显缩小，疗效评价为PR，但纵隔淋巴结范围较前有增大，虽然其内坏死比较明显，但通过仔细阅片发现其内部实性区域亦较前是有一定的增大趋势（至少无缩小），此时运用RESIST标准整体评价疗效，会有一定的误差产生，此时的最佳方式应该是分类评估，必要时对增大病灶行病理学检查以评估肿瘤异质性的情况。综上所述，评估疗效有时候不能仅仅单纯通过影像学依据RESIST标准来评价疗效，还需要注意个体差异的情况，结合临床症状、体征、实验室检查等进行综合评判。

内科点评：目前分期在Ⅰ~ⅢA期的NSCLC患者手术后5年内的复发率仍高达30%~55%。围手术期的新辅助/辅助化疗，也只能使患者的5年生存率提升5%，疗效比较有限。免疫检查点抑制剂在局部晚期及晚期肺癌的治疗中的优势凸显，现在在早期NSCLC的新辅助/辅助治疗上也有突破。从机制上来说，手术前患者的肿瘤体积大、新抗原多，免疫系统功能也相对完整，免疫新辅助治疗可以充分激活免疫应答，在术前缩小肿瘤，还有望清除手术时还没有被发现的微小转移病灶。卡斯科内等在2018年美国癌症研究协会年会报告了一项可切除NSCLC的临床前研究发现：与术后辅助免疫治疗相比，新辅助免疫治疗能够进一步延长生存时间、减少远处复发率，并诱导出更强的抗肿瘤免疫反应。免疫单药、免疫联合化疗新辅助的多项研究的数据，也进一步证实了免疫新辅助治疗的前景。2021年，AACR报道的CheckMate 816是一项随机的、有开放标签的、多中心的Ⅲ期临床研究。结果显示：与单用化疗相比，Ⅰb至ⅢA期的可手术切除的NSCLC患者在术前接受3周期的欧狄沃联合化疗治疗，可显著改善肿瘤的pCR率，术前接受欧狄沃联合化疗治疗的患者有24%达到了pCR，而在单用化疗的患者中这一比例仅为2.2%（比值比为13.94，99%置信区间为3.49~55.75；$P < 0.0001$），pCR率以压倒性的优势达到主要的研究终点。在经过免疫联合新辅助治疗后原发病灶明显缩小，纵隔及肺门淋巴结有增大，但坏死明显。结合患者的一般情况概述，不排除假性进展的可能。假性进展是由于免疫细胞对肿瘤组织的浸润，在肿瘤病变体积增加后，患者对免疫治疗有反

应，病灶体积逐渐缩小。

病理科点评：免疫新辅助治疗是最近几年炙手可热的肿瘤学成就之一，其后影像学就区域淋巴结的治疗评估对于后续的进一步治疗具有极为重要的作用。通常，准确评估那些尺寸增大而内部影像学特性也发生改变的淋巴结，是真性进展还是假性进展，需要用到iRECIST标准以提高评估的可信度。但这一标准的运用在日常工作中有时也会遇到一些难以定性的病变。此例患者在经过免疫新辅助治疗之后，影像科根据iRECIST标准，认为5组及7组淋巴结的疗效评价为PD。后经过病理的证实，虽然淋巴结内形成了大片的坏死组织并因此形成了空洞，但空洞周边残留的肿瘤组织并不少。因此，这例提示了一些经验不够丰富的影像学同行：不能光凭淋巴结内空洞的形成而认为淋巴结的增大是假性进展，应严格依据iRECIST标准，并结合病理、临床的信息，对病情的性质做综合分析。

病例17 淋巴上皮瘤样癌患者的综合治疗

病例17
二维码彩图

1. 初诊情况

1.1 病例汇报

患者,女,52岁,因"体检发现右肺占位2周"于2016-10-26入院。患者2周前至外院体检,查胸部CT:右肺中叶有团块,首先考虑肺癌;左肺上叶舌段有小结节,转移性病灶待排;纵隔淋巴结肿大,淋巴结转移待排。查PET/CT示:首先考虑右肺中叶肺癌(47mm×46mm)伴周围阻塞性炎症。气管前腔静脉后多发淋巴结,其中对于部分高代谢淋巴结,考虑肿瘤细胞浸润。对于左上肺舌段结节影(10mm),鉴于FDG代谢无异常增高,遂目前多考虑为良性结节灶,请结合临床并CT随访。支气管镜:所见无殊。支气管镜毛刷涂片:"找到癌细胞、非小细胞癌,倾向鳞状细胞癌"。支气管镜液基涂片:"找到癌细胞、非小细胞癌,倾向鳞状细胞癌"。入院后,完善相关检查。2016-11-02胸腹部增强CT示(图17.1):①右肺中叶有肿块,考虑周围型肺癌;左肺舌段有结节,建议随访。②纵隔内有肿大淋巴结。③肝内低密度,倾向不典型血管瘤,建议MRI检查。附见:右侧甲状腺结节影。2016-11-04 CT引导下穿刺病理示:(右肺)低分化癌,结合免疫组化,倾向鳞状细胞癌。免疫组化:P40(+)、TTF1(−)、ALK(D5F3)(−)、ALK-NC(−)。肿瘤标志物、颅脑MRI、心超、肺功能均未见明显异常。

初步诊断:右中肺鳞癌,周围型,cT2aN2M0,ⅢA期(AJCC第七版,2009)。

2. MDT讨论及治疗经过

2.1 第一次MDT讨论与治疗情况

2.1.1 讨论情况

影像科:右肺中叶见一约4.7cm×4.6cm的软组织肿块影,边缘浅分叶,内密度欠均,

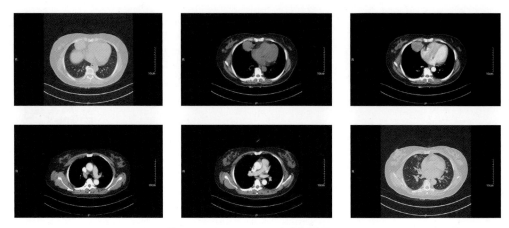

图17.1　2016-11-02胸腹部增强CT

增强后轻中度不均性强化,周缘有少许的阻塞性炎症表现。左上肺舌段见一约1.0cm的结节影,形态略欠光整,似见尖角状突起,界清;纵隔4R区见肿大淋巴结,中等度强化;7区见小淋巴结影。影像诊断:右肺中叶周围型肺癌伴少许的阻塞性炎症;纵隔4R区有肿大淋巴结,考虑转移。左肺上叶舌段有小结节,其形态略欠光整,结合PET/CT提示病灶无明显代谢活跃征象,暂时不考虑转移瘤,建议随访观察。影像分期:T2bN2M0。

　　病理科:(右)肺穿刺组织标本HE形态显示低分化巢状分布的上皮性癌,胞浆嗜酸性,未见明显的腺样分化结构或角化珠、细胞间桥,故考虑为非小细胞肺癌。免疫组化显示其P40(+),TTF-1(-),可符合低分化鳞状细胞癌的特征。肿瘤间质内可见较多的炎症细胞浸润。

　　外科:胸部增强CT提示右中肺癌,纵隔淋巴结肿大;PET/CT提示右中肺肿块高代谢,考虑为恶性;纵隔淋巴结肿大,部分为高代谢,考虑为转移的可能性大。临床分期为cT2bN2M0,ⅢA期。由于PET/CT对淋巴结转移的判断为假阳性的概率较高,建议患者行EBUS从而对淋巴结进行活检以明确病理。右中肺病灶及纵隔淋巴结均有潜在根治性切除的可能性,根据NCCN指南,建议先进行新辅助治疗,然后再行根治性手术切除。

　　内科:按照目前患者的影像学,诊断为ⅢA期,有条件的话最好行纵隔淋巴结活检以明确淋巴结的性质,为准备分期提供证据。外科首先评估手术的可能性,如有潜在可手术的机会,则可考虑新辅助治疗;如无手术机会,则行根治性放化疗。

　　放疗科:根据胸部CT等影像学,诊断为右中肺癌纵隔淋巴结转移。目前,肺部病灶已经有细胞学检查证实,纵隔多发肿大淋巴结尚无病理结果,建议对纵隔肿大淋巴结进行超声支气管镜或纵隔镜检查以明确其性质。目前,患者的心肺功能良好,纵隔淋巴结无明显的肿瘤外侵,能够被外科手术根治切除,故首先建议行手术治疗。假如患者拒绝手术,可以进行同步放化疗+德瓦鲁单抗维持治疗。另外,对于患者来说,左肺舌叶病灶的性质也极其重要,虽然PET/CT提示无FDG代谢增高,但在后续的治疗过程中也需要密切关注其大小、性质的变化,必要时进行穿刺活检。

2.1.2 讨论意见

经过团队的讨论,建议患者先通过EBUS等穿刺活检来明确纵隔淋巴结的转移情况,若确诊为阳性,则接受新辅助治疗。

2.2 第二次MDT讨论与治疗情况

2.2.1 病例汇报

患者拒绝穿刺,于2016-11-06至2016-11-27行紫杉醇250mg 静滴 d1 +顺铂42mg 静滴 d1~3, Q3W化疗2周期。2016-12-12复查胸腹部增强CT(图17.2):①右肺中叶肿块(2.7cm×1.8cm),较前片(2016-11-02)明显缩小;左肺舌段结节,与前大致相仿,建议随访;②纵隔内淋巴结,较前缩小;③肝内低密度(1.4cm×1.3cm),与前大致相仿,建议MRI检查。附见:右侧甲状腺结节影。

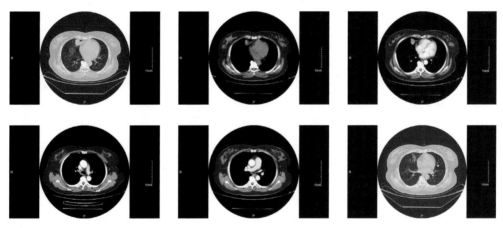

图17.2 2016-12-12复查胸腹部增强CT

2.2.2 讨论情况

影像科:右肺癌化疗后复查,右肺中叶病灶及纵隔4R淋巴结较前明显缩小。疗效评价:PR。分期:T1cN2M0。左肺舌段小结节,与前相仿,建议继续随访。

外科:经过2周期新辅助化疗,右中肺肿瘤及淋巴结缩小明显,目前有根治性手术切除指征,建议行手术治疗。手术方式可选择全麻胸腔镜下右肺中叶切除术+肺门纵隔淋巴结清扫术。

内科:经过2周期新辅助治疗后复查右肺病灶及淋巴结都有明显缩小,考虑治疗有效,如外科评估可进行手术,则直接进行手术治疗,进一步可明确淋巴结的性质。

放疗科：经新辅助化疗，右肺原发病灶及纵隔淋巴结缩小明显，下一步可以进行胸腔镜下右肺中叶切除术+肺门纵隔淋巴结清扫术，根据术后常规病理结果判断是否需要术后辅助放疗。

2.2.3 讨论意见

经过团队的讨论，建议患者接受手术治疗。

2.3 第三次MDT讨论与治疗情况

2.3.1 病例汇报

患者于2016-12-16行胸腔镜下右中肺叶切除术+肺门纵隔淋巴结清扫术。手术及恢复过程顺利。

术后病理示（右肺恶性肿瘤化疗后）：① （右中）肺结节型（瘤体4.5cm×4.1cm×2.5cm）低分化癌（结合免疫组化指标，符合淋巴上皮癌的特征）伴退变、坏死，累犯脏层胸膜，周围纤维组织增生、胶原化伴淋巴细胞浸润、组织细胞反应及多核巨细胞反应（符合化疗后改变），并可见胆固醇结晶沉着。② （右中肺支气管根部）2只、（第2组）4只、（第4组）9只、（第7组）1只、（第10组）1只、（第11组）1只淋巴结慢性炎伴结内炭末沉着。P40（+）、NapsinA（−）、P63（+）、TTF1（−）、CK7（−）、ALK−NC（−）、c−Met（−）、CK5/6（+）、ROS1（−）、ALK（D5F3）（−）。EBER（+）。

目前诊断：右中肺淋巴上皮瘤样癌，周围型，ypT2aN0M0，ⅠB期（AJCC 第七版，2009）。

2.3.2 讨论情况

病理科：（右中）肺叶切除标本，与之前的活检穿刺不同，本次标本高倍镜（400×）下可见到肿瘤细胞呈现显著的空泡状核以及大而深紫红色的核仁，细胞之间的边界不清晰，加之间质内大量的淋巴细胞浸润，此时除了低分化鳞状细胞癌，还需考虑一个罕见的肺癌类型——淋巴上皮瘤样癌。该肿瘤与鳞状细胞癌类似，也表现为P40（+）、P63（+）、CK5/6（+）等鳞状细胞免疫组化特点，但从病因学角度考虑，这种癌的发病与EB病毒的感染密切相关。故其EBER染色为弥漫强阳性，对于本例肿瘤，无论是HE形态特点，抑或是EBER表达特点，均符合淋巴上皮瘤样癌的特征，故可诊断为淋巴上皮瘤样癌。

肿瘤内科：术后为ⅠB期，考虑新辅助治疗降期，对化疗敏感，患者的病理为淋巴上皮癌，可选择NSCLC治疗方案，后续行辅助治疗以继续完成2周期的原方案辅助化疗。在2021年新版世界卫生组织肺癌病理分型中已将淋巴上皮瘤样癌更名为淋巴上皮癌，并将其作为鳞状细胞癌的一种特殊类型。

2.3.3 讨论意见

经过团队的讨论,建议患者完成围手术期化疗。

2.4 第四次MDT讨论与治疗情况

2.4.1 病例汇报

患者于2017-01-12至2017-02-06行紫杉醇250mg 静滴d1 +顺铂42mg 静滴 d1~3,Q3W辅助化疗2周期。然后进入随诊。

2018-04-25患者于我院复查胸部CT(图17.3),右肺癌化疗后术后,对照2018-01-23 CT片:①右肺有少许的条片状影,与前相仿;左肺舌段结节,与前大致相仿。②右侧胸膜局限性增厚,请复查。③脂肪肝,上腹部平扫占位不明显。2018-06-05再次复查胸部CT(图17.4),右肺癌化疗后术后,对照2018-04-25 CT片:①右肺有少许的条片状影,较前相仿;左肺舌段结节,较前大致相仿。②右侧前胸膜下多发结节,较前增大。③左侧锁骨上多发小淋巴结显示,较前相仿。

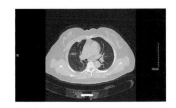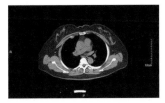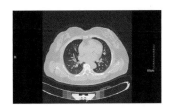

图17.3 2018-04-25复查胸部CT

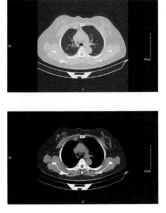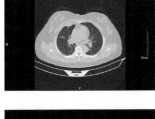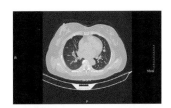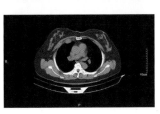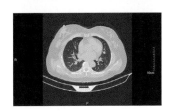

图17.4 2018-06-05再次复查胸部CT

2018-06-08活检病理示:(右上前胸膜肿块穿刺)低分化非小细胞癌。腹部增强CT、颅脑MRI、全身骨显像均未见明显异常。

目前诊断：右中肺淋巴上皮瘤样癌，胸膜转移，rT0N0M1a，ⅣA期（AJCC第八版，2017）。

2.4.2　讨论情况

影像科：右肺癌术后化疗后复查，右侧胸膜新出增厚结节且随访中有增大、增多，结合病史，首先考虑转移瘤。

病理科：穿刺病理形态符合非小细胞癌，结合形态及病史，首先考虑为肺淋巴上皮瘤样癌转移或浸润。

外科：患者目前出现了胸膜多发转移，分期为rT0N0M1，ⅣA期，无手术指征，建议内科治疗。

内科：术后辅助治疗后1年多里出现了胸膜转移。病理也证实，如组织量够，建议行免疫组化以进一步鉴别组织类型和基因检测从而明确分子分型。治疗上是可根据驱动基因情况选择治疗方案。如驱动基因为阴性，则考虑化疗联合抗血管生成药物治疗，或者是根据PD-L1的表达情况，选择免疫治疗，或免疫联合治疗。从目前的研究来看，肺淋巴上皮瘤样癌暂无明确的驱动基因表达，无适合的靶向药物治疗。2019年由广州医科大学附属第一医院呼吸内科周承志教授牵头的一项研究共纳入29名淋巴上皮瘤样癌患者，用NGS方法对其中27例进行基因检测，并同步进行PD-L1蛋白表达分析。研究发现，淋巴上皮瘤样癌患者的基因谱比较特殊，同时69%的患者的PD-L1表达阳性，其中3例患者接受了后线PD-1抑制剂治疗并从中受益，提示这部分患者有潜在免疫获益的机遇。

放疗科：右肺鳞癌术后出现了右侧胸膜结节。目前的结节仍有局限性，需要观察该新发结节与腔镜手术切口的关系；穿刺病理活检已经证实该结节的性质为非小细胞癌。首先考虑为肺淋巴结上皮瘤样癌胸膜转移，建议以全身治疗为主，在全身治疗有效的情况下可以进行胸膜转移病灶的局部放疗以增加其局部控制率。

2.4.3　讨论意见

经过团队的讨论，建议患者可选择化疗，也可选择参与适合的临床研究。

2.5　第五次MDT讨论与治疗情况

2.5.1　病例汇报

患者选择临床研究，在签署知情同意书后，被随机分至免疫联合治疗组。患者于2018-06-27至2019-04-17行Nivolumab（3mg/kg）200mg静滴Q2W+伊匹木单抗（1mg/kg）70mg静滴Q4W免疫治疗。2018-09-07复查胸腹部CT，右肺癌化疗后术后，对照2018-08-06 CT片：①右肺有少许的条片状影，较前相仿；左肺舌段结节，较前大致相仿。②右侧前胸膜下多发结节，考虑转移，较前相仿。③左侧锁骨上多发小淋巴结显示，较前相仿。

④脂肪肝；左肝外侧段、右肝后段血管瘤，较前相仿。附见：甲状腺两侧叶低密度结节。2019-05-27复查胸腹部CT，右肺癌化疗后术后，对照2019-03-04 CT片：①右肺有少许的条片状影，较前相仿；左肺舌段结节，较前大致相仿。②右侧前胸壁多发结节，较前相仿，考虑转移，较前相仿。③左侧锁骨上多发小淋巴结，较前大致相仿。④左肝外侧段、右肝后段血管瘤，较前相仿。附见：甲状腺两侧叶低密度结节。疗效评价：SD。

2019-05-07患者感恶心伴食欲缺乏，出现黄疸情况。2019-05-13我院查总胆红素42.1μmol/L，直接胆红素9.8μmol/L，间接胆红素32.3μmol/L。予口服护肝治疗。考虑有免疫相关性胆红素升高的可能，暂停免疫治疗，遂自2019-05-22起开始激素治疗，并改用静脉护肝降黄药物对症治疗。2019-05-27我院查总胆红素35.9μmol/L，直接胆红素12.1μmol/L，间接胆红素23.8μmol/L。患者继续用药后，黄疸逐渐消退，但仍有恶心呕吐症状。2019-06-11我院查总胆红素28.6μmol/L，直接胆红素10.2μmol/L，间接胆红素18.4μmol/L。2019-06-18我院查总胆红素41.1μmol/L，直接胆红素14.4μmol/L，间接胆红素26.7μmol/L。由于患者停用免疫药物的时间过长，遂让患者退出临床研究，继续护肝治疗，等胆红素降至正常范围后随访。

2019-11-11复查胸腹部CT，右肺癌化疗后术后，对照2019-08-19 CT片：①右肺有少许的条片状影及小结节，较前略增大；左肺舌段结节，较前未见明显缩小。②右侧前胸壁多发结节，较前增大，考虑转移。右侧气管旁含气囊腔，较前相仿。③双侧锁骨上多发小淋巴结，较前相仿。④左肝外侧段、右肝后段结节，较前相仿，考虑血管瘤。附见：甲状腺两侧叶低密度结节。此刻，患者的PS评分为2分，由于免疫药物的副作用，患者对化疗表示抗拒。

目前诊断：右中肺淋巴上皮瘤样癌，胸膜转移，rT0N0M1a，ⅣA期。

2.5.2　讨论情况

影像科：右肺癌术后治疗中复查，右肺小结节，较前略有增大；右侧胸壁结节较前增大、增多，结合病史，首先考虑转移瘤；肝脏病灶，较前增大。综上所述，疗效评价：PD。

内科：患者术后有胸膜转移。患者参加免疫双药联合临床研究，疗效为SD，但因胆红素升高后有不良反应，患者退出研究。患者在免疫双药治疗11个月后反复出现胆红素升高，CTCAE 2级。予降黄等对症治疗后反复，结合病史和治疗情况不排除与免疫相关的肝脏毒性。对于2级与免疫相关的不良反应，治疗上是需要暂停免疫治疗，可予口服0.5~1.0mg/kg泼尼松，如肝功能好，缓慢减量，总疗程至少为4周，泼尼松剂量减至≤10mg/d，肝脏毒性≤1级，可重新开始免疫治疗。患者因为研究方案出组后定期复查，在肿瘤被控制了7个月的时间里肝脏转移、胸壁结节增大，考虑疾病进展。患者目前的体力相对差，PS评分为2分，拒绝化疗。根据CSCO指南，二线PS评分为2分的患者可考虑单药化疗（培美曲塞、多西他赛、长春瑞滨、吉西他滨、紫杉醇），但患者拒绝化疗，可考虑口服化疗药物，如长春瑞滨胶囊。MOVE研究显示长春瑞滨胶囊节拍治疗在70岁以上的老年患者中体现出了良好的疗效和安全性。多线回顾性的研究也体现了长春瑞滨胶囊在高龄、不能耐受化疗的肺癌患者中的疗效和安全性。

2.5.3 讨论意见

经过团队的讨论,建议患者接受长春瑞滨胶囊30mg/次,d1、3、5,每周3次口服化疗。

2.6 第六次MDT讨论与治疗情况

2.6.1 病例汇报

患者自2019-11-27起"长春瑞滨胶囊30mg/次,每周3次口服化疗"。2020-01-07化疗过程中复查,对照2019-11-11 CT:①右肺有少许的条片状影及小结节,较前相仿;左肺舌段结节,较前未见明显缩小,请随访。②右侧前胸壁占位,部分较前缩小,考虑转移;右侧气管旁含气囊腔,较前相仿。③双侧锁骨上多发小淋巴结,较前相仿。④左肝外侧段及右肝后段结节较前缩小,请随访复查。2020-03-26复查胸腹部CT,右肺癌术后治疗后复查,对照2020-01-07 CT:①右肺有少许的条片状影及小结节,较前相仿;左肺舌段结节,较前相仿。左肺背段有磨玻璃小结节,请随访。②右侧前胸壁占位,考虑转移,较前大致相仿;右侧气管旁含气囊腔,较前相仿。③双侧锁骨上多发小淋巴结,较前相仿。④左肝外侧段、右肝后段结节,较前大致相仿,考虑血管瘤。⑤后腹膜显示多枚小淋巴结。附见:甲状腺两侧叶低密度结节,请结合其他检查。疗效评价:SD。患者继续随诊。

2020-10-16患者于我院复查胸腹部CT(图17.5),右肺癌术后治疗后复查,对照2020-08-05 CT:右肺术后改变,右肺上叶、左肺背段磨玻璃小结节,均较前相仿,建议随访复查。左肺舌段实性结节,较前相仿。右侧前胸壁转移病灶,较前明显;邻近肋骨受侵。右侧腋窝多发淋巴结肿大。双侧锁骨上及纵隔多发小淋巴结,较前大致相仿。考虑肝脏血管瘤,较前相仿;胆囊多发结石。附见:甲状腺两侧叶低密度结节,请结合其他检查。全身骨显像、颅脑MRI等未见明显异常。

目前诊断:右中肺淋巴上皮瘤样癌术后,胸膜转移,腋窝淋巴结转移,rT0N0M1c,ⅣB期。

2.6.2 讨论情况

影像科:肺癌术后复发转移治疗后复查,右侧前胸壁转移病灶,较前明显增大,目前融合成团,邻近肋骨受侵。右侧腋窝新出多枚肿大淋巴结,环形强化,考虑转移性。疗效评价:PD。

肿瘤内科:患者接受了11个月的长春瑞滨胶囊口服化疗,胸壁肿块有缩小,耐受性可,目前再次出现了疾病进展。胸壁肿块增大,右侧腋窝有新发淋巴结。考虑患者一线接受免疫双药治疗,因胆红素升高、免疫停药后有进展,因体力不佳而二线接受口服化疗,目前有再次进展。患者目前的PS评分仍为2分,体力一般,拒绝再次化疗,NSCLC三

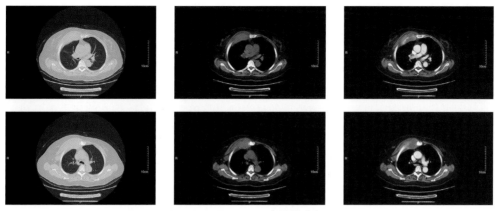

图17.5　2020-10-16复查胸腹部CT

线治疗CSCO指南推荐纳武利尤单抗或多西他赛或培美曲塞或安罗替尼,患者拒绝化疗,可选择纳武利尤单抗或安罗替尼治疗。考虑患者在一线免疫双药治疗后因不良反应出组停药,免疫双药治疗方案产生的不良反应相对大,但免疫单抗的安全性相对好,免疫再挑战是否可以考虑进行? 既往有研究亚组分析中显示免疫进展后再次免疫挑战仍有部分患者获益,免疫不良反应的发生则需被密切观察。因此,该患者的免疫再挑战也是可以考虑的。

2.6.3　讨论意见

经过团队的讨论,建议患者行免疫单药治疗或安罗替尼治疗。

2.6.4　治疗情况

患者于2020-10-26开始接受Nivolumab 200mg 静滴Q3W治疗。2020-12-26复查胸腹部CT,右肺癌术后治疗后复查,对照2020-10-26 CT:右肺术后改变,右肺上叶、左肺背段磨玻璃小结节,均较前相仿,建议随访复查。左肺舌段实性结节,较前相仿。右侧前胸壁转移病灶,较前相仿;邻近肋骨受侵;右侧腋窝及右侧内乳链多发淋巴结肿大,较前相仿。双侧锁骨上及纵隔多发小淋巴结,较前大致相仿。考虑肝脏血管源性病灶,较前相仿;胆囊多发结石。附见:甲状腺两侧叶低密度结节,请结合其他检查。2021-03-11复查胸腹部CT,右肺癌术后治疗后复查,对照2021-12-26 CT:右肺术后改变,右肺上叶、左肺背段磨玻璃小结节,均较前相仿,建议随访复查。左肺舌段实性结节,较前相仿;气管憩室。右侧前胸壁转移病灶,较前相仿;邻近肋骨受侵;右侧腋窝及右侧内乳链多发淋巴结肿大,较前相仿。双侧锁骨上及纵隔多发小淋巴结,较前相仿。考虑肝Ⅵ段血管瘤,较前相仿;胆囊多发结石。附见:甲状腺两侧叶低密度结节,请结合其他检查。疗效评价:SD。

患者持续进行Nivolumab 200mg Q3W单药维持治疗。同时,患者定期随访。2021年9月截稿时,患者仍在维持免疫单药治疗,疾病未见进展。

2.7 总 结

外科点评:初诊时,增强CT提示纵隔淋巴结肿大,PET/CT亦提示纵隔淋巴结高代谢,对部分淋巴结考虑为肿瘤转移,临床分期为ⅢA-N2期。在进行了新辅助化疗之后,影像学提示4R组淋巴结缩小,考虑该淋巴结在治疗前存在转移。但PET/CT对淋巴结转移的判别可能出现假阳性。虽然该患者的最终结果与PET/CT相符,但在临床上遇到PET/CT提示为转移的淋巴结,仍应尽量取得病理依据,避免误判。

内科点评:该患者在新辅助治疗降期后接受了手术治疗,术后辅助化疗,再复发转移后一线有机会参加了临床研究,因不良反应出组,但还是有免疫获益,一线PFS达17个月。一线进展后因患者体力差,拒绝化疗,我们选择了长春瑞滨口服节拍化疗,在耐受良好的情况下,也取得了二线PFS为11个月的效果。三线治疗考虑患者的一线免疫双药的获益时间长,因不良反应出组。查阅了既往的研究和回顾性分析数据,KEYNOTE 010研究在随访中发现,有14例曾接受过帕博利珠单抗治疗进展的患者再次接受该药治疗,近半数(6例,43%)仍能获得疾病缓解,5例(36%)达疾病稳定。2020年,关于免疫再挑战的系统综述中纳入22项前瞻性研究,共1865名患者。对于抗CTLA-4疾病进展后,3项研究评估了抗CTLA-4再挑战的疗效,ORR为12%~23%,DCR为48.4%~67.7%,mOS为12个月,3级irAEs发生率为5.9%~25.0%;4项研究评估了抗PD-1再挑战,ORR为22%~36%,DCR为40%~64%,mOS为13.4~20.6个月,3级irAEs发生率<10%。对于抗PD-(L)1疾病进展后,13项研究评估了抗PD-(L)1再挑战,ORR为5%~53%,DCR为38%~83%,mOS为13.9个月,其中单用抗PD-(L)1组3级irAEs发生率为0~15%,联合用药组较高(0~64%);2项研究评估了抗CTLA-4再挑战,ORR为0~22.4%,DCR为50%~72%,mOS为4~21个月,3级irAEs发生率为26%~61%。以上结果提示免疫再挑战的疗效肯定,安全性可耐受,但仍需进一步的前瞻性试验来探索更成熟的治疗策略,并确定优势人群。因此,我们也尝试了免疫再挑战,患者取得了不错的疗效,也提示我们在肿瘤治疗中需要个体化治疗的重要性。

病理科点评:淋巴上皮癌在非小细胞肺癌中的占比不到1%,而在EBV阳性的非小细胞肺癌中的占比超过90%。由于淋巴上皮癌的免疫组化表型类似于鳞状细胞癌,故在非小细胞肺癌中,需与低分化肺鳞癌鉴别。在初步接触肿瘤的组织形态并缺乏免疫组化支持时,应特别注意肿瘤是否具有分化差,是否具有典型的泡状核、紫红色的大核仁,是否可见间质内大量的淋巴细胞浸润。若具备以上特点且本身通常缺乏显著的角化特点,此时应考虑到淋巴上皮癌的可能性并通过免疫组化EBER鉴别。同时,由于EBER阳性在人体肿瘤中占比最高的是鼻咽部非角化性癌,其形态与肺原发淋巴上皮癌的形态几乎类同,故在诊断肺淋巴上皮癌时需要考虑患者的病史,排除鼻咽部非角化性癌病史或影像学鼻咽部病灶,排除肺部转移性癌后,方可诊断原发性淋巴上皮瘤样癌。

第四部分

食管癌及纵隔肿瘤

病例18 食管癌患者复发后的免疫维持治疗

病例18
二维码彩图

1. 初诊情况

1.1 病例汇报

患者，男，43岁，2015-10-06因"呕血10多天"入院。患者约10天前在无明显诱因下呕鲜血两口，无其余不适。患者至外院就诊，查胃镜提示"距门齿约35cm处有新生物，质脆且易出血，伴管腔狭窄"，病理报告：鳞状细胞癌。入院后，完善相关检查。2015-10-09胸部（图18.1）+上腹部增强CT示：①食管下段不规则增厚，考虑食管癌，请结合胃镜检查，外膜面大致清晰。②双肺CT扫描未见实质灶。③肝、胰、脾及腹膜后未见明显占位。2015-10-16病理会诊示：（食管）鳞状细胞癌。心超、心电图、肺功能、颈部+锁骨上超声、喉镜等未见明显异常。

初步诊断：食管鳞癌，胸下段，G1，cT2N0M0，ⅠB期（AJCC第七版，2009）。

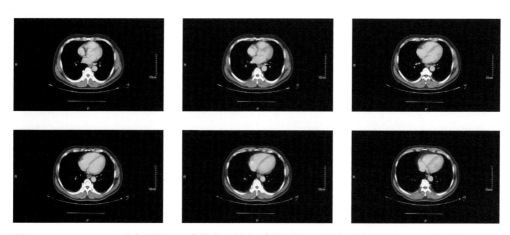

图18.1 2015-10-09胸部增强CT：食管中下段癌；食管周围、双侧喉返神经旁未见明显肿大的淋巴结

2. MDT 讨论及治疗经过

2.1 第一次MDT讨论与治疗情况

2.1.1 讨论情况

影像科：食管下段局部管壁增厚，局部厚薄欠均匀，管腔狭窄，中等度强化，外膜面大致清晰，符合食管癌，外侵不明显。食管周围、双侧喉返神经旁有数枚细小淋巴结影，形态以三角形、类结节状为主，考虑炎症性的可能性大。影像诊断：食管下段癌T2N0Mx。

病理科：对该标本进行了会诊，原单位活检标本示：破碎组织内见中分化的巢状细胞团，部分细胞具有明显的角化，结合病发的部位及其他检查证据，病理科认为可以诊断为食管鳞状细胞癌。

外科：胸段食管鳞癌诊断明确，目前分期为cT2N0M0 ⅠB期。根据NCCN指南，对于ⅠB期的局限期且可手术切除的患者，应首选手术治疗。由于患者的病灶在胸下段，可考虑胃代食管胸内或颈部吻合。行胸内吻合术时由于管胃较短，故术后吻合口的愈合能力较强，吻合口瘘的发生率更低；但在腔镜下进行胸内吻合操作对术者的要求较高，故大多胸内吻合手术采取传统的剖胸开放手术方式。对于颈部吻合，由于吻合处离体表较近，胸部和腹部均便于施行腔镜操作而被广泛采用，但管胃血供较差，吻合口瘘的发生率高也是其缺点。

内科：结合目前的检查考虑为食管鳞癌，ⅠB期，分期早，如无手术禁忌证，则根治性手术治疗是首选方案。

放疗科：为胸下段食管鳞癌，病理明确，CT影像学分期为cT2~3N0M0，无明显外侵，属于可手术切除食管癌。鉴于CT等影像学技术对于食管癌的外侵程度判断的准确率不如超声胃镜，故建议行超声胃镜检查。若为T2N0M0，建议行手术治疗。若分期为T3~4或者N+，则建议行术前新辅助同步放化疗。2015年，荷兰公布了CROSS研究的最终结果，对于临床分期T1N1M0 或T2~3N0~1M0的食管癌患者，术前紫杉醇+卡铂的化疗联合41.4Gy/23F的新辅助同步放化疗能够大大延长OS时间（48.6个月vs24个月）。而中国的NEOCRTE5010研究中的新辅助同步放化疗序贯手术组中位OS时间达到了惊人的100.1个月。因此，目前对于局部晚期可切除食管癌来说，新辅助同步放化疗成为标准治疗。建议在此患者行超声胃镜明确分期后再制定诊疗计划——可以直接进行手术，也可以进行新辅助同步放化疗序贯手术。

2.1.2 讨论意见

经过团队的讨论，建议患者行手术治疗。

2.2 第二次MDT讨论与治疗情况

2.2.1 病例汇报

患者于2015-10-20在全麻下行开放Ivor-Lewis食管癌根治术。术中见食管病变上端位于下肺静脉水平，长度约5cm，侵犯食管全层，食管周围、腹腔干周围的肿大淋巴结较少，双侧喉返神经旁的淋巴结小且少。手术及恢复过程顺利。

术后常规病理：①食管隆起型（瘤体5cm×2.5cm×1cm）中-低分化鳞状细胞癌，浸润至深肌层。②（食管旁）6只、（隆突下）3只、（胃周）4只、（奇静脉弓）1只、（左喉返神经旁）1只、（右喉返神经旁）2只淋巴结慢性炎。（上）下切缘均为阴性。切片内未见明确的脉管瘤栓及神经侵犯。病理分期：pT2N0M0G3，ⅡA期。

2.2.2 讨论情况

病理科：术后标本诊断为鳞状细胞癌，分化水平略差（同时可见中分化及低分化鳞癌成分），浸润深度为食管固有肌层。切片内未见脉管瘤栓及神经侵犯等危险因素。同时，区域淋巴结的清扫显示为阴性。

内科：患者经过手术治疗，术后分期为ⅡA期。根据目前的证据，对于无淋巴结转移的pT2~3N0M0患者，有研究表明应用较好的适形放疗技术进行术后放疗能提高总生存率和无病生存率。但目前还没有大型随机对照研究进一步证实以上结论。在CSCO指南中，食管和食管胃交界部腺癌推荐术后辅助化疗，但如果病理显示为鳞癌，有研究表明辅助化疗可延长无病生存期，但对总生存期无明显影响。该患者有食管鳞癌，暂无证据支持术后辅助治疗获益，建议定期复查。

放疗科：患者术后病理分期为pT2N0M0 G2~3，ⅡA期。对于这样早期的患者，术后辅助放疗不能改善生存，故强烈不推荐进行术后辅助放疗。

2.2.3 讨论意见

经过团队的讨论，建议患者定期随诊。

2.3 第三次MDT讨论与治疗情况

2.3.1 病例汇报

患者于2017年1月无明显诱因下开始偶有痰血，血色鲜红，约2~3口，偶有咳嗽。患者的痰血加重，咳嗽剧烈，2017年6月来我院定期复查。2017-06-21纤维支气管镜示左主支气管：开口后壁黏膜隆起粗糙伴管腔略狭窄。活检病理：（左主支气管）鳞状细胞癌。2017-07-04我院胸部+上腹部增强CT见图18.2，食管癌术后：①纵隔隆突下肿大淋巴结，考虑转移性，侵犯左主支气管。②右肺散在纤维灶，较前相仿。③脾脏低密度结节灶，转移瘤待排。胃镜、颈部+锁骨上超声、全身骨显像均未见明显异常。

目前诊断:食管鳞癌术后,纵隔淋巴结、脾脏转移,rT0N1M1,ⅣB期。

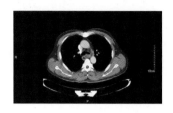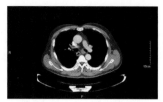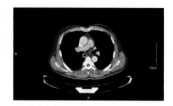

图18.2 2017-07-04胸腹部增强CT:纵隔隆突下肿大淋巴结及脾脏新发转移

2.3.2 讨论情况

影像科:食管癌术后复查,吻合口无殊;纵隔隆突下见新出一枚最大径约为2.6cm×1.9cm的肿大淋巴结,形态不规则,中等度强化,中央见小片状略低密度坏死区,局部包膜欠完整清晰,侵犯相邻左主支气管壁并突入腔内。脾脏低密度类结节,周缘似见强化,界尚清。影像诊断:食管癌术后,首先考虑纵隔隆突下转移性肿大淋巴结,侵犯相邻左主支气管。脾脏低密度结节,转移待排。

外科:食管鳞癌区域复发,侵犯左主支气管,伴脾脏转移的可能,病灶已无法通过手术实现根治性切除,建议内科治疗。

肿瘤内科:患者术后出现纵隔淋巴结复发,考虑脾脏病灶转移,目前分期为Ⅳ期,治疗以全身抗肿瘤治疗为主,考虑纵隔淋巴结侵犯支气管,合并有咯血症状,也可联合局部放疗。脾脏病灶影像学上考虑转移,通常来说穿刺风险高,有条件建议行PET/CT检测以进一步明确;如无条件,也可根据治疗疗效再评估。既往晚期食管癌一线治疗是含氟尿嘧啶类或紫杉类联合铂类方案化疗,目前的新的策略是在化疗基础上可联合免疫治疗。KEYNOTE 590研究是一项探索帕博利珠单抗联合化疗一线治疗食管癌的全球多中心、随机、对照、双盲、Ⅲ期的临床研究,旨在探索帕博利珠单抗联合化疗与安慰剂联合单纯化疗作为食管癌一线治疗的疗效差异,研究共纳入749例不可切除的局部晚期或转移性食管癌患者,其中食管鳞癌548例。将患者随机分配至帕博利珠单抗200mg Q3W(至多35个周期)联合化疗(简称P+C组,373例),或安慰剂+化疗(简称C组,376例)。两组在基线临床病理特征方面基本均衡,亚洲区域的患者均在52.4%~52.5%左右,鳞癌患者占72.9%~73.5%左右,PD-L1 CPS≥10的比例在49.9%~52.4%左右。在2020年ESMO公布了结果,在总体人群中,P+C组的生存时间明显优于C组(中位生存时间mOS=12.4个月 vs 9.8个月;$P < 0.0001$;HR=0.73;95%CI=0.62~0.86)。进一步分析CPS≥10的患者中,P+C组的生存优势更加显著(13.5个月 vs 9.4个月;$P < 0.0001$;HR=0.62;95%CI=0.49~0.78)。当然,在2017年,我们的标准治疗方案还是传统的化疗。

放疗科:患者在食管癌手术后1年多出现了咯血症状。气管镜明确是由于纵隔转移性淋巴结侵犯左主支气管引起的咯血,同时还出现了脾脏占位病灶,首先考虑食管癌脾脏转移;因患者的咯血明显,建议行局部姑息放疗,加强营养支持治疗,已经出现了气管纵隔瘘,故治疗后气管纵隔瘘可能会加剧;对于脾脏多发病灶转移,建议行全身治疗。

2.3.3 讨论意见

经过团队的讨论,建议在全身治疗的基础上进行纵隔病灶姑息放疗。

2.3.4 治疗情况

患者于2017-07-11至2017-08-22进行放疗,靶区包括食管纵隔淋巴结,PTV剂量5040cGy/28F,每次180cGy,之后缩野加量540cGy/3F,总剂量5580cGy/31F。2017-09-12至2017-11-22行4周期化疗:紫杉醇260mg静滴d1+卡铂750mg静滴d1,Q3W。

2017-12-12胸部+上腹部增强CT见图18.3,食管癌术后放疗后,对照2017-07-04,CT片:①纵隔气管隆嵴下淋巴结,较前明显缩小。②右肺散在纤维灶,较前相仿。③脾脏低密度结节灶,较前相仿,请结合临床情况。

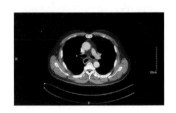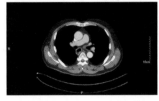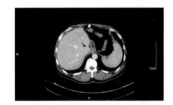

图18.3 2017-12-12胸腹部增强CT

2.4 第四次MDT讨论与治疗情况

2.4.1 病例汇报

患者定期复查,后于2018年3月来我院复查。2018-03-23胸部CT见图18.4,食管癌术后放疗后,对照2017-12-12胸部CT示:①左主支气管壁旁片状软组织增厚影,与前大致相仿,放疗后改变考虑。②右肺有少许的纤维灶,较前相仿。③脾脏低密度灶,较前增大,考虑转移性的可能性大。2018-03-30 PET/CT示食管癌术后放化疗后:①食管术后,吻合口区管壁未见明显异常增厚及FDG代谢增高灶。②纵隔内隆突下软组织影,伴FDG代谢轻度增高,结合病史,符合治疗后改变。③脾脏低密度灶伴FDG代谢增高,考虑转移瘤;脾脏增大。④对于右侧锁骨上区淋巴结,FDG代谢轻度增高,请随访;对于前纵隔、双侧髂外血管旁及双侧腹股沟区淋巴结,FDG代谢无明显增高,考虑炎性增生淋巴结。⑤右肺有少许的斑片影及纤维条索状影,未见FDG代谢增高,考虑炎性纤维灶。⑥左第7侧肋局部骨质密度异常伴FDG代谢轻度增高,请随访;右第5肋、左侧髂骨局部骨质连续性中断,未见FDG代谢增高,考虑陈旧性骨折。⑦L5胸椎、右侧髂骨高密度结节,未见

FDG代谢增高，良性考虑；脊柱退行性变。

目前诊断：食管鳞癌术后，纵隔淋巴结、脾脏转移，rT0N1M1，ⅣB期。

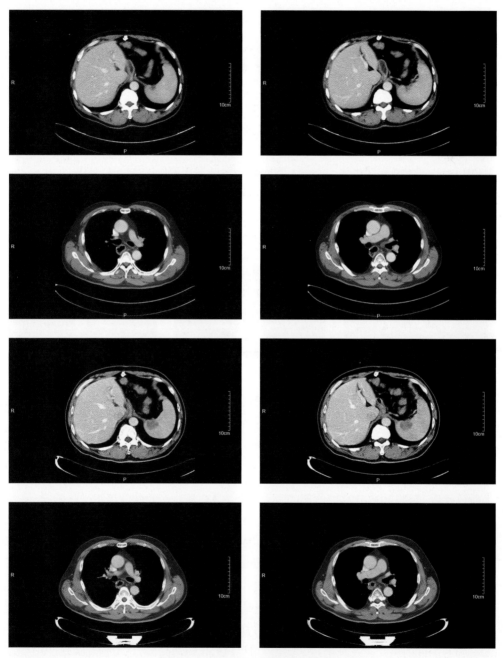

图18.4　2018-03-23胸腹部增强CT

2.4.2　讨论情况

影像科:食管癌术后纵隔隆突下复发放疗后复查,纵隔隆突下病灶较前已基本吸收,目前呈片状软组织增厚影,增强后轻度均匀强化,考虑放疗后改变;脾脏低密度,较前明显增大,结合病史,首先考虑转移瘤。

外科: 经过放化疗之后,纵隔病灶明显缩小,而经过4个月的随访,发现脾脏病灶增大。由于目前的肿瘤处于全身播散状态,仍建议以全身治疗为首先选择。

内科: 经过放化疗后,复查发现脾脏病灶较前增大,纵隔淋巴结经过放疗后控制良好,经过PET/CT检查后排除了其他地方的转移。从目前患者的疾病情况来看,仅脾脏病灶有进展,在治疗上可以在全身治疗控制基础上联合局部治疗。从晚期食管癌二线治疗的方案来看,将单药化疗作为首选,包括伊立替康、替吉奥、多西他赛等都可以选择。目前来说将二线免疫治疗已经纳入ⅠA类推荐,有适合的免疫临床研究是可以考虑选择的。

放疗科:患者在食管癌脾脏、纵隔转移一线化疗后仍然出现了疾病进展,目前尚无新发病灶出现。对于食管癌二线治疗,目前仍然推荐进行化疗或者入组临床试验。

2.4.3　讨论意见

经过团队的讨论,建议患者进行免疫治疗临床研究或化疗。

2.4.4　治疗情况

患者参加"PD-1抗体SHR-1210与研究者选择化疗治疗晚期或转移性食管癌相比较的随机、开放、阳性药对照、多中心Ⅲ期临床研究"。随机进入治疗组。

患者于2018-04-10至2020-01-07行SHR-1210 200mg静滴 d1,Q2W免疫治疗46次。免疫治疗期间曾出现皮肤毛细血管增生症及尿路感染,予对症处理,未影响治疗。

2018-06-05复查CT(图18.5):①脾脏低密度灶,较前缩小。②左主支气管壁旁片状软组织增厚,较前大致相仿,放疗后改变考虑。

2018-11-20复查CT:①脾脏轻度强化灶,与前大致相仿。②左主支气管壁旁有少量的软组织增厚,较前大致相仿,放疗后改变考虑。

2019-10-29复查CT:①脾脏稍低密度影,较前大致相仿。②左主支气管壁旁片状软组织增厚,较前大致相仿,放疗后改变考虑。疗效评价:PR。

2.5　第五次MDT讨论与治疗情况

2.5.1　病例汇报

患者于2020-03-13复查CT(图18.6):①脾脏稍低密度影,较前范围增大,结合病史有转移瘤的可能。②左主支气管壁旁软组织增厚,较前大致相仿,放疗后改变考虑。③右肺有少许的纤维灶,较前相仿。达到PD,退出临床研究。

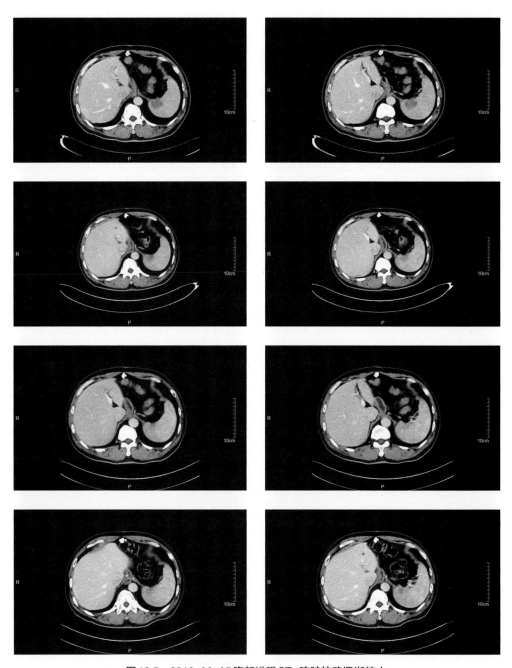

图 18.5　2018-06-05 腹部增强 CT：脾脏转移逐渐缩小

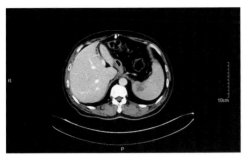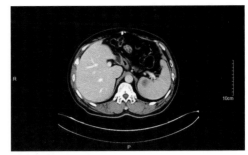

图18.6　2020-03-13上腹部增强CT：脾脏转移瘤，较前增大

目前诊断：食管鳞癌术后，纵隔淋巴结、脾脏转移，rT0N1M1，ⅣB期。

2.5.2　讨论情况

影像科：食管癌术后复发放疗后再次复发治疗中复查，脾脏转移瘤较前有持续增大，病灶长径较随访过程中的最小值增大超过20%。疗效评价：PD。

外科：经免疫单药治疗1年多后，患者的纵隔病灶控制良好，但脾脏病灶逐渐有进展，患者遂退出临床研究。下一步应针对脾脏转移病灶进行局部治疗。对于晚期患者而言，放疗是局部治疗最常用的治疗手段。若寡转移病灶经过全身治疗、放疗均无法得到有效控制，那么手术也可以作为一种选择。

内科：免疫二线治疗的疗效佳，控制时间长，PFS达23个月，再次出现了脾脏病灶的进展，下一步完善相关的检查来排除其他地方的转移。如仅为脾脏进展，可考虑在全身治疗基础上联合脾脏局部治疗，全身治疗方案可选择单药化疗或安罗替尼靶向治疗。

放疗科：患者在食管癌脾脏、纵隔转移二线免疫治疗后，目前出现了脾脏病灶寡进展。对于食管癌寡进展、寡转移的研究较少，Ⅲ期随机对照研究也正在进行，根据回顾性研究的结果，建议对该患者的脾脏转移病灶进行姑息性放疗以提高局部控制率。

2.5.3　讨论意见

经过团队的讨论，建议患者进行全身治疗联合脾脏局部放疗。

2.5.4　治疗情况

患者于2020-03-30开始放疗：靶区为脾脏转移病灶区，DT 5600cGy/28F。放疗16Gy/8次后，因严重"尿路感染"自行停放疗，在当地医院对症治疗，2020-06-19恢复放疗。总放疗剂量为54Gy/27次。建议患者加量，患者拒绝。2020-06-18复查CT（图18.7）：①脾脏稍低密度影，较前范围相仿。②左主支气管壁旁软组织增厚，较前大致相仿，放疗后改变考虑。③右肺有少许的纤维灶，较前相仿。疗效评价：SD。

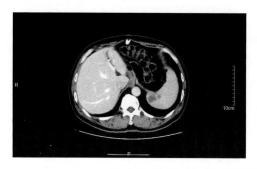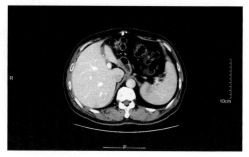

图18.7　2020-06-18上腹部增强CT：脾脏转移瘤，与前相仿

患者因经济原因，回当地医院治疗。根据随访结果，患者于2020年11月因疾病进展去世。

2.6　总　结

外科点评：该患者初诊时处于T2N0M0，有ⅠA~ⅡB期胸段食管鳞癌，经根治性手术切除食管及淋巴结1年多之后，其原隆突下淋巴结处出现复发，并侵犯主支气管。目前，关于食管癌手术中是否要常规清扫隆突下淋巴结，存在不同的声音。但主流意见认为，对于一些隆突下淋巴结转移的高危人群，如对于肿瘤位于胸中段、分期较晚、术前检查发现存在其余部位淋巴结转移的患者，仍应在术中清扫隆突下淋巴结。该患者在术后出现该部位的复发，有可能与术中未能彻底清扫隆突下淋巴结有关。

内科点评：该患者在食管根治性手术治疗后出现纵隔淋巴结局部复发，伴脾脏转移，在二线接受免疫单药药物临床研究治疗后疗效佳，控制时间长。食管癌被称为"中国特色"肿瘤，与欧美国家多发食管腺癌不同的是，中国食管癌患者中90%为食管鳞状细胞癌。ESCORT研究是中国的食管鳞癌免疫二线Ⅲ期临床研究，共纳入457例既往接受一线化疗失败的晚期/转移性食管鳞癌患者。入组患者按1∶1随机分配为卡瑞利珠单抗组和化疗组，分别接受卡瑞利珠单抗单药治疗（200mg，每2周给药1次）或研究者选择的化疗方案治疗：多西他赛（75mg/m²，每3周给药1次）或伊立替康（180mg/m²，每2周给药1次）。研究的主要终点为总生存期（OS）。分析结果显示，与化疗相比，卡瑞利珠单抗可显著延长患者的中位OS（mOS，8.3个月 vs 6.2个月，HR=0.71，95%CI为0.57~0.87，P=0.001），降低死亡风险近30%，同时卡瑞利珠单抗组患者的客观缓解率更高（ORR，20.2% vs 6.4%），持续缓解时间更长（DoR，7.4个月 vs 3.4个月，HR=0.34，95%CI为0.14~0.92）。亚组分析显示，在基线PD-L1≥1%的患者中，卡瑞利珠单抗组的mOS为9.2个月，化疗组为6.3个月。这表明无论PD-L1表达如何，卡瑞利珠单抗比起化疗都可带来显著的生存获益。在安全性方面，卡瑞利珠单抗的耐受性良好，其安全、可控。反应性毛细血管增生症的发生率为80%，但绝大部分仅1级（71%）或2级（8%），3级以上不到1%，大多可自行消退。后续分析显示，发生反应性毛细血管增生症的患者和未发生反应性毛细血管增生症的患者，其OS分别为10.1个月和2.5个月，提示反应性毛细血管增生症可能与更好的免疫治疗的疗效相关。卡瑞利珠单抗组总体3级以上药物相关不良事件的发生率仅为化疗组的1/2（19.3% vs 39.5%）。该患者也是在ESCORT研究中获益，证实了食管鳞癌免疫二线治疗的疗效和安全性。除此之外，KEYNOTE 181研究也在食管癌二线免疫治疗中获得了阳性的结果，因此目前在CSCO指南中，卡瑞利珠单抗和帕博利珠单抗都为ⅠA类推荐，但帕博利珠单抗要求患者的PDL1 CPS ≥ 10。

放疗科点评：超声胃镜对食管癌的分期有着重要的作用，因此，2021年CSCO指南将超声胃镜检查作为Ⅰ类推荐；对于这例局部晚期可切除（cT3N0M0）的食管癌病例，指南推荐进行新辅助同步放化疗后行手术治疗，但是患者未行新辅助同步放化疗而是直接进行食管癌根治术，术后常规病理分期为pT2N0M0，而对于这样分期的Ⅰ类患者，推荐食管癌根治术，故说明了术前分期的重要性。患者手术后出现了纵隔和脾脏转移，纵隔淋巴结转移侵犯左主支气管后出现了纵隔气管瘘，并出现了咯血症状。对于这样的病情，姑息放疗一方面能够减缓病灶的生长，另一方面还具有姑息止血的作用。因此，推荐进行纵隔转移淋巴结姑息性放疗，患者经全身治疗后纵隔病灶一直处于稳定状态，而脾脏转移病灶则出现了寡进展，充分说明了局部放疗的重要性，后续我们也对脾脏转移瘤进行了姑息放疗，希望能够取得最大的疾病控制率。

病例19 晚期食管癌患者免疫联合治疗后的手术治疗

病例19
二维码彩图

1. 初诊情况

1.1 病例汇报

患者,男,61岁,因"进行性进食哽咽感1个月"来院。患者在2020年10月开始出现进食哽咽感,后自觉进行性加重,但不影响进食,偶伴腰痛不适,不影响睡眠。2020-11-10当地医院行胃镜示:距门齿27~30cm处可见食管壁黏膜有一不规则隆起,触之易出血,食管管腔稍狭窄;病理示:食管距门齿27cm鳞状上皮高级别上皮内瘤变、癌变。2020-11-12 PET/CT示:食管下端气管隆嵴下缘管壁增厚,考虑食管癌;右上纵隔气管后食管旁、肝胃间隙多发肿大淋巴结,考虑转移;L5、S1椎体骨质破坏,考虑转移。现患者进食仍有哽咽感,无恶心呕吐,偶感腰痛,程度轻,不影响睡眠,无胃纳差等明显不适。入院后,完善相关检查,2020-11-18本院胸腹部CT示(图19.1):食管中段占位灶,考虑食管恶性肿瘤,右侧气管食管沟、贲门旁多发肿大淋巴结,考虑转移。腰椎平扫+增强MRI:L5、骶1椎体信号异常,考虑转移瘤。

初步诊断:食管鳞癌,胸中段,G1,腰骶椎转移,cT3N2M1,ⅣB期(AJCC第八版,2017)。

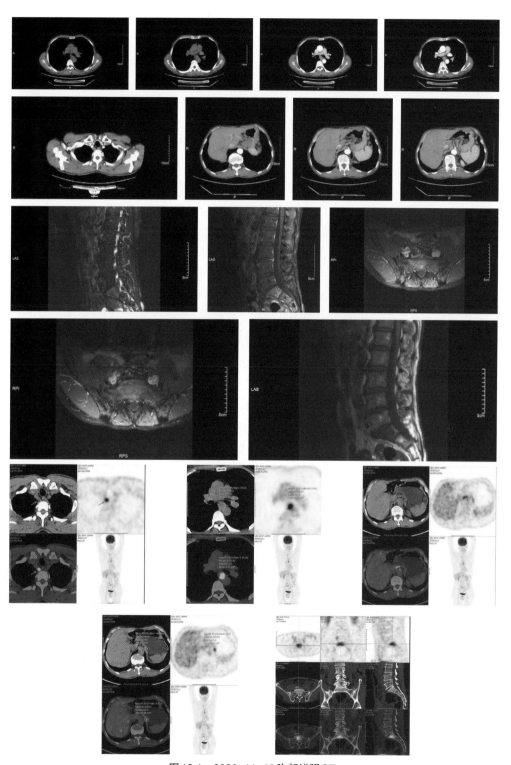

图19.1 2020-11-18胸部增强CT

2. MDT 讨论及治疗经过

2.1 第一次MDT讨论与治疗情况

2.1.1 讨论情况

影像科：食管中段管壁增厚，中等度强化，外膜面显示毛糙；右侧气管食管沟、贲门旁多枚（共约4枚）大小不一的淋巴结，大者位于胃贲门旁，轻中度强化，界尚清晰；贲门部局部胃壁略增厚，浆膜面显示尚清晰。

腰椎MRI：L5、S1椎体见大片状异常信号影，T1WI序列呈低信号，T2WI+FS序列呈稍高混杂信号，边界不清，增强后呈较明显的强化。余个椎体显示尚可。

PET/CT：食管下端气管隆嵴下缘管壁增厚，考虑食管癌；右上纵隔气管后食管旁、肝胃间隙多发（共约4枚）淋巴结，考虑转移；L5、S1椎体骨质破坏，考虑转移。

综上所述，影像诊断食管中段癌局部外侵，伴右侧气管食管沟（喉返旁）、肝胃间隙多发淋巴结，考虑转移。L5、S1椎体骨质破坏，首先考虑转移性。分期：T3N2M1。

病理科：（食管距门齿27cm）鳞状上皮异型性明显，核浆比高，个别细胞胞浆内出现异常角化，考虑有癌变，但活检标本的取材有局限，未见明显的间质浸润。是否为浸润性鳞状细胞癌，需结合影像及内镜下所见。

外科：目前明确诊断为胸中段食管鳞癌，伴区域多发淋巴结转移及骶椎转移，临床分期为ⅣB期，属于晚期寡转移状态，暂无手术指征，建议内科全身治疗。

内科：食管鳞癌，伴腰骶椎转移，目前分期为ⅣB期，治疗以全身抗肿瘤治疗为主，既往晚期食管癌一线治疗是含氟尿嘧啶类或紫杉类联合铂类方案化疗，目前的新的策略是在化疗基础上可联合免疫治疗。KEYNOTE 590研究提示帕博利珠单抗联合化疗与安慰剂联合单纯化疗作为食管癌一线治疗的疗效比较，在总体人群中，P+C组的生存时间明显优于C组（中位生存时间mOS：12.4个月 vs 9.8个月；$P < 0.0001$；HR=0.73；95%CI=0.62~0.86）。进一步分析CPS ≥ 10的患者中，P+C组的生存优势更加显著（13.5个月 vs 9.4个月；$P < 0.0001$；HR=0.62；95%CI=0.49~0.78）。在2021年ASCO，国产的卡瑞利珠单抗联合化疗、KN046联合化疗一线治疗晚期食管癌均获得了可喜的疗效，提示晚期食管癌一线免疫联合化疗是不错的选择。

放疗科：患者被确诊为Ⅳ期食管鳞癌，既往的标准治疗是化疗，但是疗效不佳。2021年ASCO报道了我国中山大学附属肿瘤医院作为主要研究单位开展由全国60多家中心组成的Ⅲ期随机、双盲、安慰剂对照的研究。卡瑞利珠单抗联合紫杉醇和顺铂治疗Ⅳ期食管鳞癌与安慰剂联合紫杉醇和顺铂作比较，前者的总生存时间有极大的延长，中位OS达到15.3个月，而单纯化疗组的为12.0个月，$P=0.001$，死亡风险降低30%，中位PFS也获得了阳性结果，6.9个月 vs 5.6个月，疾病进展风险下降了44%，客观缓解率也有明显提高（72.1% vs 62.1%），充分体现了免疫治疗联合化疗在晚期食管鳞癌中的作用。因此，建议该患者首先进行免疫治疗联合化疗。

2.1.2 讨论意见

经过团队的讨论,建议患者进行免疫联合化疗。

2.1.3 治疗情况

2020-11-26、2020-12-18行第1、2周期免疫联合化疗治疗:白蛋白紫杉醇0.2g d1、8+卡铂420mg d1+帕博利珠单抗200mg d1,Q3W,过程顺利。

2021-01-11胸腹部增强CT提示:食管中段病变、右侧气管食管沟及贲门旁多发淋巴结,均较前缩小。

图19.2为2021-11-18(A~C)与2021-01-11 CT(D~F)胸腹部增强CT:食管中段病变、右侧气管食管沟及贲门旁多发淋巴结,均较前缩小。

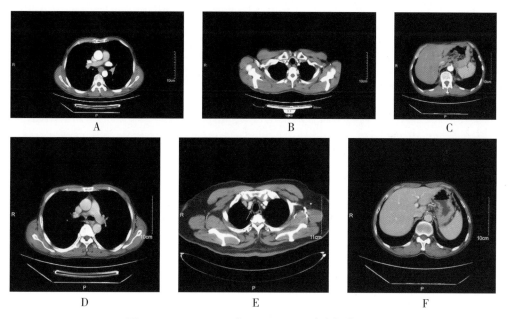

图19.2 2021-11-18与2021-01-11胸腹部增强CT

2021-01-25继续第3周期原方案治疗。

2.2 第二次MDT讨论与治疗情况

2.2.1 病例汇报

2021年2月中旬,患者出现黑便,血色素下降,Hb86g/L。胃镜:距门齿27~30cm处食管壁可见血凝块,镜下未见活动性出血,未活检。

2021-02-22外院查PET/CT：食管癌治疗中，食管管壁未见FDG代谢增殖灶；肝胃间隙淋巴结有轻度PDG代谢；右气管食管沟小淋巴结、L5及骶骨骨质密度增高，均未见FDG代谢，肿瘤活性明显受抑。肿瘤指标恢复正常。

临床疗效考虑CR。

2.2.2　讨论情况

影像科：食管癌治疗中，食管管壁未见FDG代谢增殖灶；肝胃间隙淋巴结有FDG代谢轻度增高；右气管食管沟小淋巴结、L5及骶骨骨质密度增高，均未见FDG代谢，肿瘤活性明显受抑。疗效评价：CMR(PERCIST1.0)。

外科：患者经3周期免疫联合治疗后，肿瘤及区域淋巴结明显退缩。PET/CT提示原发病灶、区域淋巴结及骶椎转移病灶FDG代谢均明显减低，穿刺提示骶椎处未见恶性肿瘤成分，提示免疫联合新辅助治疗对全身病灶起到了良好的控制效果。患者近期出现黑便，伴血色素降低，从一元论考虑，首先考虑肿瘤病灶退缩后出血。预计内镜、介入止血的效果不佳，有手术介入指征。另外，对于非小细胞肺癌等多种实体肿瘤寡转移状态的患者，在全身治疗有效的情况下，对原发病灶和寡转移病灶进行包括手术切除在内的局部治疗，能够使患者获益。目前，尚未有研究对手术在晚期寡转移食管癌患者治疗中的地位进行分析。对于该患者而言，在目前全身治疗效果良好的前提下，手术切除原发病灶及转移淋巴结，后续再对寡转移病灶进行局部治疗，也是一种积极的策略。因此，建议对该患者采取手术治疗，手术方式采取根治性切除，完整切除病灶，清扫区域淋巴结。

内科：患者在3周期免疫联合化疗后复查CT，显示疗效佳，复查PET/CT提示疗效CR。患者的进食哽咽感消失，腰痛有改善，但因反复出现黑便、血红蛋白下降，复查胃镜提示食管病灶的局部肿块退缩明显，但局部有少量的渗血。考虑贫血与食管病灶局部出血有关。为改善贫血，可考虑积极的局部治疗。

放疗科：经过免疫治疗联合化疗，临床疗效非常好，PET/CT评价中几乎全部病灶都取得了完全缓解。但是这些病灶虽然都取得了完全缓解，仍有复发的可能，既往食管鳞癌新辅助治疗的数据告诉我们，即使取得了病理完全缓解的患者，也有13.2%的可能性会出现复发。对于经新辅助治疗取得完全缓解的患者，放疗或者手术治疗在其中能起的作用目前不得而知，针对这样的患者，手术切除原发病灶或者对所有的病灶进行放疗的意义目前尚无循证医学证据，可以与患者及家属充分沟通来选择下一步的治疗。

2.2.3　讨论意见

经过团队的讨论，建议家属同意的情况下，可考虑食管手术。

2.3 第三次MDT讨论与治疗情况

2.3.1 病例汇报

患者于2021-03-05行胸腹腔镜下食管切除术+胃代食管颈部吻合术。术中见胸中段食管管壁增厚,肿块不明显。纵隔结缔组织水肿,瘤床旁组织较致密。切除大部分的食管,以管状胃代食管做颈部吻合。彻底清扫纵隔、腹腔内淋巴结。

术后病理示:黏膜慢性炎伴淋巴滤泡形成,符合治疗后的改变,未见肯定的恶性证据。肿瘤退缩分级(评估肿瘤放化疗反应):0级,无肿瘤细胞残留。淋巴结:0/42(胃周0/13,肝总动脉旁0/8,第8组0/1,隆突下0/9,左喉返旁0/2,右喉返0/9)。术后病理提示pCR。

患者术后恢复良好,偶有腰痛不适。

2.3.2 讨论情况

病理科:(食管癌化疗后根治术标本)对原发病灶充分进行病理取材,已无肉眼可见的肿瘤残留,间质呈现纤维组织增生、炎症细胞浸润、淋巴滤泡形成等化疗后改变,可符合pCR。

外科:通过手术切除了原发病灶,并对区域淋巴结进行了彻底清扫。原发病灶及淋巴结中均未见明确的肿瘤组织残留,病理评价为完全缓解,从病理学角度证实了术前免疫联合治疗的效果。后续可考虑继续免疫维持治疗,同时可评估是否需要对骶椎转移病灶进行局部治疗。

内科:行食管癌根治手术,术后病理提示pCR,也跟我们PET/CT的结果符合,考虑患者免疫联合化疗的疗效佳。但初治时已是晚期食管癌,腰骶椎转移,对原发病灶进行了积极的根治手术,术后可继续原方案治疗及免疫维持治疗。针对目前腰骶椎寡转移病灶是否需要积极进行局部治疗,目前也没有更多的证据,如果参考肺癌的治疗原则,是可以作为寡转移病灶积极处理。

放疗科:经过食管癌手术,验证了PET/CT的结果,前期免疫治疗联合化疗取得了病理完全缓解的效果,但是该寡转移食管癌患者是否已经得到根治,目前没有技术手段予以证实。根据以往的临床数据,仍有10%~15%的复发可能性,后续的巩固治疗可以选择单纯化疗、单纯免疫或者化疗联合免疫治疗,各自的选择也缺乏循证医学证据,建议与患者及家属充分沟通来选择下一步的治疗。

2.3.3 讨论意见

经过团队的讨论,建议患者继续进行原方案化疗联合免疫治疗,后续进行免疫维持治疗。对腰骶椎转移病灶可考虑行局部放疗。

2.3.4　治疗情况

2021-04-21、2021-05-13行第4、5周期白蛋白紫杉醇0.2g d1、8+卡铂420mg d1+帕博利珠单抗200mg d1，Q3W，过程顺利。2021-06-07至2021-06-18行局部骨转移处放疗。此患者的腰椎MRI及PET/CT提示L5、S1椎体骨质破坏，考虑转移，对此骨转移处行局部放疗，GTV为L5椎体和S1骶椎骨，GTV均匀外放0.5cm而形成PGTV，95% PGTV体积剂量DT 30Gy/10F/2W。后续患者进行帕博利珠单抗200mg Q3W维持治疗。2021年9月截稿时，患者的疾病未见进展。

2.4　总　结

外科点评：初诊时此为一例寡转移状态的晚期胸段食管鳞癌。寡转移是晚期恶性肿瘤的一种特殊状态。寡转移的患者虽然属于晚期，但多项研究提示寡转移的患者，其预后好于多发转移的患者。同时，对于非小细胞肺癌、结直肠癌等多种实体肿瘤而言，寡转移患者仍有潜在手术的机会：若全身治疗的效果较好，原发病灶和寡转移病灶均有明显消退且患者无其余新发病灶，那么手术切除原发病灶和转移病灶能使患者获益。对于食管癌而言，多项回顾性分析提示，在全身治疗有效的前提下，对寡转移病灶进行放疗和手术切除等局部治疗能够使患者获益；但这一情况下，手术切除原发病灶是否能够使患者获益，目前尚无研究支持或反对。该患者在治疗过程中，出现了食管病灶出血的情况，本就有手术指征。再考虑到该患者通过3周期免疫联合治疗，形态和代谢方面均提示原发病灶、区域淋巴结和远处转移病灶中肿瘤组织消退明显，转移病灶穿刺中未见肿瘤组织，治疗效果非常理想。此时，以根治性手术方式切除原发病灶是一种积极的治疗方式，希望能够在止血的基础上，更彻底地切除瘤床，降低潜在的肿瘤负荷，后续通过免疫单药维持治疗，为患者带来更久的生存期。

内科点评：从这例患者的治疗上我们也可以看到在目前食管癌的治疗领域还是有很多需要探索的空间，基于既往食管癌合并的并发症多，治疗药物少，治疗手段有限，患者的治疗线数少、预后差，但目前免疫治疗在食管癌的新辅助以及晚期一线、二线都获得了不少的突破。我们这例患者进行免疫联合化疗的疗效非常好，原发病灶经过治疗后，也验证了疗效为pCR。考虑患者的远处转移病灶仅为L5、S1两个椎体，在后续维持治疗稳定的基础上，可参考肺癌寡转移病灶的治疗原则，积极对转移病灶进行局部治疗。我们也期待该患者后续的疗效和生存情况，也期待更多的临床研究来提示大样本人群中的情况。

放疗科点评：食管鳞癌寡转移的临床研究较少，多数目前正在进行当中，根据肺癌、乳腺癌、肠癌等临床研究数据，局部治疗在寡转移癌症中起了非常重要的作用，但是是否这样的结论仍然适合食管鳞癌寡转移，有待后续多中心随机对照试验结果的公布；对于这例食管鳞癌骨转移患者，免疫治疗和化疗作为治疗首选后的疗效确切，PET/CT证实所有的病灶均取得了完全缓解，并且在后续的手术切除原发病灶的病理检查中得到了证实,但是即使是病理得到完全缓解的患者,仍有极大概率出现复发转移,目前也没有有效手段进行预测判断,也没有临床研究数据来证实巩固的化疗、免疫治疗的疗效,只能凭借临床医生的经验和患者本人的意愿进行后续治疗。当然,严密的观察在当前也是可行的。

病例20 局部晚期不可手术食管癌患者的综合治疗

病例20
二维码彩图

1. 初诊情况

1.1 病例汇报

患者，男，61岁，因"进食哽咽感2个多月，胸背疼痛2周"于2016年1月入院。患者于2015年11月在进食米饭时出现梗阻感，后因胸背痛，伴有进食梗阻感，声音嘶哑，前往当地医院就诊，行胸部CT示：①气管后方占位，需鉴别纵隔或食管来源；②两上肺有少许间隔旁型肺气肿；③两肺良性斑片灶。行胃镜示：距门齿19~22cm见食管外压性改变，表面黏膜光滑，距门齿31~34cm处见不规则隆起灶，占食管腔1/3，侵及肌层，部分侵及外膜。病理示：高级别上皮内瘤变，局灶癌变。入院后完善相关检查，2016-01-14本院超声内镜：食管据门齿19~22cm处见食管外压性改变，表面黏膜光滑，距门齿31~34cm后壁见不规则隆起灶。超声内镜所见：距门齿31~34cm处食管壁正常层次结构被破坏，各层次间融合增厚，呈浸润性低回声改变，内部回声不均，广泛侵犯肌层，局部突破外膜；距门齿19~22cm处食管壁外见低回声占位影，可测的范围大小为3.5cm×2.3cm。超声诊断：食管中段癌（侵犯外膜），首先考虑食管上段壁外转移性淋巴结。2016-01-14胸腹部CT示（图20.1）：①食管上段管壁略增厚；②右侧气管食管沟、左侧锁骨上、纵隔多发淋巴结；③两肺多发斑片影，考虑炎症；④贲门旁肿大淋巴结。胃镜病理示：食管鳞癌。右锁骨上淋巴结针吸病理示：转移或浸润性低分化癌，结合免疫组化考虑低分化鳞癌。免疫组化单克隆抗体及癌基因检测：P63（+）、CK5/6（±）、CK7（−）、CK（+）、TTF1（−）、TG（−）、NapsinA（−）、CHG–A/CgA（−）、Sy（−）、Ki–67（+，80%）、PAX–8（−）、CT（−）、P40（+）。

初步诊断：食管鳞癌，胸下段，G3，cT3N2M0，ⅢB期（AJCC第七版，2009）。

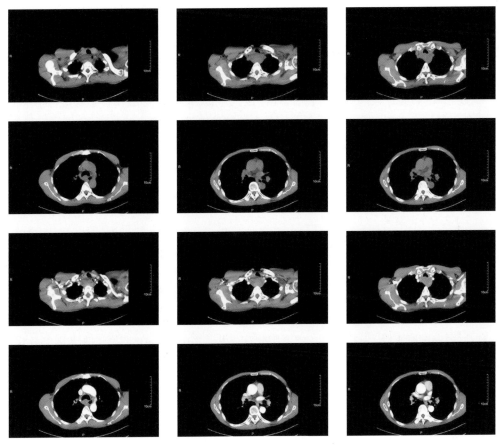

图20.1　2016-01-14胸腹部CT

2.　MDT 讨论及治疗经过

2.1　第一次MDT讨论与治疗情况

2.1.1　讨论情况

影像科：食管中段局部右后侧壁增厚，轻中度强化，外膜面显示欠清晰；右锁骨上及纵隔右侧气管食管沟、隆突下见多枚肿大淋巴结影，部分融合成团，以右侧喉返旁明显，最大径面约为5.4cm×3.9cm，中等度不均性强化，边界不清，与相邻气管、食管分界不清。影像诊断：食管中段癌伴右锁骨上及纵隔多发肿大淋巴结转移，侵犯相邻气管及食管。影像分期：T3N2Mx。

病理科：右锁骨上淋巴结穿刺示转移性低分化癌，结合免疫组化结果，符合低分化鳞癌。

外科：食管鳞癌诊断明确。超声胃镜提示局部突破外膜，CT图像提示区域淋巴结多发肿大且存在融合情况,预计难以通过手术实现完整切除。不建议对该患者进行根治性手术治疗。

内科:食管鳞癌的病理明确,影像学提示局部外侵,区域淋巴结转移多,外科医生提示手术难度大,局部晚期食管鳞癌目前的治疗原则是同步放化疗。

放疗科:食管原发病灶位于食管下段,侵犯外膜,长度为3cm左右,能够进行手术根治切除,但是由于存在胸廓入口处和锁骨上转移淋巴结,胸廓入口处的淋巴结较大,有压迫气管的可能,建议后续补充喉镜及气管镜检查;目前的检查分期为cT3N2M0(ⅢB期),根据RTOG 8501等临床试验的结果,建议行同步放化疗,放疗剂量为50~60Gy,同步进行PF或者PC方案的化疗。

2.1.2 讨论意见

经过团队的讨论,建议进行局部晚期根治性同步放化疗治疗。

2.1.3 治疗情况

2016-01-22起给予患者紫杉醇酯质体80mg静滴d1、8、15+卡铂230mg静滴d1、8、15。后因白细胞下降,未执行d8、15方案化疗。并于2016-02-02起给予患者胸部放疗,GTV_{eso}为食管癌原发病灶,GTV_n为食管周围肿大淋巴结,GTV_{eso}上下外放3cm、水平方向均匀外放0.5cm而形成CTV_{eso},GTV_n均匀外放0.8cm并包含高危淋巴引流区从而形成CTVn,CTV=CTV_{eso}+CTV_n,CTV上下外放1cm、水平方向均匀外放0.5cm而形成PTV,95% PTV体积剂量为45Gy/25F/5w,后局部食管肿块缩野加量至50.4Gy/28F/5.5w。放化疗后患者出现肝功能异常升高,后暂停放疗,经护肝处理后肝功能好转。后于2016-04-15、2016-05-04、2016-05-25给予患者共3周期的TP方案巩固化疗:紫杉醇240mg静滴d1+顺铂80mg静滴d1,Q3W。治疗结束后复查胸部增强CT(图20.2),提示食管病灶、淋巴结均较前退缩。疗效评价:PD。

2.2 第二次MDT讨论与治疗情况

2.2.1 病例汇报

患者于2017-08-14在我院复查食管+腹部CT(图20.3):①食管癌放化疗后改变,与前大者相仿。②两肺散在模糊影及类小结节,较前相仿。③纵隔右侧食管气管沟淋巴结,较前相仿。④右肝新发低密度结节,有转移的可能,建议复查。⑤左肝小囊肿,较前相仿。

2017-08-22在我院穿刺病理:(肝脏)有少量的恶性肿瘤,结合免疫组化,倾向低分化鳞状细胞癌。

目前诊断:食管鳞癌肝转移,cT3N2M1,ⅣB期。

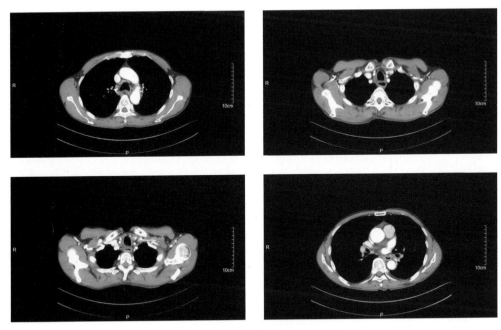

图20.2 治疗结束后复查胸部增强CT

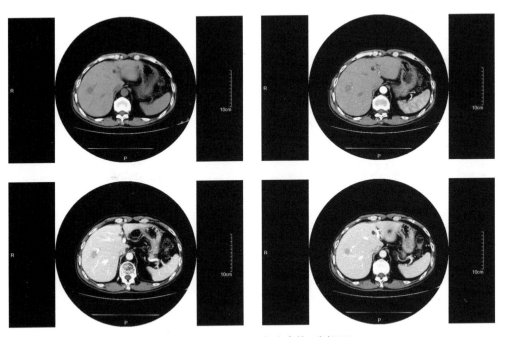

图20.3 2017-08-14复查食管+腹部CT

2.2.2 讨论情况

影像科：食管癌治疗后复查中见右肝S8段有直径约为2.3cm的低密度结节影，边界模糊，增强后呈轻中度强化，较前新出，结合病史，首先考虑转移瘤。

病理科：(右肝S8段) 穿刺标本可见低分化癌，异型性显著，核浆比高，但核仁不明显，染色质细腻，根据病史，除了考虑食管癌转移外，还需考虑低分化神经内分泌癌的可能。之后的免疫组化结果显示肿瘤CK(+)，P40(+)，TTF-1(-)，CD56(-)，Sy(-)，CgA(-)，Ki-67约85%，故符合低分化鳞状细胞癌 (结合病史，可符合食管鳞癌转移)。

外科：食管癌根治性放化疗后，出现肝脏转移，无手术指征。

内科：根治性放化疗后肝脏出现1枚转移病灶。病理证实，目前需要完善其他相关检查来明确原发病灶的情况及是否合并其他远处转移。如对原发病灶控制良好，仅孤立转移病灶，可在全身治疗有效的情况下联合肝脏病灶的局部治疗，包括放疗、射频消融或者手术切除等，可以根据患者的意愿进行选择。晚期食管鳞癌的全身治疗方案在2017年还是传统的含铂化疗，包括紫杉类/氟尿嘧啶类联合铂类。

放疗科：同步放化疗后一年半左右出现了肝脏占位，病理证实为食管鳞癌肝转移，建议行PET/CT检查来排除其他部位的转移。若只存在肝脏单发转移，建议在全身治疗基础上进行局部治疗，局部治疗可以选择射频消融、立体定向放疗或者手术治疗。

2.2.3 讨论意见

经过团队的讨论，建议化疗联合肝脏局部治疗。

2.2.4 治疗情况

患者于2017-08-22行超声引导下肝脏肿瘤射频消融术。术后造影提示消融完全。于2017-09-13至2017-12-07行TC方案化疗4周期 (白蛋白紫杉醇200mg静滴d1、8；卡铂550mg静滴d1，Q3W)。

此后患者定期复查。

图20.4为腹部平扫及增强CT：肝脏S8段转移射频治疗后，未见肿瘤存活征象。

2.3 第三次MDT讨论与治疗情况

2.3.1 病例汇报

2018年9月，患者出现腰背部疼痛，伴左下肢疼痛、麻木感，偶有放电样感觉；疼痛尚不影响睡眠。当地医院行腰椎CT：骶1、2椎体骨质破坏，周围软组织影。2018-10-29我院PET/CT：食管癌放化疗后，管壁未见明显增厚及异常FDG代谢增高影；左侧肱骨、L5腰椎、骶骨、右侧股骨骨质破坏伴FDG代谢增高，右侧髂骨FDG代谢增高，考虑转移；左侧肾上腺区肿块伴FDG代谢增高，首先考虑转移瘤；纵隔右侧气管食管沟淋巴结伴FDG

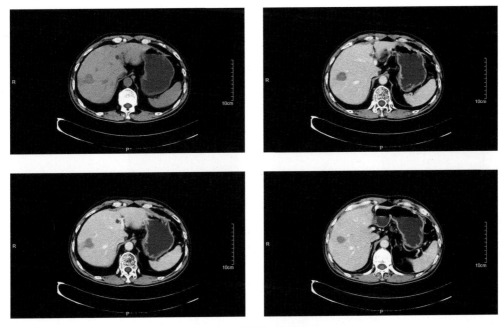

图20.4　腹部平扫及增强CT

代谢增高（大小约为1.3cm×0.6cm，放射性摄取增高，SUV_{max}约为7.0），考虑转移；右肝有数枚低密度结节，FDG代谢降低，结合病史、肝转移治疗后的情况；肝裂间隙淋巴结影伴FDG代谢增高（大小约为1.0cm×0.6cm，放射性摄取增高，SUV_{max}约为2.8），有转移的可能。

目前诊断：食管鳞癌，肝、骨、肾上腺转移，cT3N2M1，ⅣB期。

图20.5为PET/CT图像：左侧肾上腺转移，左侧肱骨、L5腰椎及骶骨转移。

2.3.2　讨论情况

影像科：PET/CT示食管癌放化疗后，左侧肱骨、L5腰椎、骶骨、右侧股骨骨质破坏伴FDG代谢增高，右侧髂骨FDG代谢增高；左侧肾上腺区肿块伴FDG代谢增高；纵隔右侧气管食管沟淋巴结伴FDG代谢增高；上述病灶均首先考虑转移。肝裂间隙淋巴结影伴FDG代谢增高，有转移的可能，建议随访观察。右肝有数枚低密度结节，FDG代谢降低，结合病史、肝转移治疗后的情况。

外科：继肝脏转移后，患者又出现了骨、肾上腺多发转移，无手术指征。

内科：晚期一线化疗联合肝脏局部治疗后10个月左右患者再次出现了肾上腺、多发骨、纵隔、腹腔多发淋巴结转移。二线治疗可以选择免疫治疗或既往未使用化疗方案，包括伊立替康、氟尿嘧啶类、安罗替尼等。目前的免疫药物可选纳武利尤单抗、卡瑞利珠单抗、帕博利珠单抗等。对于骨转移引起的有症状的腰背部疼痛，可联合姑息放疗。

放疗科：患者出现了食管鳞癌多发转移，为Ⅳ期患者，化疗或者免疫治疗等全身治

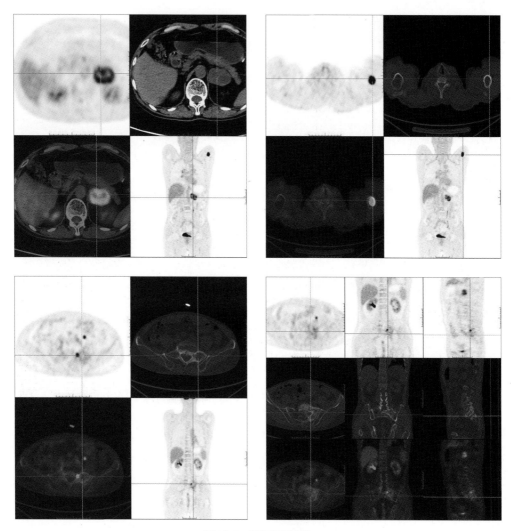

图20.5　PET/CT图像

疗成为主要治疗的模式。由于腰椎及骨盆存在多发转移，并出现了压迫症状，建议这些部位进行局部放疗以缓解症状。

2.3.3　讨论意见

经过团队的讨论，建议免疫治疗联合腰椎局部放疗来改善症状。

2.3.4　治疗情况

2018–12–27至2019–01–12行L5及骶椎转移病灶，GTV为L5椎体和骶椎骨，GTV均匀外放0.5cm而形成PGTV，95% PGTV体积剂量为39Gy/13F/4w。2018–12–11至2020–

11-07给予帕博利珠单抗200mg静滴d1,Q3W,过程顺利。疗效评价:SD。

2018-12-10开始给予唑来膦酸来治疗骨转移。免疫治疗后有手部皮疹 I 度,对症处理后好转。

2.4 第四次MDT讨论与治疗情况

2.4.1 病例汇报

患者于2020-11-03复查胸腹部增强CT(图20.6),对比前片2020-07-02 CT:①肝右叶转移病灶在射频治疗后改变,范围与前相仿。②肝内散在小囊肿,较前相仿;肝右叶钙化灶。③左侧肾上腺转移瘤,较前略饱满。肾上腺转移病灶,较前稍有增大,其余病灶控制可。

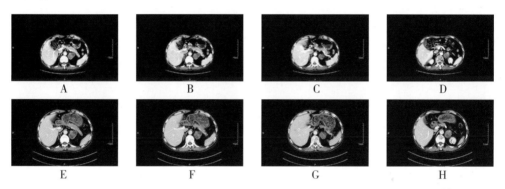

图20.6 2020-07-02(A~D)及2020-11-03(E-H)上腹部CT:左侧肾上腺转移,较前稍增大

2.4.2 讨论情况

影像科:食管癌多发转移治疗后复查,左侧肾上腺转移瘤,范围较前略显饱满增大。疗效评价:SD(病灶增大)。

外科:经放疗及免疫治疗后,肾上腺转移病灶较前进展,其余病灶控制可。在特定情况下,手术确实是一些局部控制不佳的转移病灶的治疗方式。但由于全身转移病灶较多、肿瘤负荷大,此时用手术切除肾上腺转移病灶,对患者而言得不偿失,不建议外科介入。

内科:晚期二线免疫单药治疗控制时间接近2年,效果显著,但最近复查提示左侧肾上腺有饱满趋势,可以在继续免疫治疗的基础上联合局部放疗。放疗联合免疫治疗,一方面增加左侧肾上腺转移瘤的肿瘤控制,另一方面还可以起到协同免疫治疗,逆转免疫耐药的效果。

放疗科:经过免疫治疗后转移病灶均被控制良好,建议继续免疫治疗,但是左侧肾上腺转移瘤出现了进展,建议对该处转移病灶进行局部放疗。首先进行SBRT以利于释放更多的新抗原,增加免疫治疗的疗效。

2.4.3 讨论意见

经过团队的讨论,考虑肾上腺进展缓慢,建议继续进行免疫治疗,联合肾上腺放疗。

2.4.4 治疗情况

2020-11-12开始门诊予左肾上腺转移病灶立体定向放疗:GTV为左侧肾上腺转移病灶,均匀外放0.5cm而形成PTV,PTV体积剂量为24Gy/3F/3d。2020-11-24至2020-12-17行第35、36周期帕博利珠单抗200mg,满2年免疫治疗后,患者开始定期随诊。2021年9月截稿时,患者的疾病未见进展。

2.5 总 结

外科点评:初诊时即为ⅢB期无法手术切除的食管癌,在接受了根治性放化疗后,又先后出现了肝转移、骨转移和肾上腺多发转移。在转移病灶数量较少且全身治疗后全身病灶的控制效果良好,仅有局部病灶未控的情况下,手术可以作为局部病灶治疗的方式。但是该患者初诊时的分期较晚,后续全身多处转移,肿瘤负荷较大。此时,肾上腺病灶经全身药物治疗后的控制不佳,应首先考虑放疗等局部治疗方式。手术对患者造成的损伤,可能打破人体原本存在的平衡,反而刺激肿瘤的进展,因此不适用于该患者。

放疗科点评:初治时为局部晚期食管癌,经过同步放化疗后疾病缓解明显,进食梗阻好转,食管及转移淋巴结均缩小,疗效评价为PR。治疗一年半后出现了肝脏单发转移。病理证实,此时处于寡转移状态,全身治疗基础上进行局部治疗有利于局部控制,甚至SBRT联合免疫治疗有免疫增敏的作用,后续出现了骨、淋巴结广泛转移,化疗或者免疫治疗等全身治疗成为主要治疗方式,但是由于某几个转移瘤的增大出现了压迫症状,比如疼痛、进食梗阻、腹痛、下肢水肿等,局部放疗能够迅速解除压迫症状,改善患者的生活质量。

内科点评:该患者虽然初治时已处于局部晚期,但经过了我们标准的个体化治疗,获得了较长的生存时间。该患者的个体化治疗是建立在标准治疗的基础上,在一线肝脏孤立转移的时候联合了局部射频治疗。在二线免疫单药治疗的基础上,联合了腰骶椎放疗,在左侧肾上腺局部增大的情况下再次联合左侧肾上腺局部放疗,在多次的放疗联合治疗下,不仅患者的生存时间长,而且患者的生活质量好。对于晚期食管癌而言,这取得了非常不错的治疗效果。

病例21 晚期食管癌患者的免疫联合治疗及免疫相关性肺炎的处理

病例21
二维码彩图

1. 初诊情况

1.1 病例汇报

患者,男,43岁,因"进食梗阻感进行性加重1个多月"于2020-01-07入院。患者1个多月前无明显诱因下出现进食梗阻感,无恶心呕吐,无呕血黑便等,症状逐渐加重,遂至当地医院就诊。2019-12-30查胃镜示:距门齿28~35cm可见半环隆起病变。胃镜病理示:(食管)鳞状细胞癌。PET/CT示:食管中下段管壁增厚伴FDG代谢增高,考虑食管癌(SUV=10.1)。降主动脉左侧旁有肿大淋巴结,FDG代谢增高,考虑转移(SUV=6.5);上腹部胃窦旁有肿大淋巴结,FDG代谢增高,考虑转移(SUV=7.5);纵隔内及两侧肺门有增大淋巴结,FDG代谢稍增高,考虑反应性增生。入院后,完善相关检查。2020-01-08胸部+上腹部增强CT示:食管中下段管壁不规则增厚,外膜面稍模糊,考虑食管癌,右上气管食管沟、纵隔、病灶周围、主动脉左后方多发淋巴结。双侧胸膜稍增厚。肝多发细小囊肿。2020-01-08病理会诊示:(食管)鳞状上皮重度异型增生、癌变。PD-L1 CPS=15。心超、心电图、肺功能、颈部+锁骨上超声、喉镜等未见明显异常。

初步诊断:食管鳞癌,胸中下段,胃窦旁淋巴结转移,G1,cT3N2M1,ⅣB期(AJCC第八版,2017)。

图21.1为胸部CT增强:食管中下段癌,局部外侵伴右上气管食管沟、纵隔、病灶周围、主动脉左后方多发淋巴结转移。分期:T3N2M1。

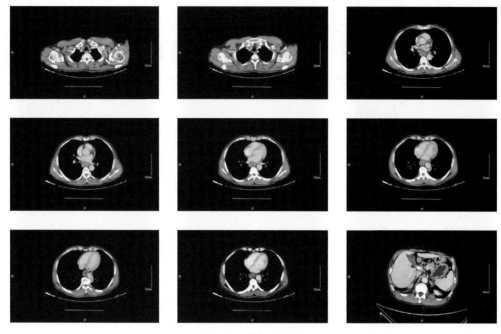

图 21.1　胸部 CT 增强

2. MDT 讨论及治疗经过

2.1　第一次 MDT 讨论与治疗情况

2.1.1　讨论情况

影像科：食管中下段管壁不规则增厚，最厚处约为 2.0cm，管腔狭窄，密度欠均，增强后中等度不均性强化，局部外膜面显示欠清晰；右上气管食管沟、纵隔、病灶周围、主动脉左后方多发淋巴结，最大者约为 2.9cm×1.3cm，中等度强化，首先考虑转移性。影像诊断：食管中下段癌，局部外侵伴左后下纵隔及上腹部胃窦旁肿大淋巴结，考虑转移。分期：T3N2M1。

病理科：(食管活检标本) 鳞状上皮示重度异型增生、癌变，结合影像学的证据，可符合鳞癌。PD-L1 CPS=15，提示该患者具有免疫治疗的潜在获益可能。

外科：食管鳞癌诊断明确，制定治疗方案最重要的就是明确分期。该患者的疾病分期的要点在于腹部淋巴结。若该淋巴结为阳性，则分期为 ⅣA 期，无手术指征。肺部结节较小，难以一一穿刺活检；另外，主动脉左后方的淋巴结位置不属于食管癌的区域淋巴结。若该淋巴结为阳性，虽不影响分期，但会影响治疗方案的确定。该淋巴结不在食管癌的常规淋巴引流范围内，虽然考虑转移的可能性大，仍有可能是因其他因素导致良性淋巴结肿大。综上所述，可以先进行内科全身治疗，通过治疗后结合原发病灶、淋巴结的变化情况，对腹腔和主动脉后方淋巴结性质进行判断。

内科：在全球范围内，每年食管癌可导致超过50万患者死亡，其中，食管鳞癌（ESCC）患者的占比为85%。对于转移性或晚期ESCC患者，既往标准的治疗为氟尿嘧啶类联合顺铂，但一线化疗给患者带来的总生存获益有限。2020年ESMO公布了KEYNOTE 590 Ⅲ期、随机双盲、安慰剂对照研究结果，评估帕博利珠单抗（P）联合化疗（C）与化疗作比较应用于晚期食管癌一线治疗中的效果。PD-L1 CPS≥10的食管鳞癌中，P+C组的主要终点OS显著获益（13.9个月 vs 8.8个月；$P<0.0001$；HR=0.57，95%CI：0.43~0.75）；在食管鳞癌人群中，P+C组显著获益（中位OS：12.6个月 vs 9.8个月；P=0.0006；HR=0.72；95%CI：0.60~0.88）；在全人群中，P+C组的生存时间亦明显获益（中位OS：12.4个月 vs9.8个月；$P<0.0001$；HR=0.73；95%CI：0.62~0.86）。一线帕博利珠单抗联合化疗与安慰剂联合化疗相比，在OS、PFS和ORR的提升方面均有统计学意义和临床意义。2021年CSCO和NCCN指南都将帕博利珠单抗联合化疗纳入一线标准治疗。在化疗方案的选择上，国内的方案多选择紫杉类联合铂类，其有效率与氟尿嘧啶联合铂类相仿，临床应用上更为方便，也是CSCO指南的推荐之一。2021年更是有更多的免疫联合化疗用于晚期食管鳞癌的一线治疗数据。该患者有晚期食管鳞癌，CPS大于10，有条件可选择帕博利珠单抗联合化疗方案，化疗方案可选用氟尿嘧啶类/紫杉醇类联合铂类。

放疗科：患者有晚期食管中下段癌，PS的评分为0~1分，由于存在左后下纵隔淋巴结转移，分期为ⅣA期，手术无法做该处淋巴结的清扫，但可以为一个照射野所包含，建议行同步放化疗。另外，PD-L1 CPS=15，根据KEYNOTE 590等临床试验的报道结果，也可以进行免疫治疗联合化疗，后续根据免疫联合化疗效果进行根治性放疗。

2.1.2　讨论意见

经过团队的讨论，建议患者行免疫联合治疗。

2.1.3　治疗情况

患者于2020-01-09、2020-02-01接受2周期化疗联合免疫治疗：白蛋白结合型紫杉醇200mg 静滴 d1、8，卡铂注射液570mg 静滴 d1，帕博利珠单抗200mg 静滴 d1，Q3W。

2.2　第二次MDT讨论与治疗情况

2.2.1　病例汇报

2020-02-24复查胸部+上腹部增强CT，食管癌化疗后复查，对照2020-01-08 CT：①食管下段病灶，较前缩小；纵隔多发转移性淋巴结，较前缩小。②胃窦旁转移性肿大淋巴结，较前明显缩小。③双侧胸膜稍增厚。④肝多发细小囊肿。疗效评价：PR。

目前诊断：食管鳞癌化疗联合免疫治疗后，胸中下段，胃窦旁淋巴结转移，G1，cT3N2M1，ⅣB期。

图21.2为胸部CT增强复查：食管中下段病灶、纵隔转移淋巴结均缩小好转。

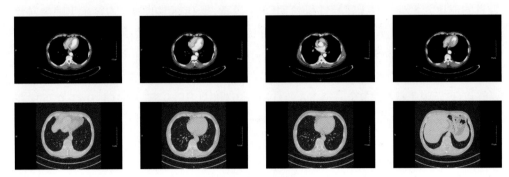

图21.2　胸部CT增强复查

2.2.2　讨论情况

影像科：食管癌化疗后复查,对照前片,食管下段病灶较前缩小,纵隔转移性淋巴结均较前缩小。疗效评价：PR。

外科：经过内科全身治疗后,肿瘤及纵隔淋巴结均缩小明显。腹腔淋巴结和胸主动脉后方淋巴结亦有缩小,提示该患者分期为ⅣA期,无手术指征。

内科：患者接受2周期免疫联合化疗后复查疗效为PR,后续继续原方案联合治疗最多6周期,后续进行免疫维持治疗。

放疗科：接受免疫联合化疗后食管病灶及纵隔转移淋巴结均缩小明显,根据KEYNOTE 590等临床试验的结果可以继续行免疫联合化疗,也可以进行胃镜、PET/CT等影像学评价,及时选择根治性放疗。若经过免疫联合化疗后食管及纵隔病灶均出现临床CR,则后续是否需要继续治疗暂无定论。根据CROSS等研究结果,即使出现了pCR的疗效,后续仍有相当比例的患者可能出现局部复发。因此,在此前提下,建议患者接受放疗以提高局部控制率。

病案DRG分析：患者在ⅣA期在肿瘤内科给予化疗结合免疫联合治疗,入恶性增生性疾患的化疗和/靶向、生物治疗,伴一般并发症与合并症 (RE13医保分组编码,简称医保DRG) 在点数发结算中估计70点左右,乘以点值和差异系数,等于结算费用。患者如局部复发,接受放疗,入恶性增生性疾患放疗,伴一般并发症 (RC13),在点数发结算时370点左右,是肿瘤内科RE13组结算费用的5倍。

2.2.3　讨论意见

经过团队的讨论,建议患者接受免疫联合治疗及放疗。

2.2.4　治疗情况

患者于2020-02-25接受原方案第3周期化疗联合免疫治疗后,出现了Ⅱ度骨髓抑制,血小板偏低,予特比澳等治疗后好转。考虑患者的耐受性,决定行序贯放化疗。

于2020-03-16至2020-04-21予食管病灶及纵隔、双锁骨上区淋巴引流区调强根治性放疗:GTV_{eso}为食管癌原发病灶,GTV_n为食管周围肿大淋巴结。GTV_{eso}上下外放3cm、水平方向均匀外放0.5cm而形成CTV_{eso}。GTV_n均匀外放0.8cm并包含高危淋巴引流区而形成CTV_n,$CTV=CTV_{eso}+CTV_n$,CTV上下外放1cm、水平方向均匀外放0.5cm而形成PTV。95% PTV体积剂量为50.4Gy/28F/5~6w。危及器官剂量的实际限量情况:脊髓D_{max}=41.64Gy;双肺V_5=54.77%,V_{20}=24.75%,V_{30}=3.35%,MLD=12.57Gy;心脏平均剂量24.9Gy。自2020-05-11至2020-06-22再按原方案行3周期化疗联合免疫治疗。

2.3　第三次MDT讨论与治疗情况

2.3.1　病例汇报

患者于2020-06-29查胸部+上腹部增强CT,食管癌化疗后复查,对照前片:①食管中下段不均增厚;纵隔多发小淋巴结,均与前相仿。②两侧胸膜稍增厚,与前相仿。③原片中胃窦旁淋巴结,目前已不明显。④肝多发细小囊肿,与前相仿。疗效评价:PR。

目前诊断:食管鳞癌放化疗后,胸中下段、胃窦旁有淋巴结转移,G1,cT3N2M1,ⅣB期。

图21.3为胸部CT增强复查:食管中下段病灶及纵隔转移淋巴结均明显缩小好转。

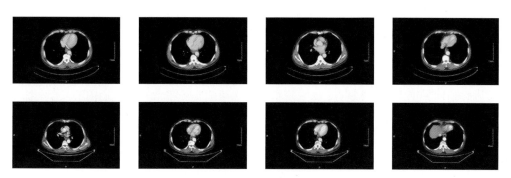

图21.3　胸部CT增强复查

2.3.2　讨论情况

影像科:食管癌化放疗后复查,食管中下段局部管壁略显肿胀表现,增强后未见明显异常的强化影,局部外膜面大致清晰,考虑放疗后改变;纵隔及胃窦旁转移淋巴结,均较前明显缩小好转。疗效评价:PR。

放疗科:经过免疫治疗联合化疗序贯放疗后,影像学疗效评价为PR,后续该如何治疗目前仍无定论,是否需要免疫维持治疗仍然有待Ⅲ期随机对照临床试验的结果,由于该患者治疗前的PD-L1 CPS=15,其为相对高表达患者,理论上能够从免疫维持治疗中获益,因此,建议该患者进行帕博利珠单抗免疫治疗维持。

内科：患者接受6周期免疫联合化疗后复查疗效为PR，根治性放疗耐受良好，后续进行免疫维持治疗。

2.3.3 讨论意见

经过团队的讨论，建议患者接受免疫单药维持治疗。

2.3.4 治疗情况

患者于2020-07-16开始行帕博利珠单抗200mg静滴Q3W治疗。2020-09-16查胸部+上腹部增强CT，食管癌化疗后复查，对照前片2020-06-29 CT：①食管中下段稍增厚，较前相仿；纵隔多发小淋巴结，与前相仿。②考虑两肺纵隔旁放射性炎症，较前略明显，复查。③两侧胸膜稍增厚，与前相仿。④肝多发细小囊肿，与前相仿。2021-02-23查胸部+上腹部增强CT，食管癌化疗后复查，对照前片2020-11-27 CT：①食管中下段稍增厚，较前相仿；纵隔多发小淋巴结，与前相仿。②考虑两肺纵隔旁放射性炎症，复查。③两侧胸膜稍增厚，与前相仿。④肝多发细小囊肿，与前相仿。

2.4 第四次MDT讨论与治疗情况

2.4.1 病例汇报

患者于2021年4月开始自觉出现胸闷气急情况，并逐渐加重，遂再至我院就诊。2021-05-20查胸腹部增强CT，食管癌化疗后复查，对照前片2021-02-23 CT：①食管中下段稍增厚，较前相仿；纵隔多发小淋巴结，与前相仿。②两肺多发斑片影，考虑炎症，范围较前明显增大，建议复查；支气管扩张。③两侧胸膜稍增厚，与前相仿。④肝细小囊肿，较前相仿。血常规、C反应蛋白等感染指标未见明显异常。

目前诊断：①肺炎；②食管鳞癌放化疗后，免疫维持治疗，胸中下段、胃窦旁有淋巴结转移，G1，cT3N2M1，ⅣB期。

图21.4为食管癌化放疗后免疫维持治疗中的胸部CT复查：双肺新出大片状磨玻璃影，结合临床，考虑免疫性肺炎。

2.4.2 讨论情况

影像科：食管癌化放疗后在免疫维持治疗中复查，对比放疗后的一系列CT片，双肺新出大片状磨玻璃影，以双肺内中带为主，边界模糊；结合患者的治疗史及临床症状、实验室检查，综合考虑免疫性肺炎的可能性大。

放疗科：患者放疗后出现呼吸困难，既往又使用过免疫药物，因此需要考虑免疫治疗相关肺炎合并放射性肺炎的可能。从影像学诊断看，间质性肺炎表现明显，治疗上暂

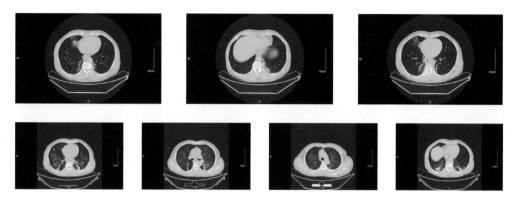

图21.4　食管癌化放疗后免疫维持治疗中的胸部CT

停使用免疫治疗药物。其次,激素的使用也是必要的,常规使用1~2mg/kg的强的松剂量,注意体温、痰培养等情况,若合并细菌感染,也需要使用广谱抗生素进行治疗。

肿瘤内科:患者在免疫治疗1年3个月后出现肺炎,结合影像和实验室检查考虑免疫相关性肺炎。根据免疫相关性肺炎不良事件的评级标准,该患者有呼吸道症状,CT提示当肺炎不超过50%肺实质的,可评为G2,治疗上应暂停免疫治疗,静滴甲基泼尼松龙1~2mg/kg,治疗48~72h后,症状有改善,激素在4~6周内按照每周5~10mg逐步减量。患者有明显的感染症状,暂不需加用抗生素治疗。

2.4.3　讨论意见

经过团队的讨论,建议患者暂停免疫治疗,接受激素治疗。

2.4.4　治疗情况

患者于2021-05-21开始予甲强龙60mg静滴QD治疗。治疗后胸闷气急的表现较前好转。2021-05-31复查胸部CT,食管癌化疗后复查,对照前片2021-05-20 CT:①食管中下段稍增厚,较前相仿;纵隔多发小淋巴结,与前相仿。②两肺多发斑片影,考虑炎症,局部较前吸收;支气管扩张。③两侧胸膜稍增厚,与前相仿。遂予出院,甲强龙40mg口服QD,嘱每5天减量4mg。

后患者已逐步减量并停用激素治疗。用药1个月后当地医院复查CT:肺炎已完全被吸收。后续患者未继续接受免疫治疗,定期复查。2021年9月截稿时,患者的疾病未见进展。

图21.5为激素治疗后复查胸部CT:免疫性肺炎吸收好转。

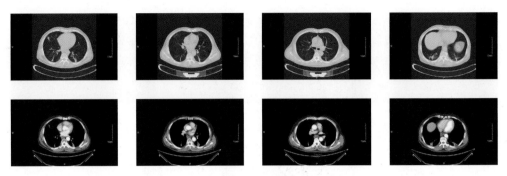

图21.5　激素治疗后复查胸部CT

2.5　总　结

影像科点评：免疫相关性肺炎是一个排除性诊断，高发于免疫治疗后3~6个月内，其病理基础为间质性肺炎，在CT上表现为间质性磨玻璃：小叶内间质、小叶核心间质、小叶间隔间质的增厚。一般有4种影像表现模式：①COP模式；②AIP/DAD样肺炎；③瘤周磨玻璃浸润；④类似于放射性纤维化加重。一般，临床上以混合模式多见，治疗后吸收，易反复。需与病毒性肺炎、支原体肺炎、癌性淋巴管炎、放射性肺炎鉴别。

外科点评：食管癌患者的诊疗过程中，对一些疑似转移病灶的性质判断一直是肿瘤诊疗过程中令人困扰的问题，尤其当可疑转移病灶的位置较深或体积较小，难以穿刺活检明确时。先进行内科治疗，通过肿瘤及可疑转移病灶的大小变化情况来对可疑转移病灶的性质进行判断是一个行之有效的方法。

放疗科点评：同步放化疗是局部晚期不可切除食管癌的标准治疗，由于以PD-1/PD-L1抑制剂为代表的免疫治疗药物的广泛应用，在同步放化疗的基础上联合免疫抑制剂的研究目前正在开展之中，联合模式包括诱导免疫加同步放化疗、放化疗同步免疫药物以及同步放化疗后序贯免疫维持，究竟哪种模式更加合适，有待这些研究结果的公布。免疫治疗联合放疗需要警惕放射性肺炎的发生，免疫药物的加用有可能增加肺炎的发生概率，但是根据局部晚期非小细胞肺癌PACIFIC的研究结果，同步放化疗后序贯免疫维持不增加放射性肺炎的发生概率。一旦发生肺炎，暂停使用免疫治疗药物和放疗是首先需要考虑的，待肺炎治疗后恢复至Ⅰ级后是否能够继续免疫治疗需要充分评价肺炎的风险和患者的获益程度。

内科点评：该患者有晚期食管癌，一线使用免疫联合化疗的疗效佳，结合局部放疗肿瘤控制良好，后续免疫治疗中出现了免疫相关性肺炎。免疫相关性肺炎的总发生率及重度肺炎的发生率均高于其他肿瘤患者。致死性免疫相关性肺炎的发生率为0.2%~0.5%，也是免疫治疗相关死亡的独立危险因素。CIP的发病时间从第1次使用ICIs后数小时至24个月不等，中位发病时间为2~3个月。研究显示，免疫相关性肺炎的高危人群包括：①接受EGFR-TKI联合ICIs治疗的驱动基因敏感突变阳性的NSCLC患者；②先前存在慢性阻塞性肺病、肺纤维化等，或目前存在肺部活动性感染的患者。免疫相关性肺炎的临床症状主要包括呼吸困难（53%）、咳嗽（35%）、发热（12%）或胸痛（7%），偶尔会发生缺氧且会快速恶化以致呼吸衰竭，但是约1/3患者无任何症状，仅有影像学异常。影像学上多见磨玻璃结节影或斑片结节浸润影，主要以位于两肺下叶为主，其次为中叶，上叶最少见。免疫相关性肺炎的影像学可表现为隐源性机化性肺炎、磨玻璃样肺炎、间质性肺炎、过敏性肺炎和其他非特异性肺炎，需与肺部感染、肿瘤淋巴管扩散、肿瘤肺部进展及弥漫性肺泡出血相鉴别。该患者在接受激素治疗后的肺炎治疗效果佳，1个月复查时肺炎已基本被吸收消失，后续进行免疫治疗时是否再使用需要再次评估，谨慎考虑。既往Meta分析显示免疫相关不良事件治愈后再次使用免疫治疗的复发率为25%~30%，因此，医生要跟患者充分沟通，密切观察。

病例22 食管癌患者术后复发的再次手术治疗

病例22
二维码彩图

1. 初诊情况

1.1 病例汇报

患者,男,57岁,因"吞咽梗阻感进行性加重1个月"于2010-10-06入院。患者近1个月来渐起吞咽梗阻感,以干硬食物为著,进食稀饭时无明显梗阻感。无畏寒发热,无恶心呕吐,无胸闷气急,无声音嘶哑,无呕血黑便,无腹痛腹胀。1周前到当地医院就诊,胃镜发现食管距门齿30cm处有肿块,长度为8cm。病理提示:鳞状细胞癌。入院后,完善相关检查。2010-10-08胸腹部CT示(图22.1):①两肺未见明显实质灶。②食管中下段管壁增厚,请结合其他检查。③肝、胆、胰、脾、肾上腺未见明显占位。④右肾囊肿。肿瘤标志物、喉镜、心超、肺功能等均未见明显异常。

初步诊断:食管鳞癌,胸下段,G1,cT2N0M0,ⅠB期(AJCC第七版,2009)。

2. MDT 讨论及治疗经过

2.1 第一次MDT讨论与治疗情况

2.1.1 讨论情况

影像科:CT平时显示食管中下段管壁增厚,管腔轻度狭窄,局部外膜面显示清晰光整;食管旁及贲门旁可见小淋巴结影,直径小于1.0cm,但形态较饱满,界清。影像诊断:符合食管下段癌,外侵不明显;伴食管旁及贲门旁小淋巴结显示。分期:T2N0Mx。

外科:胸下段食管鳞癌诊断明确,分期为cT2N0M0,ⅠB期,根据NCCN指南,若患者不存在禁忌,应首先选择手术切除。肿瘤位于距门齿30cm处,手术方式可选择开放Ivor-Lewis食管癌根治术或胸腹腔镜下食管切除术+胃代食管颈部吻合术Mckeown。

内科:结合目前的检查,考虑分期较早,进一步完善超声内镜可明确食管病灶局部

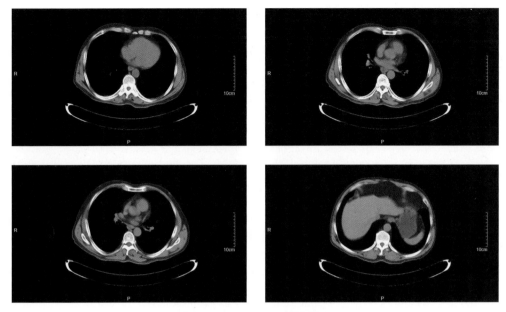

图22.1　2010-10-08胸腹部CT

分期,针对早期的食管癌通常是采取根治性手术治疗,外科医生进一步评估手术指征。

放疗科:患者为57岁男性,PS评分为0分,既往无严重的心肺疾病,经胃镜及胃镜下活检确诊为食管中段鳞癌,分期较早,首先建议行手术治疗,若患者拒绝行根治性手术,则可选择根治性同步放化疗。

2.1.2　讨论意见

经过团队的讨论,建议患者先接受手术治疗。

2.2　第二次MDT讨论与治疗情况

2.2.1　病例汇报

患者于2010-10-12行全麻下开放Ivor-Lewis食管癌根治术。术后病理示:食管髓质型(瘤体4.3cm×3cm×1.2cm)高-中分化鳞状细胞癌,浸润至深肌层,侵犯神经,可见脉管瘤栓,并转移至(食管周)0/1只、(胃周)1/12只、(贲门左)1/1只、(隆突下)0/6只、(右喉返旁)0/2只、(左喉返旁)0/1只淋巴结伴部分结内炭末沉着。P40(+)、ToPoⅡ(+)、CerbB-2(−)、P53(−)。上下切缘为阴性。

术后诊断:食管鳞癌,胸下段,G1~2,pT2N1M0,ⅡB期(AJCC第七版,2009)。

2.2.2　讨论情况

病理科:形态上,肿瘤具有大量的异型角化和明显的细胞间桥,故可确诊为高-中分化鳞状细胞癌,肿瘤浸润的最深处已达深肌层。脉管瘤栓的出现提示此肿瘤虽分化良好,但实际上侵袭性较强,这也与其具有多枚淋巴结转移的特质相一致。

内科:经过手术治疗后术后分期为ⅡB期。根据目前的证据,无论是否有淋巴结转移,均没有证据显示需要辅助放疗或化疗,因此在NCCN指南中推荐观察随访。在CSCO指南中,对食管和食管胃交界部腺癌,推荐术后辅助化疗,但如果病理为鳞癌,有研究表明辅助化疗可延长无病生存期,但对总生存期无明显影响。安多等研究120例食管鳞癌患者术后辅助化疗,与单纯手术比较,术后辅助化疗仅能提高5年无病生存率(55% vs 45%,$P=0.037$),未能提高5年生存率(61% vs 52%,$P=0.130$),但亚组分析发现淋巴结转移术后辅助化疗能提高5年无病生存率(52% vs 38%,$P=0.041$),因此认为术后辅助化疗可预防术后复发,特别是对于淋巴结阳性患者而言。有研究对来自6个临床研究共1001例食管癌患者的资料进行Meta分析,发现辅助化疗并不能改善食管癌的预后($OR=0.961$,95% CI:$0.741\sim1.246$,$P>0.05$),但有提高淋巴结转移患者的生存质量的趋势($OR=0.763$,95% CI:$0.538\sim1.083$,$P>0.05$)。对鳞癌通常选用氟尿嘧啶联合顺铂方案。

放疗科:经过食管癌根治性手术治疗,并经过常规术后病理检查,明确分期为pT2N1M0,ⅡB期。目前,食管癌术后辅助放疗的地位并不明确,有关食管鳞癌术后辅助放疗的随机对照研究有5项,均显示术后辅助放疗不能改善食管癌患者的生存时间。Meta分析结果也显示对于手术完全切除后的食管鳞癌患者,术后辅助放疗并没有显著提高生存率。因此,对于这个只侵犯到肌层、淋巴结转移主要位于腹腔内的患者,可以选择严密随访,也可以在充分沟通的情况下进行术后辅助放疗。

2.2.3　讨论意见

经过团队的讨论,建议患者接受术后辅助放化疗。

2.2.4　治疗情况

患者于2010-12-02至2011-02-30行4周期术后辅助化疗:紫杉醇240mg静滴d1+顺铂35mg d1~3,Q3W。另于2011-03-13开始行术后辅助放疗:CTV范围包括中上纵隔、双锁骨上区等高危淋巴引流区,不包括瘤床,均匀外放0.5cm而形成PTV,PTV处方剂量DT50Gy/25F/5w。治疗结束后,患者开始随诊。

2.3　第三次MDT讨论与治疗情况

2.3.1　病例汇报

患者于2013年4月在当地医院复查时发现肺部结节,遂来我院就诊。入院后,完善相关检查。2013-05-16胸部增强CT示(图22.2):食管癌术后,右肺上叶新发2枚结节,首先考虑转移瘤,建议复查。2013-05-20 PET/CT示(食管癌术后):①吻合口区FDG代谢异常增高,首先考虑复发,建议结合其他检查。②右肺野结节,未见FDG代谢异常增高,建议结合其他检查。③右肾囊肿。2013-05-13胃镜示:残食管与残胃吻合术残食管,距门齿23cm以下见条状黏膜充血。吻合口:距门齿25cm,通畅,3点黏膜充血糜烂,活检,余四缘黏膜较充血。活检病理示:(吻合口)黏膜慢性炎伴腺体增生及个别腺体扩张。颅脑MRI、腹部超声等未见明显异常。

目前诊断:食管鳞癌术后,肺转移,rT0N0M1,Ⅳ期。

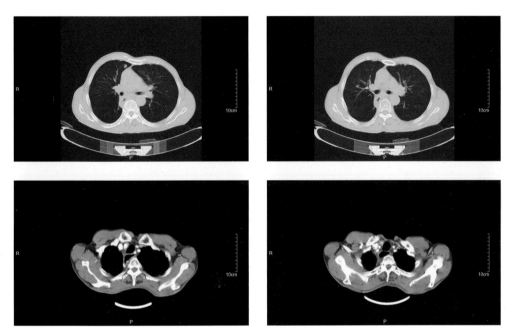

图22.2　2013-05-16胸部增强CT

2.3.2　讨论情况

影像科:食管癌术后放化疗后随访复查,食管胃吻合口未见明显软组织增厚影;右肺上叶新出2枚小结节影,边缘大致光整,界清。结合患者的病史,首先考虑右上肺转移瘤。

外科:右上肺新发2枚结节,首先考虑食管癌转移。目前建议首先选择全身治疗,外科暂无手术指征。

内科:患者术后复查发现了肺部结节,从影像学上考虑是肺转移,建议行肺部结节穿刺来明确性质。治疗上先行全身抗肿瘤治疗,在肿瘤控制基础上可以联合局部治疗。抗肿瘤方案上目前对晚期食管癌可选择化疗联合免疫治疗方案。2020年ESMO公布了KEYNOTE 590研究显示帕博利珠单抗联合化疗一线治疗晚期食管癌可以延长生存时间(mOS:12.4个月 vs 9.8个月;$P < 0.0001$;HR:0.73;95%CI:0.62~0.86)。进一步分析CPS≥10的患者中,P+C组的生存优势更加显著(13.5个月 vs 9.4个月;$P < 0.0001$;HR:

0.62；95%CI：0.49~0.78）。当然，在2013年，我们的治疗方案还是传统的化疗，方案可选择氟尿嘧啶或紫杉类联合铂类方案。

放疗科：患者在食管鳞癌术后3年左右出现了肺部2枚结节，根据病史首先考虑食管癌肺转移，同时存在吻合口复发的可能，建议行胃镜检查及肺部结节穿刺活检来明确病变性质。根据PET/CT结果，食管鳞癌术后吻合口复发、肺转移的可能性较大，建议后续进行姑息化疗。

2.3.3　讨论意见

经过团队的讨论，考虑肺部结节病灶太小，无法穿刺，建议患者化疗。

患者于2013-05-20至2013-07-30行4周期TP方案化疗：多西他赛120mg静滴d1+顺铂40mg静滴d1~3，Q3W。2013-06-22胸部CT示：食管癌术后，右肺上叶转移瘤较前（2013-05-16）略缩小。2013-08-01复查胸部CT示（图22.3）（食管癌术后）：①右肺上叶结节灶，较前相仿。②右肺上叶有少量的纤维灶。疗效评价：PR。治疗结束后，患者开始随诊。

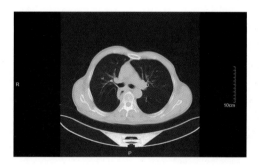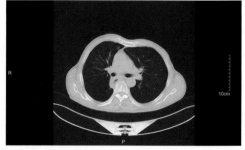

图22.3　2013-08-01复查胸部CT

2.4　第四次MDT讨论与治疗情况

2.4.1　病例汇报

患者于2014年1月在当地医院复查时，CT提示（图22.4）：右肺上叶有2枚结节（1.4cm×2.4cm，0.9cm×1.3cm），较前增大。遂再次来院就诊。入院后，查腹部超声、胃镜等均未见明显异常。

目前诊断：食管鳞癌术后，肺转移，rT0N0M1，Ⅳ期。

2.4.2　讨论情况

影像科：在食管癌治疗后随访复查中，右肺上叶有2枚转移病灶，较前有明显增大。疗效评价：PD。

内科：患者在一线化疗后肺部结节出现进展，目前完善相关检查后未发现其他的新

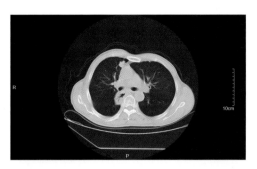
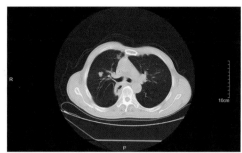

图22.4 胸部CT

发转移,建议在二线治疗的基础上可以行肺部结节局部治疗。二线的治疗方案可选择既往未使用的化疗方案,或者安罗替尼/阿帕替尼单药治疗。

放疗科:经过系统性化疗后半年左右,肺部病灶的进展明确,后续可以根据患者的身体情况选择二线化疗或者进行肺部结节SBRT。

2.4.3 讨论意见

经过团队的讨论,建议患者接受化疗。

2.4.4 治疗情况

患者于2014-02-13至2014-05-27行6周期TP方案化疗:紫杉醇酯质体270mg静滴d1+奈达铂30mg 静滴 d1~3,Q3W。2014-04-19胸部CT示:食管癌术后改变,吻合口未见明显异常。右肺双发结节灶较前相仿,首先考虑转移瘤。2014-06-04胸部CT示(图22.5):①食管癌术后改变,吻合口未见明显异常。②右肺转移病灶较前(2014-04-19)大致相仿。③左肺下叶近胸膜处类结节灶,考虑良性。疗效评价:SD。

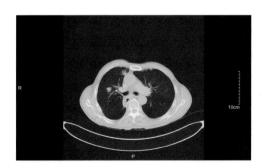
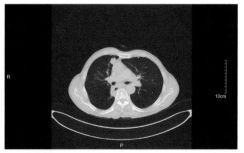

图22.5 2014-06-04胸部CT

2.5 第五次MDT讨论与治疗情况

2.5.1 病例汇报

患者于2014-08-12复查胸腹部CT (图22.6),提示右肺上叶有2枚转移瘤,较前明显增大。疗效评价:PD。

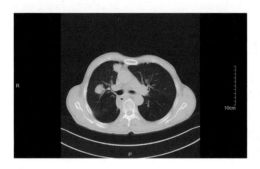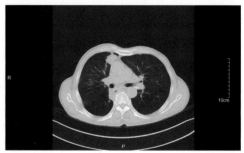

图22.6 2014-08-12复查胸腹部CT

2.5.2 讨论情况

影像科:食管癌治疗后复发,再次化疗中复查,右肺上叶有2枚转移瘤,较前明显增大。疗效评价:PD。

内科:患者在二线治疗后再次出现了肺部结节增大,未发现其他转移病灶,建议肺部结节穿刺以进一步明确病理。

2.5.3 讨论意见

经过团队的讨论,建议患者接受肺部肿块穿刺,患者拒绝。患者接受肺内病灶姑息性放疗。

2.5.4 治疗情况

患者于2014-08-22开始行右肺病灶放疗:PTV处方剂量60Gy/30f。2014-10-08胸部CT示:①食管癌术后改变,吻合口未见明显占位。②右肺转移病灶,较前片(2014-09-16)有缩小。③右肺上叶胸膜下斑片状模糊影,考虑炎症,建议复查。④左肺下叶近胸膜处类结节灶,较前基本相仿,考虑良性。疗效评价:PR。治疗结束后,患者开始随诊。

2.6 第六次MDT讨论与治疗情况

2.6.1 病例汇报

患者于2014-12-09至我院复查胸部CT示(图22.7):食管癌术后,右上肺见团片状致密影,部分区域密度较实,部分区域内见通气支气管影,边缘模糊,考虑右上肺局部放射性肺炎改变;局部呈团片状改变,建议复查。2015-01-21外院PET/CT示:右上肺大片状肺实变阴影异常高代谢软组织块影,提示肺内转移瘤灶内尚有活力肿瘤细胞残存。颅脑MRI、腹部超声、心超、肺功能等未见明显异常。

目前诊断:食管鳞癌术后,肺转移,rT0N0M1,ⅣA期。

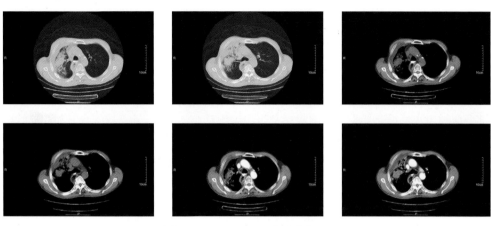

图22.7　2014-12-09复查胸部CT

2.6.2　讨论情况

影像科:食管癌治疗后肺转移瘤放疗后复查,右上肺见团片状致密影,部分区域密度较实,外缘光整锐利,边界模糊,其中局部呈实性结节状表现,考虑右上肺局部放射性肺炎改变;局部结节状改变,对照前片,不排除存活肿瘤的可能,建议密切随访复查。

外科:右上肺病灶,经多轮全身治疗及局部放疗,未见疾病明显缓解,仍有肿瘤活性留存。而患者目前全身的其余部位未见病灶出现,处于寡转移状态。对于全身疾病控制良好、仅有局部病灶未控的患者,手术和放疗一样都是可选项。该患者的右上肺肿瘤负荷较大,在放疗后仍有明显肿瘤留存,继续进行内科治疗的预计效果不佳,手术切除是此时缓解病情的适合方式。但该患者的肿块大,既往食管癌根治术极易造成右侧胸腔粘连,管状胃和吻合口的存在使得肺门暴露可能比较困难。此外,该患者经过了多轮化疗,右侧肺门又在数月前经历了60Gy的放疗,手术过程中肺组织极有可能非常致密,解剖各结构困难。该手术的难度较大,术后易出现支气管胸膜瘘、肺炎等并发症,需要和家属充分沟通手术风险。

内科:食管癌术后,二线化疗后,肺部转移姑息放疗后,再次出现肺部病灶。目前PET/CT提示除肺部肿块外未发现其他病灶。目前,是肺部原发还是食管癌肺转移,尚不能完全明确,建议完善肺部肿块的病理诊断,外科评估是否有手术切除指征,无论是肺部原发还是食管肺部寡转移,均可积极进行局部治疗。

放疗科：对肺部病灶放疗后，但是PET/CT提示肺内转移瘤灶内尚有活力肿瘤细胞残存，并未出现其他脏器的转移，可以建议选择手术切除或者严密观察。

2.6.3 讨论意见

经过团队的讨论，建议患者接受剖右胸右肺上叶切除术。

2.6.4 治疗情况

患者于2015-02-09于全麻下行剖右胸右肺上叶切除术。术后病理示：(食管癌术后、综合治疗后)(右上)肺组织内见高-中分化鳞状细胞癌伴退变、坏死(瘤体11.5cm×5.5cm×4cm)，浸润(右上)肺叶支气管壁全层，侵及脏层胸膜，侵犯神经，癌周部分区肺组织纤维化伴炎症细胞浸润及组织细胞反应，可见脉管瘤栓，(右上肺支气管根部)3只淋巴结伴炭末沉着。

病理科：右肺上叶切除标本的HE形态与之前的食管病灶具有相似性，但分化相较食管处肿瘤更低，考虑为中分化鳞状细胞癌，累犯叶支气管全层。病灶内见肿瘤细胞大片坏死、出血，考虑为化疗后反应，但肿瘤残留>10%，未达MPR。鳞癌在具有既往病史的情况下，肺部病灶为原发抑或转移，病理形态上难以明确。

患者未再来我院就诊，失访。末次随访截止时间为2015年12月，患者的疾病未见复发。

2.7 总 结

外科点评：该患者在食管癌术后出现了右上肺复发，属于晚期患者中的寡转移状态。虽然全身治疗是晚期患者的基础治疗，但手术在寡转移患者的治疗中扮演着重要角色。当患者通过全身治疗，除寡转移外其余部位未见疾病复发转移征象，但寡转移病灶的全身治疗效果不佳，放疗亦无法取得良好效果时，手术可以为患者带来控制疾病的希望。该患者的右上肺病灶经历了多轮全身治疗，仍逐渐增大，放疗后仍有活性肿瘤留存，此时内科治疗已难以起到缓解患者病情的效果。该患者在手术切除右肺上叶之后，取得了至少15个月的疾病缓解期，提示手术是一项有效的选择项。

内科点评：食管鳞癌患者的术后辅助治疗目前仍是值得探索的方面，特别是食管鳞癌是具有中国特色的类型，尚需大样本的Ⅲ期临床研究告诉我们术后辅助治疗的价值。目前，食管癌在免疫治疗方案上也有很大的突破，无论是一线免疫联合化疗，还是二线单药免疫等都有指南推荐，延长了晚期食管癌患者的生存时间。该例患者比较值得讨论的是患者在食管癌术后出现了肺部的寡转移，是否治疗可以参考肺癌寡转移，在全身治疗的基础上联合局部的积极治疗，这也需要很多的研究告诉我们。该患者有反复寡转移病灶进展，后来我们联合了外科手术治疗，从目前随访的结果来看效果还是不错的。

放疗科点评：患者有中期食管鳞癌，手术治疗后分期为pT2N1M0。食管癌的辅助治疗一直存有争议。欧美国家建议对这样的患者进行严密随访，辅助放化疗没有应用指征，根据医科院肿瘤医院20世纪90年代食管癌辅助治疗的回顾性研究结果,建议对这样的患者进行术后辅助放疗,能够提高患者的PFS和OS时间。2020年9月21日,百时美施贵宝(NYSE:BMY)公布了Ⅲ期临床试验CheckMate 577的首轮临床研究结果。结果显示,与安慰剂相比,欧狄沃(纳武利尤单抗)作为辅助治疗用于经新辅助同步放化疗和手术切除的食管癌及胃食管连接部癌患者在主要研究终点无病生存期上表现出具有统计显著性和临床意义的改善。

该患者出现肺转移后,病灶为2个,为寡转移状态,后续的治疗以全身治疗为主,可以在全身化疗的基础上对这2个病灶进行立体定向放疗。食管鳞癌寡转移的研究较少,起步也偏晚,目前基本处于临床研究入组阶段,但是根据肺癌、乳腺癌、肠癌的研究结果,SBRT能够极大改善寡转移恶性肿瘤的生存情况。

病例23　局部晚期食管癌患者的术后免疫辅助治疗

病例23
二维码彩图

1.　初诊情况

1.1　病例汇报

患者,女,64岁,因"进食梗阻2个多月"于2019-01-14入院。患者于2个多月前无明显诱因下出现进食梗阻,进干饭较困难,咽下时有食物停滞感伴隐痛,有闷胀感。患者未予以重视。后进食梗阻症状渐加重,患者于2019-01-15就诊于当地医院:进镜27cm处可见环周黏膜不规则菜花样隆起,活检质硬,管腔狭窄,诊断食管癌,病理报告未见。2019-01-05当地医院:食管中段管壁异常增厚,食管癌? 甲状腺病变,必要时做进一步检查;两肺散在纤维灶。2019-01-11外院PET/CT (图23.1):食管中段肿块,FDG异常增高,考虑食管癌,两侧肺门及纵隔、贲门右旁、胃小弯旁多发小淋巴结,FDG代谢轻度增高,考虑炎性淋巴结增生,建议密切随访。现患者仍有进食梗阻,较前明显,采用半流质饮食。入院后,完善相关检查。2019-01-11胸腹部CT示:①食管中段管壁不规则增厚,符合食管癌的特征,请结合镜检;贲门旁淋巴结肿大。②右肺下叶有少许支扩改变。③肝内多发小囊肿。附见:双侧甲状腺多发结节灶。右侧髂骨高密度结节。2019-01-16超声胃镜示:胃镜插入食管距门齿30cm处受阻,全周见不规则肿块状隆起;超声见各层次间融合增厚,呈浸润性低回声改变,内部回声不均,病变的最厚处约为1.2cm,侵犯固有肌层,外膜尚完整;另予留置营养管。胃镜活检病理示:(食管)鳞状细胞癌。喉镜、支气管镜、颅脑MRI、心超、肺功能等均未见明显异常。

初步诊断:食管鳞癌,胸中下段,G1,cT2N1M0,Ⅱ期(AJCC 第八版,2017)。

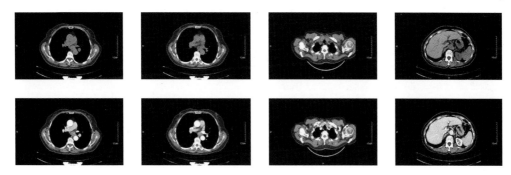

图23.1 2019-01-11胸腹部CT

2. MDT 讨论及治疗经过

2.1 第一次MDT讨论与治疗情况

2.1.1 讨论情况

影像科：食管中段局部管壁不规则增厚，内密度略欠均，管腔狭窄，增强后轻中度不均性强化，局部外膜面显示大致清晰；贲门旁可见一枚短径约为0.8cm的淋巴结影，轻中度强化，界清；右侧气管食管沟内见短径约为0.4cm的类小结节显示。影像诊断：①符合食管中段癌的特征，伴贲门旁淋巴结转移的可能性大；②右侧气管食管沟小结节显示，建议复查。分期：T2N1M0。

病理科：对于食管活检标本，HE染色肿瘤镜下形态呈现显著的鳞状分化特征，可见角化及细胞间桥结构，可诊断为鳞状细胞癌。

外科：食管鳞癌病理诊断明确。CT提示食管中段管壁增厚不明显，未见明显的外侵征象。但是贲门旁淋巴结肿大，考虑转移的可能性大，临床分期为cT2N1M0，Ⅱ期。该患者的病灶及淋巴结能够通过手术完整切除。但是根据CROSS研究的结果，对于局部晚期食管鳞癌，术前新辅助放化疗能够显著改善患者的预后。因此，首先建议患者进行术前新辅助放化疗，然后接受根治性手术切除。

内科：结合影像和超声胃镜，目前分期考虑为Ⅱ期，对于该期的食管癌患者，首先要外科评估手术治疗的可能性，在指南上可选择直接手术，或新辅助放化疗后再考虑手术。

放疗科：当前诊断为食管胸中下段鳞癌，cT2N1M0，Ⅱ期，心肺功能良好，建议行新辅助放化疗，新辅助治疗后4~8周进行手术治疗。2015年荷兰的CROSS研究结果提示对于局部晚期可切除食管癌患者，新辅助同步放化疗后进行手术，病理完全缓解率高达29%，中位OS时间为48.6个月。而对于食管鳞癌，pCR率为49%，中位PFS和OS时间分别为74.7个月、81.6个月。因此，建议该患者进行新辅助同步放化疗。

2.1.2 讨论意见

经过团队的讨论,建议患者先接受新辅助放化疗。

2.2 第二次MDT讨论与治疗情况

2.2.1 病例汇报

患者于2019-01-21起行食管癌新辅助调强放疗:GTV_{eso}包括食管原发肿瘤(食管距门齿30cm处受阻,全周见不规则肿块状隆起),GTV_n包括病灶周围及贲门旁淋巴结。CTV_{eso}为GTV_{eso}+上下3.5cm的正常食管,然后左右前后外扩1.0cm,CTV_n=GTV_n+均匀外放1.0cm,PTV=CTV_{eso}+CTV_n均匀外放0.5cm,PTV_2=$GTV-N$+1.0cm+$CTV-T$,处方剂量PTV为DT41.4Gy/23F,PTV_2局部加量DT900cGy/5F。周围危及器官剂量限量的实际情况如下:脊髓D_{max}=3676cGy;双肺V_5=46.46%,V_{20}=15.45%,V_{30}=3.36%,MLD=888cGy;心脏V_{40}=6.96%,平均为2026cGy,过程顺利。患者另于2019-01-25至2019-02-22起行TC方案同步化疗4次:紫杉醇酯质体,76mg d1;卡铂注射液,173mg d1。

治疗后,患者进食梗阻的情况较前改善。2019-03-01复查胸部CT示(图23.2):①食管中段管壁增厚,较前2019-01-10明显好转;贲门旁淋巴结较前缩小。②右肺下叶有少许支扩改变,较前好转。附见:双侧甲状腺多发结节灶。疗效评价:PR。

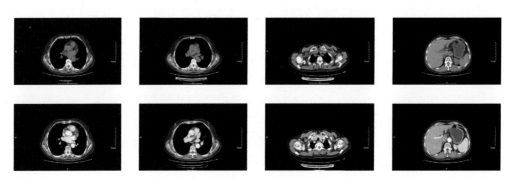

图23.2 2019-03-01复查胸部CT

2.2.2 讨论情况

影像科:食管中段癌放疗后复查,比较2019-01-10CT片,食管中段管壁增厚,较前目前好转,但目前仍略显增厚且略欠光整,建议结合食管造影或胃镜检查;原片中的贲门旁淋巴结,目前已不明显;右侧气管食管沟内类小结节,与前相仿,建议继续复查。

外科:经过新辅助放化疗之后,患者的症状明显改善,肿瘤及贲门旁淋巴结亦缩小明显。此时适合进行根治性手术切除。手术方式可考虑胸腹腔镜下食管切除术+胃代食管颈部吻合术。

病案DRG分析：患者进行食管手术时入食管、胃、十二指肠大手术（GB1），根据合并症和并发症分为三组（GB11＞GB13＞GB15）。进行新辅助化疗时入与化学和/或靶向、生物治疗有关的恶性增生性疾患（RE1）组，根据合并症和并发症分为三组（RE11＞RE13＞RE15）。患者进行新辅助放疗时入与恶性增生性疾患放疗（RC1）组，也根据合并症和并发症分为三组（RC11＞RC13＞RC15）。

2.2.3　讨论意见

经过团队的讨论，建议患者接受手术治疗。

2.3　第三次MDT讨论与治疗情况

2.3.1　病例汇报

患者于2019-05-02在全麻下行胸腹腔镜下食管切除术+胃代食管颈部吻合术。手术及恢复过程顺利。术后病理示（食管恶性肿瘤放化疗后）：①食管肌层内见少量的中分化鳞状细胞癌，部分区可见炎症细胞浸润及多核巨细胞反应（符合化疗后改变），转移至（食管周）0/5只、（胃周）0/4只、（右喉返神经旁）1/1只、（左喉返神经旁）0/2只、（膈上）0/1只淋巴结。②胃黏膜慢性炎。（上）下切缘均为阴性。片内未见明确的脉管瘤栓及神经侵犯。

术后诊断：食管鳞癌，胸中下段，G2，ypT2N1M0，ⅢA期。

2.3.2　讨论情况

病理科：放化疗后针对食管癌根治标本，原瘤床处可见大片的纤维组织增生、炎症细胞浸润、多核巨细胞反应及钙化等治疗反应区域，肿瘤组织显著减少、退变，仅见小灶残存肿瘤组织，退缩程度＞90%，达MPR。（右后返神经旁）1枚淋巴结被膜下窦内可见少量的转移性癌组织。

内科：患者经过新辅助同步放化疗后，顺利完成了手术治疗，术后分期为ⅢA期。根据目前的证据，术后继续辅助化疗仅推荐腺癌患者（ⅠA类推荐），考虑患者已完成了4周期的含铂双药新辅助化疗，术后无需继续化疗。但是否可进行辅助免疫治疗，目前有一些研究在探索。CheckMate 577是一项全球Ⅲ期、随机、安慰剂对照的双盲研究，入组了Ⅱ/Ⅲ期食管癌/食管胃结合部癌（EC/GEJC）、腺癌或鳞癌患者。要求患者接受过新辅助放化疗，并进行了手术切除，达到R0切除，术后4~16周内参与随机。研究共入组了794例患者，2∶1随机分配接受NIVO 240mg Q2W×16周，之后为480mg Q4W治疗，或安慰剂治疗，总计治疗时长为1年。2020年ESMO公布了研究结果，在接受过新辅助放化疗后的可切除EC/GEJC患者中，NIVO用于辅助治疗与安慰剂相比可以带来有显著临床意义的DFS改善，降低31%的疾病复发或死亡风险，两组的中位DFS分别为22.4个月 vs 11.0个月（HR=0.69，95% CI：0.56~0.86；P=0.0003）。在预先设定的亚组分析中，观察到一致的DFS获益,可以延长1倍的DFS。如果有适合的研究,可以选择参加。

放疗科:经过食管癌根治术,术后发现右侧喉返神经旁淋巴结阳性,手术总共清扫了11个淋巴结。中国CSCO指南以及美国NCCN指南均推荐食管癌手术清扫要求大于15个。中国台湾的回顾性研究显示对于新辅助放化疗后手术患者,清扫淋巴结小于20个者是不小于20个者复发风险的1.7倍,故建议患者对右侧喉返神经旁进行局部放疗,让总剂量达到50Gy左右或者是进行术后辅助的临床研究。

2.3.3 讨论意见

经过团队的讨论,建议患者接受术后辅助治疗。

2.4 第四次MDT讨论与治疗情况

2.4.1 病例汇报

患者入组免疫药物术后维持辅助治疗研究(CA209-577)。患者于2019-07-01至2020-05-09接受240mg Nivolumab/Placebo静滴Q2W治疗。期间,患者定期复查,未见明显的复发征象。

2020-06-03查胸腹部CT(图23.3),对照2020-03-09 CT:①食管癌术后,吻合口左侧旁结节样增厚,首先考虑复发(转移性肿大淋巴结),请结合其他检查。②两肺有少许纤维灶。③脾内斑片状低密度影、脾动脉局部狭窄,范围较前大致相仿。④肝内多发小囊肿。⑤L5椎体脊柱裂。附见:甲状腺多发结节,部分伴钙化。遂退出临床研究(未揭盲)。再查胃镜、颅脑MRI、心超、肺功能等未见明显异常。

目前诊断:食管鳞癌术后,纵隔淋巴结转移,rT0N1M0,Ⅲ期。

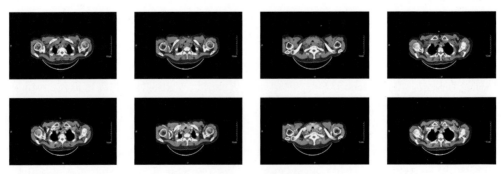

图23.3 2020-06-03查胸腹部CT

2.4.2 讨论情况

影像科：食管癌术后复查，吻合口左旁（左侧气管食管沟内）新出不规则软组织肿块影，边缘分叶，包绕金属吻合夹，增强后呈轻中度强化，边界不清，侵犯相邻左侧甲状腺以及气管膜部和左侧壁，局部突入气管内。影像诊断：食管癌术后，吻合口左旁（左侧气管食管沟内）新出软组织肿块，首先考虑转移性肿大淋巴结，侵犯相邻左侧的甲状腺及气管。

外科：患者术后1年出现吻合口旁局部复发。该部位的病灶，难以通过手术完整切除，建议接受内科治疗。

内科：患者术后1年出现了吻合口局部的复发，完善相关检查来排除了其他地方的转移，目前分期还是ⅢA期。首先是外科医生评估是否有再次手术的机会，如果没有，对于局部晚期食管癌，治疗上首选根治性同步放化疗，但患者因接受过新辅助同步放化疗，是否有再次放疗机会，则需要放疗科医生再次评估。全身治疗是肯定需要的，方案可以为氟尿嘧啶类或紫杉醇类联合铂类，考虑患者在新辅助同步放化疗时曾使用过紫杉醇类，再次复发后可选择氟尿嘧啶类联合铂类。

放疗科：患者术后1年出现了吻合口附近的软组织肿块，首先考虑疾病复发，但是需要进行胃镜检查，并进行穿刺活检以明确病理；若病理证实食管癌纵隔淋巴结转移，则疾病仍为Ⅲ期，仍有根治的机会。对于PS评分为0~1分者，建议行同步放化疗；对于PS评分为2分者，建议行序贯放化疗。

2.4.3 讨论意见

经过团队的讨论，建议患者接受局部放疗及化疗。

2.5 第五次MDT讨论与治疗情况

2.5.1 病例汇报

患者于2020-06-18开始6MV-X线调强放疗，GTV为食管癌术后影像学可见的吻合口复发病灶，CTV为GTV外放5mm，并包含周围高危区域，CTV均匀外放5mm后形成PTV，PTV处方剂量DT 50Gy/25F/5w。危及器官剂量：肺平均剂量，1021cGy，$V_{20}=21\%$，$V_{30}=11\%$；脊髓最高剂量：3551 cGy；心脏$V_{40}=7\%$，平均剂量2087 cGy。2020-07-22复查胸腹部CT示：①食管癌术后，吻合口左侧旁结节样增厚，首先考虑复发（转移性肿大淋巴结），较前大小相仿（强化减低），建议复查。②右肺有少许炎症改变，较前稍增多。③脾内斑片状低密度影、脾动脉局部狭窄，范围较前大致相同。④肝内多发小囊肿。⑤L5椎体脊柱裂；右侧髂骨高密度小结节，有良性的可能，建议复查。附见：甲状腺多发结节，部分伴钙化。疗效评价：SD。

图23.4为胸部增强CT：吻合口左旁复发转移病灶较前大小相仿（强化减低）。疗效评价：SD。

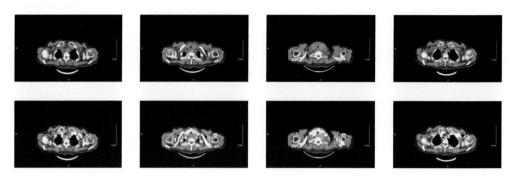

图23.4 胸部增强CT

患者于2020-08-26、2020-09-22行2周期PF方案化疗：顺铂30mg静滴d1~3+替加氟800mg静滴d1~3+左亚叶酸钙100mg静滴d1~3，Q3W。

2020-10-27复查胸部CT（图23.5），对照2020-07-22 CT：①食管癌术后，吻合口旁软组织增厚，首先考虑复发（转移性肿大淋巴结），较前范围缩小。②右肺少许炎症改变，较前相仿。附见：甲状腺多发结节，部分伴钙化。疗效评价：PR。

患者在2周期化疗后，副作用表现明显，PS评分为2分，对化疗抗拒。

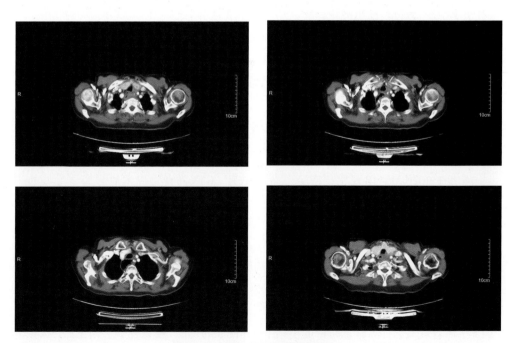

图23.5 2020-10-27复查胸部CT

2.5.2　讨论情况

影像科：食管癌术后复发，放化疗后复查，吻合口左旁（左侧气管食管沟内）肿大淋巴结，较前有缩小好转，但仍可见。疗效评价：PR。

内科：复发后，放疗联合化疗的疗效佳，但耐受性不好，消化道反应重，患者对化疗比较抗拒，考虑顺铂相对消化道的反应重，治疗上可更换为卡铂或奥沙利铂联合治疗。如实在抗拒化疗，可更换为5-FU的同类口服化疗，如替吉奥口服化疗。

放疗科：食管癌术后吻合口复发，经过放化疗后影像学评级为PR，如何进行后续的治疗尚缺乏十分有力的循证医学依据，放疗疗效评价为SD，但是2周期化疗后为PR。因此，倾向于继续原方案化疗，但是患者由于不可耐受的毒性而拒绝行静脉化疗，建议静脉化疗减量治疗或者更改为5-FU类口服药物以减少毒副反应的发生。

2.5.3　讨论意见

经过团队的讨论，建议患者接受口服化疗。

2.5.4　治疗情况

患者于2020-11-13至2021-01-20行4周期替吉奥口服早40mg，晚60mg d1~14，Q3W治疗。

2020-12-29复查胸部CT（图23.6），对照2020-10-27 CT：①食管癌术后，吻合口左侧旁复发灶，与前大致相仿，建议复查。②右肺炎症改变，较前增多。右肺中叶类结节灶，考虑炎性结节，建议复查。③右肺门淋巴结增大，建议复查。附见：甲状腺多发结节，部分伴钙化。疗效评价：SD。

本拟2021-02-05继续行单药化疗，但患者出现肺部炎症未来就诊，于当地医院予抗感染治疗，待肺炎好转后再次来院治疗。2021-03-06复查胸腹部CT（图23.7），食管癌术后治疗后，对照2020-12-28胸部CT、2020-07-22上腹部CT：①吻合口左侧旁软组织增厚，范围大致相仿。②两肺多发片状影，考虑炎症，左肺为新出；右肺中叶类结节灶，大致相仿，复查。③右肺门淋巴结大致相仿，建议复查。附见：甲状腺多发结节，部分伴钙化。

患者于2021-03-10继续替吉奥口服早40mg，晚60mg，d1~14，Q3W治疗。2021年9月截稿时，患者仍然接受口服化疗维持治疗中，疾病未见进展。

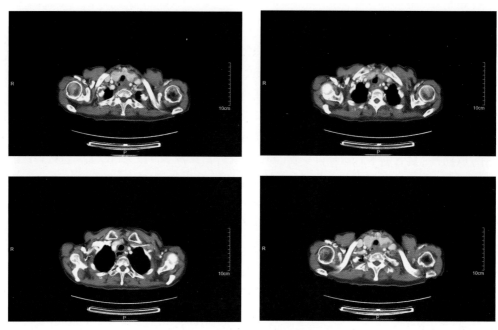

图23.6　2020-12-29复查胸部CT

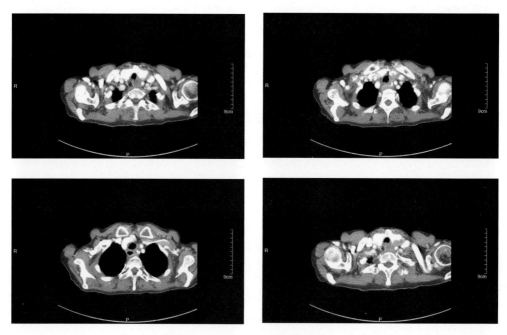

图23.7　2021-03-06复查胸腹部CT

2.6　总　结

外科点评：由于早期食管癌患者无明显症状，而尚未普及常规胃镜体检，因此，临床上所遇的食管癌患者的局部晚期比例明显高于肺癌患者。对于局部晚期食管癌患者，即使原发病灶、淋巴结均能够通过手术进行根治性切除，也应该在手术前进行新辅助治疗。放化疗是经典的且经过临床研究充分证实有效的局部晚期食管癌患者术前新辅助治疗手段。这是一例典型的局部晚期食管癌患者，在接受新辅助放化疗后肿瘤和淋巴结均退缩，然后接受了根治性切除。

放疗科点评：外科手术治疗是食管癌最理想的治愈手段，但是大部分食管癌就诊时已经失去了手术机会，即使接受了手术治疗，单纯手术治疗后的5年生存率也只有15%~34%，食管癌不仅是一种局部区域性疾病，还是系统性疾病，多学科综合治疗在食管癌中也经历了许多尝试——术前化疗、术前同步放化疗、术后化疗、术后放化疗以及术后放疗等多种模式。2021年4月，一篇关于食管癌最佳治疗模式的网状Meta分析，告诉我们术前同步放化疗能够降低疾病进展风险29%，降低死亡风险24%，是目前最佳的食管癌综合治疗模式。正是由于CROSS研究和NEOCRTE5010研究，NCCN指南和ESMO指南均将术前同步放化疗作为局部晚期可切除食管或食管胃结合部腺癌患者的标准治疗，Ⅰ类证据推荐；对于食管鳞癌，作为2A类推荐，中国CSCO指南将术前同步放化疗作为局部晚期可切除食管鳞癌的标准治疗，Ⅰ级推荐。

内科点评：食管鳞癌在中国高发，传统治疗手段（手术、放疗、化疗等）的总体疗效不尽如人意，靶向治疗迟迟没有进展，免疫治疗给食管癌带来了突破。从ATTRACTION 3研究、KEYNOTE 181研究到中国的ESCORT研究，显示出了免疫单药治疗在食管癌二线的治疗地位。KEYNOTE 590结果显示帕博利珠单抗联合化疗（PF方案）在一线治疗晚期食管癌中的良好疗效和安全性，成功进入美国国家综合癌症网络（NCCN）指南推荐。国内也有多个晚期一线的研究在开展。针对局晚期食管癌，目前探索的是联合模式，包括同步放化疗+免疫巩固、同步放化疗联合免疫+免疫巩固等。在新辅助治疗方面，目前新辅助放化疗+术后免疫巩固（免疫辅助）模式已经表现出了优势。CheckMate 577研究是一项Ⅲ期、随机、全球多中心、双盲临床研究，旨在评估纳武利尤单抗辅助治疗对新辅助放化疗后手术未达病理完全缓解的食管癌及胃-食管结合部癌患者的疗效。该研究达到了主要的研究终点。结果显示，纳武利尤单抗辅助治疗显著延长患者的无病生存期（DFS=22.4个月 vs 11个月，HR=0.69，P=0.0003）；亚组分析显示，食管鳞癌、ypN+患者的获益更加显著，其中亚洲食管鳞癌人群数据和OS数据值得期待。该例患者也是参加了CheckMate 577研究，DFS为11个月，但目前尚未知是属于免疫治疗组还是属于安慰剂组，后期也期待研究结束后揭盲能得知最终的结果。

病例24　前纵隔腺癌患者的综合治疗

病例24
二维码彩图

1.　初诊情况

1.1　病例汇报

患者，女，45岁，因"胸闷1个月"于2020年10月就诊。患者于2020年9月无明显诱因下出现胸闷气急，活动后加剧，休息后缓解不明显。胸部增强CT提示（图24.1）：前纵隔软组织结节影，大小为4.3cm×2.0cm，边界清楚，其内见钙化灶，增强扫描后局部轻度强化，内见低密度灶。

初步诊断：前纵隔占位性病变（胸腺瘤？）。

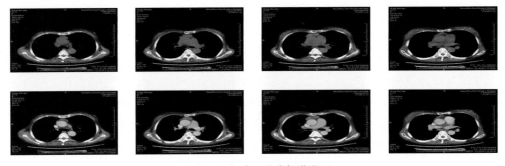

图24.1　2020年9月胸部增强CT

2.　MDT 讨论及治疗经过

2.1　第一次MDT讨论与治疗情况

2.1.1　讨论情况

影像科：前纵隔血管前间隙内有一约为4.3cm×2.0cm的软组织结节影。CT平扫内见泥沙样钙化影，部分聚集成片，增强扫描后呈轻度强化，内可见散在多枚结节状略低密度影，病灶左侧旁另见一枚小结节，强化同前，上述病灶的边界尚清晰，相邻胸膜增厚不明显。影像诊断：胸腺区占位，因其伴临近区域淋巴结显示，常规不首先考虑胸腺瘤，而需考虑胸腺来源于其他恶性肿瘤伴淋巴结转移的可能性大。

外科：前纵隔占位，根据影像学表现，首先考虑为胸腺肿瘤。胸腺肿瘤的首选治疗方式是外科手术切除。对于前纵隔占位，腔镜手术为最常用的手术方式，其路径包括经左胸、经右胸、经剑突下等。但该患者的肿物较大，无论是上述哪种路径，要充分暴露肿瘤都比较困难。而且，若胸腺肿瘤的恶性程度高，其侵犯心包、主动脉、无名静脉等重要结构的概率将会明显增加，腔镜下切除的风险会明显增高。因此，对于如该患者这般体积较大的肿瘤，可以尝试腔镜下切除，但应做好正中胸骨劈开的准备；术中若发现肿瘤暴露不佳，或可能侵犯重要结构，应及时中转开放手术。

内科：对于前纵隔占位，胸腺肿瘤的诊断需与前纵隔其他类型肿瘤和非恶性胸腺病变相鉴别。胸腺上皮肿瘤是前纵隔肿物的最常见的原因（35%）；其次为淋巴瘤（结节硬化型霍奇金淋巴瘤或弥漫大B细胞型非霍奇金淋巴瘤）（25%）、生殖细胞肿瘤（畸胎瘤或精原细胞瘤或非精原细胞瘤）（20%）。有条件可行穿刺以明确病理。如外科评估可直接进行手术切除，也可根据手术后病理再进一步考虑后期的治疗。

2.1.2　讨论意见

经过团队的讨论，建议首先进行穿刺以明确病理。若为上皮肿瘤等，则直接行手术治疗。

2.2　第二次MDT讨论与治疗情况

2.2.1　病例汇报

患者于2020-10-23行穿刺活检，病理示：（纵隔）纤维结缔组织内见少量的异型上皮样细胞。

遂于2020-10-28在全麻下行胸骨正中劈开胸腺扩大切除术+胸膜部分切除术+心包部分切除术。右侧腔镜进胸探查，见肿瘤位于前上纵隔偏右侧，大小约为5cm×5cm×4cm，形状不规则，质硬，边界欠清。侵及周围脂肪组织及部分心包。遂中转正中胸骨劈开，在直视下完整切除肿瘤及胸腺脂肪组织，上至无名静脉，两侧至膈神经，下方至心包返折，后方至心包，同时切除双侧的部分胸膜、部分心包。

术后病理示：低分化癌，呈筛状、腺样及乳头状生长，结合免疫组化，符合腺癌，大小为5cm×4.5cm×1.2cm，胸腺旁0/1只淋巴结未见转移。免疫组化：CK(+)，CK7部分 (+)，CD20部分 (+)，PAX8(+)，TTF-1(-)，CDX2(+)，CgA部分 (+)，Syn (-)，CD56(-)，P53(+)，Ki67(+40%)。术后诊断：胸腺癌，腺癌，Ⅲ期（Masaoka-Koga分期）。

2.2.2　讨论情况

病理科：胸腺扩大切除术的标本镜下可见显著囊状结构，在衬覆单层肿瘤性上皮的囊状结构中，可见以乳头状生长为主、胞浆嗜酸性的肿瘤成分及周围充斥的坏死物，上皮异型性及核分裂象显著，考虑为腺癌。由于胸腺原发性腺癌非常罕见，故这种具有乳头状生长方式的腺癌在诊断胸腺原发腺癌之前，需要先排除消化道或肺转移性腺癌的可能。免疫组化结果显示肿瘤TTF-1(-)、CK20(+)、CDX2(+)、CK7(+)，且形态不符合黏液腺癌等可表达肠型免疫组化指标的肺原发腺癌，暂时排除原发性肺腺癌的可能，但倾向伴有肠癌分化。本例患者的消化道内镜检查未发现明显病灶，故肠癌转移亦缺乏证据支持。本例结合各方面的证据，首先考虑胸腺原发性腺癌（肠型），由于该类型的癌非常罕见，故请结合临床综合考虑。

内科：胸腺癌是一种少见的上皮来源恶性肿瘤，较胸腺瘤更具有侵袭性。胸腺癌占胸腺肿瘤发病率的15%左右，胸腺癌患者的发病率和生存时间均明显低于胸腺瘤患者。胸腺癌亚型包括鳞状细胞癌，基底细胞样癌，黏液表皮样癌，淋巴上皮瘤样癌，透明细胞癌，肉瘤样癌，腺癌（乳头状腺癌、具有腺样囊性癌样特征的胸腺癌、黏液腺癌、腺癌未定型），睾丸核蛋白中线癌，未分化癌，其他罕见的胸腺肿瘤（腺鳞癌、肝样癌和胸腺癌未定型）。腺癌非常罕见。考虑该类型的罕见性，病理科可能需要更多的免疫组化来进一步排除其他肿瘤的可能以进一步明确诊断。目前，胸腺上皮肿瘤的治疗主要根据手术的可切除性以及是否完全性切除制定。在尚未建立完善的TNM分期治疗原则前，通常采用Masaoka-Koga分期为依据来指导临床治疗。对于病理考虑胸腺癌，Masaoka-Koga Ⅲ期：手术治疗为首选。对于病灶R0切除的患者，可考虑术后辅助放疗（45~50Gy）；对于病灶R1切除的患者，推荐行术后放疗（50~54Gy），可考虑术后辅助化疗。

放疗科：2015年世界卫生组织将胸腺上皮肿瘤分为A型、AB型、B1型、B2型、B3型和C型（即胸腺癌，包括胸腺神经内分泌癌）。鳞癌是胸腺癌的常见类型，以胸腺腺癌罕见。对于该患者来说针对纵隔部位的占位，病理诊断为腺癌，首先需要排除乳腺癌、肺腺癌以及消化系统原发病灶转移的可能性，尤其是CDX2阳性患者，强烈提示消化系统恶性肿瘤转移的可能，建议行胃镜、肠镜及PET/CT等检查。若仅存在该处的病灶，仍然需要考虑消化系统恶性肿瘤隐匿性转移的可能，术后需要进行化疗；若考虑原发，那么根据胸腺瘤Masaoka-Koga分期系统，该患者的分期为Ⅲ期，手术治疗后即使是对于R0切除患者，NCCN指南等均推荐进行术后放疗，但相关的证据尚有争议，可与患者及家属充分沟通后决定。术后辅助放疗的临床靶区应包括整个瘤床、部分切除者（包括切除瘤床和残留胸腺）、手术夹标记和所有潜在的残留病灶部位，并参考患者术前的影像资料、手术记录中的所见来定义临床靶区，放疗剂量DT50Gy/25F。

2.2.3　治疗情况

完善胃肠镜检查无殊，排除消化道转移性腺癌，考虑胸腺腺癌，于2020年12月开始行局部放疗。CTV为瘤床，PTV=CTV+0.5cm，采用6MV-X线照射，95%PTV体积剂量为：50Gy/25F/5W。正常组织限量：脊髓D_{max}≤45Gy；双肺：V_{20}≤30%，V_{30}≤20%；V_5≤55%，MLD≤17Gy；心脏V_{30}<40%，V_{40}<30%，MHD≤25Gy；食管D_{max}≤35Gy。

2.3　第三次MDT讨论与治疗情况

2.3.1　病例汇报

2021-03-16患者查全身PET/CT（图24.2）：右上肺纵隔胸膜局限性增厚，FDG代谢增高，考虑转移的可能性大；右侧胸膜腔有少量的积液。右肺上叶后段、两肺下叶多发结节，FDG代谢增高，考虑转移。T10椎体左下缘异常信号结节，FDG代谢增高，考虑转移的可能。予以左下肺肿块穿刺活检低分化癌伴大片坏死，主要呈现腺癌形态，首先考虑转移瘤，免疫组化：TTF-1（-），NapsinA（-），CK7部分（+），CK20部分（+），CDX2（-），CD56（-），Syn（-），CgA（-），Ki67（+80%），PD-L1阴性，检测平台DACO Autostainer Link48，检测抗体PD-L1 IHC 22C3 PharmDx。

诊断：胸腺癌术后，两肺、骨转移，ⅣB期（Masaoka-Koga分期）。

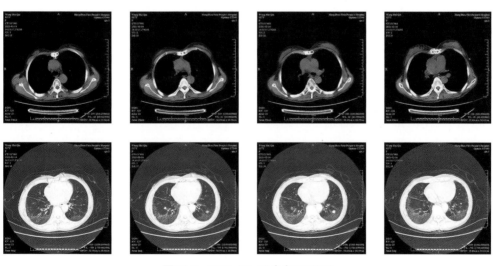

图24.2　2021-03-16全身PET/CT

2.3.2　讨论情况

影像科：胸腺癌术后放疗后复查，前纵隔术区见片状略低密度影，增强后未见明显异常的强化影；双肺纵隔旁有少许的放射性炎症；右肺上叶后段、两肺下叶新出多枚结节,以外中带分布为主,形态饱满,界清;双肺胸膜下有间质性炎症表现。影像诊断:胸腺癌术后放疗后改变,首先考虑双肺多发转移瘤。

病理科:肺部复发病灶形态上与之前纵隔病灶相似,分化较前略差(腺癌的融合成分增加),免疫组化TTF-1(−),NapsinA(−),CK7部分(+),CK20部分(+),CDX2部分(+),与纵隔病灶类似。形态及免疫组化提示肺原发腺癌的可能性较小,结合病史,首先考虑为纵隔腺癌转移。

胸外科:纵隔腺癌根治术后5个月即出现了两肺、胸膜和胸椎转移,提示肿瘤恶性程度极高。此时,首先应进行全身治疗。手术可以作为全身疾病控制良好、单发病灶未控时的补充。

内科:患者在术后放疗后很快出现了肺内、椎体转移,恶性程度高,Masaoka−Koga ⅣB期的治疗原则是标准化疗。胸腺癌一线化疗首选紫杉醇+卡铂。若化疗后有局部残留病灶,或者局部症状较重,可给予引起症状区域病灶的姑息放疗。

放疗科:该患者经过胃镜、肠镜、PET/CT等检查排除了消化系统恶性肿瘤的可能性,诊断为胸腺腺癌,手术治疗后出现了双肺多发转移,并经过肺部病灶穿刺活检以明确为腺癌,免疫组化又提示与胸腺腺癌表型一致。故首先考虑为胸腺腺癌肺多发转移,后续的治疗以内科治疗为主;当前多发病灶情况下无放疗指征,若某几个病灶对全身治疗不敏感或者出现了寡进展,可根据病灶部位进行立体定向放疗或者大分割放疗。

2.3.2　治疗情况

患者自2021−03−30起予以 TC方案双药化疗,具体为白蛋白紫杉醇350mg静滴d1+卡铂330mg静滴d1,Q3W。4次化疗后复查胸部CT提示肺转移病灶的大小稳定,未见新发病灶,右上肺纵隔胸膜局限性增厚同前相仿。患者定期随访。2021年9月截稿时,患者的疾病未见进展。

2.4　总　结

外科点评:对于纵隔肿物而言,手术切除往往是患者的首选治疗方案。在微创外科的时代,胸腔镜手术已成为胸外科医生的首选。腔镜手术固然能够大大减少患者受到的创伤,但是对胸腔内某些部位无法实现充分暴露,尤其是对于较大的前纵隔肿物,无论从左侧、右侧或者剑突下,都无法很好暴露切口对侧的肿瘤组织,难以实现根治性切除;同时,体积较大的纵隔肿瘤的恶性程度往往较高,其容易侵犯周边组织。该患者虽然因为肿瘤的恶性程度较高,术后仅5个月即出现肿瘤远处转移,但患者的局部未见复发,这也从侧面体现了正中胸骨劈开、充分暴露对前纵隔肿瘤的重要性。

内科点评:这是病理上非常罕见的胸腺腺癌,经过手术及术后放疗后很快出现了肺内、椎体转移,提示该病理类型的胸腺癌的恶性程度高。对于晚期胸腺癌,目前一线的治疗原则还是紫杉醇联合铂类化疗。其他的靶向治疗、免疫治疗也对胸腺癌有研究。胸腺瘤（癌）缺乏有效的靶向治疗药物，循证医学的证据有限，用其疗效来预测标志物及预后尚不明确。多项研究表明，胸腺肿瘤上皮细胞存在较高的PD-L1表达，在胸腺瘤中PD-L1表达可达23%~68%，提示PD-1/PD-L1单抗治疗胸腺瘤有一定的应用前景。目前的研究也显示在胸腺瘤（癌）中PD-L1高表达的患者接受免疫治疗具有较好的疗效，但目前的研究结果仅限于单药免疫治疗，需要开展更多的免疫联合治疗的研究。

放疗科点评：该患者经过胃镜、肠镜、PET/CT等检查排除了消化系统恶性肿瘤的可能性，被诊断为罕见的胸腺腺癌。在治疗方面参照胸腺癌的治疗，仍以手术治疗为主要治疗手段，局部晚期胸腺瘤（癌）或者明确R1/R2切除者术后应行辅助放疗，术后辅助放疗的临床靶区应包括整个瘤床、部分切除者（包括切除瘤床和残留胸腺）、手术夹标记和所有潜在的残留病灶部位，并参考患者术前的影像资料、手术记录中的所见来定义临床靶区，对于术后肿瘤切缘阴性者，计划靶区的总剂量为DT 45~50Gy。对于显微镜下术后切缘为阳性者，放疗剂量应给予54Gy；对于肉眼术后切缘阳性者，放疗剂量应给予60~70Gy（等同于不可切除病灶者的放射剂量）。因为胸腺瘤（癌）极少发生区域淋巴结转移，因此不推荐对区域淋巴结进行预防性照射。

病理科点评：根据文献报道，一类罕见的胸腺原发腺癌可表达肠型免疫组化指标CK20及CDX-2（先决条件为无肠癌病史及现存病灶）。由于该亚型非常罕见，截至2015年，仅报道43例，其好发于前纵隔，大部分为黏液腺癌，小部分为管状、乳头状腺癌，常发生于胸腺囊肿的基础之上。结合本例特点：①肿瘤具有囊状结构；②肠型免疫组化指标为阳性，肺免疫组化指标为阴性；③无肠癌病史及现有病灶，病理科考虑本例为该种罕见的胸腺原发性腺癌（肠型）。由于数量稀少，故这种亚型胸腺腺癌的预后情况不明，现有病例部分在术后有局部复发。

参考文献

1. MOSER B. Adenocarcinoma of the thymus, enteric type: report of 2 cases, and proposal for a novel subtype of thymic carcinoma. Am J Surg Pathol, 2015, 39: 541–548.

2. MAGHBOOL M. Primary adenocarcinoma of the thymus: an immunohistochemical and molecular study with review of the literature. BMC Clin Pathol, 2013, 13: 17.

3. WEISSFERDT A, MORAN C A. Immunohistochemistry in the diagnosis of thymic epithelial neoplasms. Appl Immunohistochem Mol Morphol, 2014, 22: 479–487.

缩略词表

缩略词	全称
AACR	American Association for Cancer Research，美国癌症研究协会
AC	为某化疗方案的专有名词，没有中文或者英文的全称，为肿瘤外科行业公认的写法
ACCP	American College of Chest Physicians，美国胸科医师学会
AIP	acute interstitial pneumonia，急性间质性肺炎
AJCC	American Joint Committee on Cancer，美国癌症协会
ALK	anaplastic lymphoma kinase，间变性淋巴瘤激酶
ALT	alanine transaminase，谷丙转氨酶
AP	为某化疗方案的专有名词，没有中文或者英文的全称，为肿瘤外科行业公认的写法
ARMS	amplification refractory mutation system，突变扩增系统
ASCO	American Society of Clinical Oncology，美国临床肿瘤学会
AST	aspartate aminotransferase，谷草转氨酶
BID	医学术语，每日两次
CEA	carcinoembryonic antigen，癌胚抗原
CK	cytokeratin，细胞角蛋白
CMR	complete metabolic remission，完全代谢缓解
CNS	central nervous system，中枢神经系统
COP	cryptogenic organizing pneumonia，隐源性机化性肺炎
CR	complete remission，完全缓解
CRT	chemoradiotherapy，放化疗
CSCO	Chinese Society of Clinical Oncology，中国临床肿瘤学会
CSF	cerebral spinal fluid，脑脊液
CT	computed tomography，电子计算机断层扫描

续表

缩略词	全称
CTA	computed tomography angiography，CT 血管造影检查
CTCAE	common terminology criteria for adverse events，常见不良反应术语评定标准
CTV	clinical tumor volume，临床靶区
DAD	diffuse alveolar damage，弥漫性肺泡损伤
DCR	disease control rate，疾病控制率
DFS	disease free survival，无病生存期
DoR	duration of response，缓解持续时间
DP	为某化疗方案的专有名词，没有中文或者英文的全称，为肿瘤外科行业公认的写法
DRG	diagnosis related groups，疾病诊断相关分组
DT	dose of the tumor，肿瘤吸收剂量
EBUS-TBNA	endobronchial ultrasound-guided transbronchial needle aspiration，超声内镜引导下的经支气管针吸活检
EBV	Epstein-Barr virus，EB 病毒
EC	esophageal carcinoma，食管癌
ECOG	Eastern Cooperative Oncology Group，东部肿瘤协作组
ECT	emission computed tomography，发射型计算机断层扫描仪
EGFR	epidermal growth factor receptor，是表皮生长因子受体家族成员之一
EMA	一种相对分子质量为 400000 的跨膜糖蛋白，广泛分布于各种上皮细胞及其来源的肿瘤
EP	为某化疗方案的专有名词，没有中文或者英文的全称，为肿瘤外科行业公认的写法
ESCC	esophageal squamous cell carcinoma，食管鳞癌
ESMO	European Society for Medical Oncology，欧洲医学肿瘤学会
FDG	fluorodeoxyglucose，氟代脱氧葡萄糖
FEV	forced expiratory volumn，用力呼气容积
FISH	fluorescence in situ hybridization，荧光原位杂交
FVC	forced vital capacity，用力肺活量

缩略词	全称
GEJC	gastroesophageal junction carcinoma，胃食管结合部癌
GP	为某化疗方案的专有名词，没有中文或者英文的全称，为肿瘤外科行业公认的写法
GTV	gross tumor volume，肿瘤靶区
Hb	hemoglobin，血红蛋白
IC	为某化疗方案的专有名词，没有中文或者英文的全称，为肿瘤外科行业公认的写法
ICIs	immune checkpoint inhibitors，免疫检查点抑制剂
IHC	immunohistochemistry，免疫组化
IMRT	intensity modulated radiotherapy，调强放疗
irAEs	immune-related adverse events，免疫相关性毒副反应
IUPD	immunity unconfirmed progressive disease，免疫治疗后疾病进展
KPS	Karnofsky，卡氏评分
LACE	为某化疗方案的专有名词，没有中文或者英文的全称，为肿瘤外科行业公认的写法
LS-SCLC	limited stage small cell lung cancer，局限期小细胞肺癌
MALT	mucosal-associated lymphoid tissue，黏膜相关淋巴组织
MET	表示一种基因，中文名称为酪氨酸激酶受体
MHD	mean heart dose，平均心脏剂量
MLD	mean lung dose，平均肺部剂量
mOS	mean overall survival，平均总生存期
MPR	major pathological response，主要病理缓解
MRI	nuclear magnetic resonance imaging，核磁共振成像
MSS	microsatellite stability，微卫星稳定性
MST	median survival time，中位生存期
NCCN	National Comprehensive Cancer Network，美国国立综合癌症网络
NGS	next generation sequencing，二代测序

缩略词	全称
NIVO	纳武利尤单抗
NMPA	National Medical Products Administration，国家药品监督管理局
NP	为某化疗方案的专有名词，没有中文或者英文的全称，为肿瘤外科行业公认的写法
NR	not reached，未达到
NRS	numeric rating scale，疼痛数字分级法
NSCLC	non-small cell lung cancer，非小细胞肺癌
ORR	objective response rate，客观缓解率
PACIFIC	为某个研究的专有名词，没有中文或者英文的全称
PAS	periodic acid Schiff reaction，过碘酸希夫反应
PC	为某化疗方案的专有名词，没有中文或者英文的全称，为肿瘤外科行业公认的写法
PCI	prophylactic cranial irradiation，预防性脑照射
pCR	pathological complete remission，病理学完全缓解
PD	progressive disease，疾病进展
PET	positron emission tomography，正电子发射断层扫描
PF	为某化疗方案的专有名词，没有中文或者英文的全称，为肿瘤外科行业公认的写法
PFS	progression free survival，无进展生存期
PGTV	primary gross tumor volume，原发肿瘤靶区
po	医学术语，口服
PR	partial remission，部分缓解
PS	performance status，体力活动状态
PTV	planning target volume，计划靶区
QD	医学术语，每日一次
qPCR	quantitative real-time PCR，荧光定量聚合酶链式反应
QT	包括心室除极和复极激动时间，代表心室去极化和复极化过程的总时程

缩略词	全称
QW	医学术语，每周一次
RFS	recurrence-free survival，无复发生存期
ROS	表示一种基因
ROSEL	专有名词，指某项研究
SBRT	stereotactic body radiation therapy，立体定向放疗
SCLC	small cell lung cancer，小细胞肺癌
SD	stable disease，疾病稳定
SRS	stereotactic radiosurgery，立体定向放射外科
STARS	专有名词，指某项研究
SUV	standard uptake value，标准社区值
TBNA	transbronchial needle aspiration，经支气管针吸活检
TC	为某化疗方案的专有名词，没有中文或者英文的全称，为肿瘤外科行业公认的写法
TID	医学术语，每日三次
TKI	tyrosine kinase inhibitors，酪氨酸激酶抑制剂
TOMO	tomotherapy，螺旋断层放射治疗系统
TPS	tumor cell proportion score，肿瘤细胞阳性比例分数
TTF	表示一种基因
VMAT	volumetric modulated arc therapy，容积调强放疗
WCLC	World Conference on Lung Cancer，世界肺癌大会